新编肾脏内科诊治学及血液净化

主 编 刘延卫 张安新 刘合国 邱 君 辛光大 陆宜莲

XINBIAN SHENZANG NEIKE ZHENZHIXUE
JI XUEYE JINGHUA

黑龙江科学技术出版社

图书在版编目（CIP）数据

新编肾脏内科诊治学及血液净化 / 刘延卫等主编
. -- 哈尔滨：黑龙江科学技术出版社, 2018.2
ISBN 978-7-5388-9739-5

Ⅰ.①新… Ⅱ.①刘… Ⅲ.①肾疾病—诊疗②血液透
析 Ⅳ.①R692②R459.5

中国版本图书馆CIP数据核字(2018)第114616号

新编肾脏内科诊治学及血液净化
XINBIAN SHENZANG NEIKE ZHENZHIXUE JI XUEYE JINGHUA

主　　编	刘延卫　张安新　刘合国　邱　君　辛光大　陆宜莲	
副主编	陈　文　李红波　崔金艳　郝秀英　孔　征　张春雷	
责任编辑	李欣育	
装帧设计	雅卓图书	
出　　版	黑龙江科学技术出版社	
	地址：哈尔滨市南岗区公安街70-2号　邮编：150001	
	电话：（0451）53642106　传真：（0451）53642143	
	网址：www.lkcbs.cn　www.lkpub.cn	
发　　行	全国新华书店	
印　　刷	济南大地图文快印有限公司	
开　　本	880 mm × 1 230 mm　　1/16	
印　　张	13	
字　　数	400 千字	
版　　次	2018年2月第1版	
印　　次	2018年2月第1次印刷	
书　　号	ISBN 978-7-5388-9739-5	
定　　价	88.00元	

前　言

　　随着社会经济的发展，以及日益严重的人口老龄化问题，肾脏的各类疾病发病率逐年上升，引起了人们的广泛关注。随着人们对肾病发病机制的不断认识以及肾脏病治疗新技术的不断涌现，肾脏病的诊断和治疗技术达到了前所未有的高度，尤其是在血液净化方面成绩显著。临床医师必须不断学习新理论和新技术，才能提高诊断水平，更好地诊治疾病，减轻患者病情，提高生活质量。

　　本书首先介绍肾脏病的实验室检查、影像学检查，然后用较大的篇幅详细介绍常见肾脏疾病诊治，涉及原发性肾小球疾病、继发性肾小球疾病、肾小管间质疾病等，接着介绍血液净化疗法。全书内容新颖，覆盖面广，实用性强，可为各基层医院的住院医生、主治医生及医学院校本科生、研究生临床和学习提供参考。

　　在编写的过程中，虽力求做到写作方式和文笔风格一致，但由于各位作者的临床经验及编书风格有所差异，加之时间仓促，篇幅有限，书中疏漏之处在所难免，希望广大同仁不吝赐教，使我们得以改进和提高。

编　者

2018 年 2 月

目　录

第一章

肾脏病的实验室检查

第一节　尿液检查

一、尿标本的采集

1. 尿标本的留取　尿沉渣检查原则上留取晨起第一次尿液的中段尿，24h尿标本用于尿液中各种成分的定量检查。留尿前避免剧烈运动，女性避开月经期留取尿液标本。

2. 尿标本的保存　尿液排出后应在30～60min送检，如不能及时送检，可以放置于4℃冰箱保存6～8h。

二、尿液一般性状检查

1. 外观　如下所述：

(1) 颜色：尿液一般呈淡黄色至深褐色，受饮食、运动等影响。在某些病理情况下或者服用某种药物，尿液呈现特殊的颜色，如血红蛋白尿呈酱油色，尿中胆红素增高表现为深黄色尿。

(2) 浊度：正常尿液澄清、透明，沉淀后浑浊。在某些病理情况下尿液可浑浊。

2. 比重及渗透压　比重和渗透压可以评估肾脏浓缩和稀释功能。尿比重指单位容积尿中溶质的质量，测量方法简单，而渗透压指单位容积尿中溶质分子和离子的颗粒数。需要特殊仪器测量，所以更能准确反映肾脏的浓缩和稀释功能。正常人尿比重1.015～1.025，禁水8h尿渗透压600～1 000mmoL/（kg·H$_2$O），平均800mmoL/（kg·H$_2$O）。

三、尿液化学分析

1. 酸碱度　正常人尿液pH在5.0～8.0，尿液的pH受食物成分的影响。酸性尿多见于进食肉食过多和某些病理情况下，代谢性酸中毒，呼吸性碱中毒；碱性尿多见于进食素食和柑橘类水果，代谢性碱中毒，呼吸性碱中毒和肾小管酸中毒。

2. 蛋白质　正常情况下，少量蛋白尿从肾小球滤过，几乎在近端小管完全重吸收，因此出现蛋白尿往往提示肾小球滤过膜受损或者肾小管重吸收能力降低。正常人尿液中蛋白质一般低于150mg/24h，尿蛋白定性为阴性。但在剧烈运动、发热等生理情况下可以出现蛋白尿。肾小球性蛋白尿常伴有大分子量蛋白质的丢失，一般大于1.5g/24h，肾小管性蛋白尿为少量小分子蛋白尿，一般小于1.0g/24h。

3. 尿糖　正常人尿糖呈阴性，在某些生理情况下，如餐后2h内、妊娠、应激等，可以出现尿糖阳性；病理性尿糖阳性多见于血糖升高，近端肾小管功能受损等。

4. 酮体　正常人尿酮体为阴性，尿酮体阳性见于糖尿病酮症酸中毒、长期饥饿、急性发热等。

5. 尿隐血　正常人尿隐血呈阴性，当尿液中有红细胞、血红蛋白或肌红蛋白时，呈现阳性反应。因此，尿隐血阳性见于血尿、血红蛋白尿、肌红蛋白尿。当发现尿隐血阳性时，应行显微镜检查确认有无红细胞。

6. 胆红素　正常尿胆红素为阴性，在病毒性肝炎，肝内胆管堵塞等情况下，可以出现阳性。

7. 尿胆原　正常人尿中尿胆原含量少，定性为阴性。直接胆红素分泌入小肠腔后，分解为尿胆原等一系列的产物，2%～5%的尿胆原进入血液经过肾小球滤过，结合胆红素检查结果，可以鉴别黄疸。

8. 亚硝酸盐　正常人为阴性。阳性见于尿路感染，常用于尿路感染的快速筛选试验。

四、尿沉渣显微镜检查

尿沉渣的显微镜检查是尿液分析的重要内容，包括细胞、管型等成分。

1. 红细胞　尿红细胞分为镜下血尿与肉眼血尿，尿 RBC > 3/HP，称为镜下血尿；一般每升尿液中含血 1ml 即可出现肉眼血尿。尿红细胞分为均一型、多形型以及混合型，尿红细胞形态有助于鉴别肾小球性血尿和非肾小球性血尿，判断血尿的来源。尿中红细胞增多见于：①内科性血尿：各种原发性肾小球肾炎，狼疮性肾炎等。②外科性血尿：尿路感染、结石、泌尿系统的畸形、肿瘤。③生理情况：剧烈运动、发热等。

2. 白细胞　正常人离心尿沉渣中白细胞 0～5/HP，多数为中性粒细胞，在泌尿生殖系感染、急性感染后肾小球肾炎、狼疮性肾炎、急性间质性肾炎等情况下，可出现白细胞增多。

3. 上皮细胞　尿沉渣中可检出肾小管上皮细胞、移行上皮细胞和扁平上皮细胞，其中扁平上皮细胞最多见。少量的上皮细胞是细胞新老更替的生理现象，如果上皮细胞明显增多或者形态出现异常，提示上皮细胞来源的部位发生病变或肿瘤。

4. 管型　管型是由塔－霍蛋白、细胞等成分组成，根据其成分不同管型分为：①透明管型：正常尿中偶见。②白细胞管型：见于急性肾盂肾炎、急性间质性肾炎。③红细胞管型：见于急性肾小球肾炎。④上皮细胞管型：见于急性肾小管坏死。⑤蜡样管型：见于肾衰竭。

五、尿液细菌学检查

尿液细菌学检查是尿路感染确诊的重要手段。

1. 尿细菌学检查标本的采集　尿标本取自清洁中段尿，导尿和膀胱穿刺尿，其中清洁中段尿最为常用。在收集标本时应注意，避免假阳性和假阴性，收集的尿液被大便、白带污染；尿标本留置时间大于 1h；收集清洁中段尿时，消毒剂不慎混入尿标本中等。

2. 尿细菌学检查方法　如下所述：

（1）尿沉渣涂片检查：根据染色和细菌的形态特点明确革兰阳性/阴性、球菌/杆菌，指导临床治疗。

（2）尿细菌培养：当尿标本中革兰染色阴性杆菌菌落计数大于 10^5 CFU/ml，革兰染色阳性球菌计数大于 10^4 CFU/ml，具有诊断意义。

（刘延卫）

第二节　肾小球的滤过功能检测

一、血肌酐与内生肌酐清除率检测

1. 血肌酐　体内肌酐绝大部分为机体内肌肉代谢产物。肌肉代谢中磷酸肌酸，脱掉磷酸和 1 分子水后成为肌酐。血肌酐分子量 113，在血液循环中不与蛋白质结合，可经肾小球自由滤过，不被肾小管重吸收。因此血肌酐已经成为目前间接评价肾小球滤过率（GFR）最广泛的指标。

2. 内生肌酐清除率　是指肾小球在单位时间内清除体内多少毫升血浆内的肌酐。其计算公式为

Ccr = ［尿肌酐浓度（μmol/L）×每分钟尿量（ml/min）］/血肌酐浓度（μmol/L）

测定前 3d，应低蛋白饮食，并严格禁食肉类，避免剧烈运动，以免加剧肌肉代谢，排除外源性干扰。内生肌酐清除率是目前临床最常用的反映肾功能的指标，基本能反映肾实质损害的程度，由于肾小管分泌少量的肌酐，所以实测的 Ccr 较真实的 GFR 高。

二、血尿素氮检测

尿素氮分子质量60Da，可自由经肾小球滤过，不与蛋白结合。在原尿中的尿素氮40%～60%在肾小管与集合管中被重吸收。只有当肾脏GFR下降到正常的50%以下，BUN才会明显上升，故早期判断有无肾小球功能损伤，BUN是不敏感的。但在大量食用高蛋白饮食和消化道出血、烧伤，严重感染，使用糖皮质激素均可影响血尿素氮含量升高。因此一般不单独应用尿素氮来判断GFR。

三、胱抑素C（Cystatin C）

分子质量13 359Da，血中循环的Cyst C能经肾小球滤过，被近曲小管重吸收并完全代谢。并且Cystatin C产生比较稳定，不受年龄、性别、活动、肌肉容积和饮食的影响，因此是一种反映肾小球滤过率（GFR）理想内源性标志物。

四、菊糖清除率测定

菊糖分子质量为5 200Da，人体不能产生菊糖，须外源性注射，注入后菊糖不被机体分解，经肾小球滤过后，以原型排出，既不被肾小管分泌，也不被肾小管重吸收，所以菊糖清除率是测定肾小球滤过功能最为准确的方法。该操作较烦琐，不适合临床开展。

五、放射性核素检测肾小球滤过功能

将放射性核素标记物注入人体，根据单室或双室模型，应用公式计算出肾小球清除率。应用放射性核素测定GFR是最准确的方法。

（刘延卫）

第三节　肾小管功能检测

一、近端肾小管功能检测

1. 尿糖检测　正常人血中葡萄糖从肾小球滤过后，在近端小管重吸收，其吸收的过程是依靠载体的主动的重吸收，因此正常人尿糖为阴性，当血中的葡萄糖量超过了主动转运的上限，就会出现尿糖阳性；当近曲小管重吸收葡萄糖的能力减退时，在血糖正常的情况下，亦会出现肾性糖尿。临床上常应用尿糖定性来检测尿糖。

2. 尿氨基酸　氨基酸经肾小球滤过后，绝大部分通过近曲小管重吸收，当尿中出现氨基酸尿时，说明近端小管重吸收功能受损。

3. N-乙酰-D-氨基葡萄糖酶（NAG酶）　主要位于近端小管的溶酶体系统中，血清中的NAG酶不能从肾小球滤过，当尿中NAG酶升高时，反映近端小管功能损伤的一个早期敏感指标。

4. 尿β-微球蛋白　β_2-微球蛋白从肾小球滤过后，几乎全部从近曲小管重吸收，因此当尿中β_2-微球蛋白升高时，提示近曲小管功能受损。

二、远曲肾小管功能检测

1. 尿比重测定　如前所述，因为尿比重受众多因素的影响，故尿比重仅作为粗略参考，精确的远曲小管的检查应行尿渗量测定。

2. 尿渗量测定　尿渗量是反映尿中具有渗透性物质的数量即溶质克分子浓度。是目前公认的检测肾脏对尿液浓缩及稀释功能的方法。此种渗透压与溶质的粒子多少有关。正常成年人尿渗量600～1 000 mmoL／（kg·H_2O）。尿渗量是反映肾小管间质功能的重要指标。

（刘延卫）

第四节　肾脏病相关的免疫学检查

一、免疫球蛋白及补体的测定

免疫球蛋白（Ig）是由浆细胞合成与分泌的具有抗体活性的一组球蛋白。Ig 共五种，分别为 IgG，IgA，IgM，IgD，IgE。一般情况下，血中 Ig 不被肾小球基底膜滤过，尿中阴性。补体 C3（complement 3）分子量 18.5 万，主要由肝与吞噬细胞合成，在补体的经典途径与旁路途径激活起作用。促进机体内免疫反应加速，正常情况下有防御作用，在免疫紊乱中促进炎症反应。免疫球蛋白和补体的变化在肾脏病中可以起到辅助诊断作用。如 IgA 肾病患者中，有 30%～50% 的患者出现血清 IgA 的升高，而肾病综合征患者由于尿中大量地丢失蛋白质，故血清 IgG 降低。而补体 C3 的降低见于急性感染后肾小球肾炎，膜增生性肾小球肾炎和狼疮性肾炎等。

二、抗中性粒细胞胞质抗体（ANCA）

ANCA 是原发性系统性小血管炎的特异性的血清学诊断工具，它是一种以中性粒细胞和单核细胞胞质成分为靶抗原的自身抗体。可以分为胞质型 ANCA（cANCA）和环核型 ANCA（pANCA），其相关的靶抗原分别为 PR3 和 MPO。目前推荐 cANCA 联合抗 PR3 抗体阳性或 pANCA 联合抗 MPO 抗体阳性，用于诊断原发性小血管炎的特异性达到 99%。

三、抗肾小球基底膜抗体

抗肾小球基底膜抗体是针对肾小球基底膜的自身抗体，抗肾小球基底膜疾病是抗肾小球基底膜抗体介导，累及肾脏、肺的自身免疫系统疾病。检测血清中抗 GBM 抗体是诊断 I 型急进型肾小球肾炎和 Goodpasture 病的重要手段。

（刘延卫）

第二章

肾脏病影像学检查

第一节　X 线检查

肾脏在普通 X 线检查时缺乏自然对比，因此常规 X 线检查——腹部平片难以显示其结构及病理改变。腹部平片主要用于泌尿系结石、钙化的诊断及肾脏大小、位置、轮廓改变的观察。肾具有排泄含碘对比剂的能力，尿道又与外界相通，因而适于排泄性和逆行性等泌尿系统碘剂造影检查。造影前必须根据临床提出的要求，熟悉患者的临床资料，特别注意有无造影禁忌证，出、凝血时间是否正常，严格进行造影剂及麻醉剂过敏试验，并注意局部血管、皮肤等情况。造影前 3~4d 禁用金属药物、钡剂等，造影前 6~8h 禁食。并取得患者配合。

一、腹部平片

腹部平片（kidney ureter bladder，KUB）是泌尿系统结石常用的初查方法，目前其在诊断泌尿系统复杂疾病时作用有限，已被其他影像检查技术替代。

检查方法：常规摄取仰卧前后位片，照片应包括上至双肾上腺区下至膀胱和前列腺。摄片前一天晚上服缓泻剂番泻叶 9g 清洁肠道。

正常表现：前后位片上，于脊柱两侧可见双侧肾轮廓。正常肾边缘光滑，密度均匀。肾影长 12~13cm，宽 5~6cm，位于第 12 胸椎至第 3 腰椎之间，一般右肾略低于左肾。

KUB 在发现泌尿系结石方面有帮助，而且是一经济的随访方法。假阴性结果是有可能的，特别是结石与骶骨和髂骨翼重叠，或者结石是透 X 线的。存在血管钙化和静脉石时可能出现假阳性结果。体外震波碎石前 KUB 检查尤为重要，如果看不到结石，则不应选择用 X 线定位的碎石机行体外震波碎石。KUB 对碎石前后结石粉碎情况亦可对比观察。腹部平片在判断肾引流管、输尿管支架、导管方面也有一定价值。

异常表现：包括肾区内高密度结石、钙化影及肾轮廓的改变。前者主要为肾盂结石，后者见于肾结核、肾癌或肾囊肿。肾轮廓改变包括：肾影增大或部分增大并局部外突，主要见于肾盂积水、肾肿瘤或肾囊肿；肾轮廓局部凹陷，常为瘢痕所致；肾影消失，见于肾周病变，例如肾周脓肿或血肿。

二、静脉尿路造影

静脉性肾盂造影（intravenous urography，IVU）又称排泄性尿路造影（excretory urography），其应用依据是有机碘化物的水溶液（如非离子型造影剂）注入于静脉后，几乎全部由肾小球滤过而排入肾盏和肾盂内，如此不但能显示肾盏、肾盂、输尿管及膀胱内腔，且可大致了解两肾的排泄功能。

IVU 检查前首先应行碘过敏试验，过敏试验阴性者方可考虑该项检查，并对检查过程中及检查完毕后注意过敏反应的表现并做出处理。对造影剂存在风险的患者应该很好地水化，可以使用低渗非离子型造影剂（LOCM），并避免大剂量应用造影剂。与高渗造影剂（HOCM）相比，LOCM 发生心血管毒性、肾毒性反应的风险低。

1. 造影剂反应及处理

（1）造影剂反应发生的高危因素：①甲状腺功能亢进患者。②心肺功能不全的患者。③有过敏倾向者，如哮喘、荨麻疹、枯草热患者和有药物及食物过敏史者。④肝肾功能损害，尤其是中度损害以上者。⑤急性尿路感染。⑥有造影剂过敏史者。⑦妊娠、骨髓瘤、糖尿病患者。⑧各种因素导致的体质严重虚弱、脱水者。

（2）造影剂反应的临床表现：较轻的有全身或局部发热、局部疼痛、喷嚏、恶心、呕吐、头痛、腹痛、荨麻疹、流泪、结膜充血等。严重的有喉头水肿、支气管痉挛、肺水肿、抽搐、血压下降、休克、昏迷甚至呼吸心跳停止。

（3）造影剂反应的预防：①检查室必须装备必要的各种抢救用药品，同时配备氧气瓶（或管道）、吸痰器随时备用。如遇严重反应，在自己抢救的同时要尽快通知有关科室医师前来协助抢救。②造影前准备工作要做好，首先详细了解有关病史、药物过敏史，及早发现造影剂反应的高危因素，采取对应措施。③应用造影剂前一定要做碘过敏试验，以静脉法为宜。需要注意的是部分患者在做过敏试验时即可发生严重不良反应，要有充分准备。

（4）造影剂反应的处理：发生造影剂反应后的处理原则：①轻度反应：不必采取措施，但要留患者观察 10min 以上，以免反应加重便于及时处理。②中度反应及重度反应：要立即停止对比剂的注射，保持静脉通道，并首先静脉注射地塞米松 10～30mg，同时根据不同形式的反应立即采取必要的抢救措施，抢救措施的原则基本是对症治疗。

2. 检查方法 ①首先了解有无应用造影剂的禁忌证，检查前还需行碘过敏试验并备好急救药物。②清除肠管内气体和粪便，并限制饮水。③取仰卧位，先摄取腹部平片。④下腹部应用压迫带，暂时阻断输尿管后，于静脉内注入 60% 泛影葡胺。对比剂 60% 泛影葡胺用量：成人 20mL，体重过重者可用 40mL，儿童剂量以 0.5～1.0mL/kg 体重计算。必要时可采用非离子型造影剂，如碘普胺等。⑤注入对比剂后 5～7min、15min、25～30min 分别摄取双肾至膀胱区影像（一般共 3 张）。

特殊情况下需要加拍更多的片子。侧位片能够帮助鉴别在常规前后位片上重叠的肾盏系统充盈缺损。俯卧位可以使输尿管位置相对固定，有助于使输尿管扩张后充分显示。立位片能够发现肾下垂，严重肾积水还能显示造影剂的分层。

如果常规法即静脉注入法显影不满意可采取静脉滴注法，其主要优点是尿路显影清楚，肾盂、肾盏显影时间长，方法是用 60% 泛影葡胺 2mL/kg 的剂量加等体积 5% 葡萄糖或生理盐水，5～10min 滴完。

3. 正常表现 注入对比剂后 1～2min，肾实质显影，密度均匀；3～5min 后肾盏和肾盂开始显影；15～30min 肾盏和肾盂显影最浓。静脉肾盂造影时肾实质首先显影，肾小盏、肾大盏、肾盂相继显影。一般每侧肾有 7～8 个肾小盏，2～3 个肾小盏合并形成 1 个肾大盏，2～3 个肾大盏合并形成肾盂。肾盂一般呈三角形或漏斗形，有时呈分支型，肾盂上缘外凸，下缘内凹，肾盂向内下方变细移行于输尿管上端，亦可见壶腹型肾盂，表现为肾盂呈壶腹形扩大，但肾盏形态正常，此点与肾积水鉴别。

4. 异常表现 ①肾盂和肾盏受压、变形、移位，凡肾实质内肿物如肾囊肿、肿瘤、血肿或脓肿等均可引起这种改变。②肾盂、肾盏破坏，表现为肾盂、肾盏边缘不规整乃至正常结构完全消去，主要见于肾结核、肾盂癌和侵犯肾盂肾盏的肾癌。③肾盂、肾盏或输尿管内充盈缺损，显示病变区内无对比剂充盈，为突入腔内病变或腔内病变所致，包括肾盂、肾盏或输尿管肿瘤、肾实质肿瘤、结石、血块和气泡等。④肾盂、肾盏和输尿管扩张积水，常为梗阻所致，原因多而复杂，包括肿瘤、结石、血块、先天性狭窄、外在性压迫等。

三、逆行性尿路造影

逆行性尿路造影，也称逆行肾盂造影（RP），是在行膀胱镜检查时，将导管插入输尿管并经导管注入造影剂使上尿路显影的侵袭性检查方法。插入导管一般用 4～5F 导管。此法不受肾功能影响，用于不适合行 IVP 的患者，如心、肝、肾功能差或 IVP 显示肾盂、肾盏不满意者。在行膀胱镜检查时，有时会根据病情需要而行 RP，而不是再单独采用 IVU 检查，这样经济、省时。逆行肾盂造影作为集合系统的解剖指引，也可与肾、输尿管腔镜操作联合进行。

但对下尿路感染者不宜此检查。

1. 禁忌证　尿道狭窄及其他不宜膀胱镜检查者；肾绞痛及严重血尿；泌尿系感染；一般情况差。

2. 造影剂　每侧肾盂常用 10% ~ 30% 泛影葡胺 5 ~ 10mL。

3. 造影前准备　摄尿路平片。不必做碘过敏试验。

正常肾盏、肾盂表现同排泄性尿路造影。肾实质不显影。逆行或排泄造影时由于肾盂、肾盏内压力过高可发生造影剂反流入管腔及肾组织，常见有肾盂肾窦反流、淋巴管反流、静脉周围反流、肾小管反流及肾反流。

四、顺行性上尿路造影

顺行性尿路造影包括经皮穿刺肾盂造影、经肾造瘘管造影等。经皮穿刺肾盂造影系指经皮直接穿刺至肾盂内注入造影剂显示肾集合系统的方法。主要适用于急性尿路梗阻和肾盂积水、IVP 显影不良或因输尿管狭窄、膀胱镜检查失败等原因而不能进行逆行性尿路造影检查的患者。可选择在超声引导下或 CT 引导下进行经皮穿刺肾盂造影。常用造影剂为泛影葡胺，浓度常用 10% ~ 30%，剂量以满意显示肾盏肾盂而定。经皮肾镜取石术后可经肾造瘘管造影检查有无残留结石。经肾造瘘管造影还可帮助确认输尿管梗阻、输尿管瘘的情况，以决定是否可以拔除肾造瘘管。

五、血管造影

1. 腹主动脉造影与选择性肾动脉造影　腹主动脉造影多数在选择性肾动脉造影前进行，有助于大动脉及肾血管病变的诊断。但由于 CTA 及 MRA 的应用，这两种检查在单纯肾脏实质及血管疾病诊断方面已很少采用，在行肾动脉栓塞或成形等介入性治疗时需行选择性肾动脉造影。

腹主动脉造影一般采用 Seldinger 技术经皮股动脉穿刺插管的技术，将"猪尾"导管头置于腹腔动脉开口下方，用高压注射器快速注射 40 ~ 50mL 的 76% 泛影葡胺或其他非离子造影剂并连续摄片。选择性肾动脉造影时，将导管插入肾动脉后，快速注入 10 ~ 15mL 的 76% 泛影葡胺或其他非离子造影剂并连续摄片。

肾动脉造影正常表现：两侧肾动脉起自腹主动脉，一般左侧稍高，约平 L_1 下缘至 L_2 上缘，右肾动脉起点低约半个椎体。正常肾动脉平均直径约 6mm，范围为 4.6 ~ 9.7mm。肾动脉在肾门处或进入肾实质分为前后两支，后支较细供应肾的后段与部分下段，前段较粗，分为上段、上前段、下前段与下段动脉，供应相应区域，肾段动脉的分支穿行于肾柱内称叶间动脉，叶间动脉在皮髓交界再分为弓形动脉，向皮质发出放射状小叶间动脉，小叶间动脉发出输入动脉进入肾小球。

腹主动脉造影与选择性肾动脉造影主要用于检查肾血管病变，特别是各种原因造成的肾动脉狭窄与闭塞，确定其部位和范围并行介入性治疗。造影检查也可发现肾动脉瘤和肾动静脉畸形。此外，还用于观察肾肿瘤的血液供应情况及行化疗和（或）栓塞等介入性治疗。

2. 下腔静脉造影与肾静脉造影　由于 CT 及 MRI 的广泛应用，下腔静脉造影与肾静脉造影已很少应用。

（1）下腔静脉造影：用于肾癌向下腔静脉浸润，下腔静脉受到肿瘤外压、浸润及下腔静脉后输尿管的诊断。下腔静脉内肿瘤血栓时，显示下腔静脉充盈缺损像。如果完全闭塞，可看到奇静脉等侧支循环。诊断下腔静脉后输尿管时，需同时在右输尿管留置导管，可见导管前行横过下腔静脉左侧，再通向右肾。

（2）肾静脉造影：用于对肾细胞癌肾静脉浸润的判断，以及对肾静脉瘤、肾静脉血栓症、肾静脉畸形和 Nutcracker Syndrome 的诊断。肾细胞癌时，可见静脉阻断、挤压、充盈缺损像、侧支循环的增生。肾静脉血栓症时，可看到肾静脉的闭塞像和肾肿大。

肾静脉造影是为弥补肾动脉造影的不足所选择的造影方法。一般方法是经皮穿刺股静脉或大隐静脉将导管进入肾静脉后固定并连接高压注射器，快速注入76%泛影葡胺30mL并连续摄片。此外，经过大隐静脉将导管插入下腔静脉做腔静脉造影，对腹膜后肿瘤、腔静脉内癌栓等也有诊断价值。

（张安新）

第二节　CT检查

一、检查方法

（一）CT平扫

注意平扫时不要做对比剂试验，以免把肾盂内的对比剂误认为是结石，扫描层厚不宜超过5mm。非增强期扫描可用于评估尿石症、显示肾实质和血管钙化，能对肾轮廓进行总体观察。

（二）增强扫描

肾脏增强CT扫描对确定肾肿物的位置很有意义，因为肾脏病变不可能出现在某一特定时相，所以需要多时相扫描。增强扫描是指通过静脉血管内注射碘对比剂后进行的扫描，在肾动脉供血时相内的扫描称为肾动脉期扫描。在肾静脉供血时相内的扫描称为肾静脉期扫描。延迟扫描是指肾盏及肾盂内充盈对比剂后进行的CT扫描，常可检出肾盂内小的病灶，并可在此期进行三维重建。非增强期（造影前期）、皮髓质期、肾实质显像期和肾盂显像期的肾脏造影可以充分观察、发现肾脏病变。注射造影剂后约30s进入皮髓质期，可以区分肾脏皮质和髓质。大约100s后进入肾实质显像期，此期肾实质均匀增强，肾脏肿瘤在肾实质显像期更容易发现。当造影剂充盈集合系统时则进入肾盂显像期或称排泄期。

肾静脉容易显影，肾动脉位于肾静脉后方且较细，有时难以看到。CT检查还可以显示肾毗邻的器官，了解肾与它们的关系。

（三）CT尿路成像（CTU）

即CT泌尿系造影，是对CT强化后延迟扫描的轴位图像利用CT后处理软件进行三维重建的泌尿系检查方法。能立体直观地显示泌尿系腔道的整体，有利于诊查泌尿系积水的原因，常用于输尿管疾病的诊断。检查时要求在排泄晚期从螺旋扫描仪中截获传统的断层图像，将这些图像重建就可以得到CT尿路成像。CT尿路成像可以通过造影剂增强重建输尿管图像。在评估血尿方面，CTU可以取代IVU和超声。

（四）CT血管造影（CTA）

是一种显示血管的微创方法，不需要采取直接穿刺大血管的方式，通过快速注入造影剂在动脉期行螺旋CT扫描成像。需避免口服造影剂。获得图像后用工作站将软组织和骨骼图像清除，然后进行三维重建。适用范围包括诊断肾动脉狭窄、准备供肾切除前评估肾血管及确定肾盂输尿管连接部狭窄患者有无迷走血管。

（五）三维重建

图像后处理技术包括再现技术获得的三维立体图像和仿真内镜显示技术。常用的三维重建方法包括表面遮蔽显示（surface shaded display，SSD）、最大密度投影（maximum intensity projection，MIP）和容积演示（volume rendering，VR）。

表面遮蔽显示（SSD）是将像素值大于某个确定域值的所有像素连接起来的一个三维的表面数学模型，然后用一个电子模拟光源在三维图像上发光，通过阴影体现深度关系。SSD图像能较好地描绘出复杂的三维结构，尤其是在有重叠结构的区域。此重建方法是CTU常用的重建方法之一。

最大密度投影（MIP）是把扫描后的若干层图像迭加起来，把其中的高密度部分做一投影，低密度部分则删掉，形成这些高密度部分三维结构的二维投影，可从任意角度做投影，亦可做连续角度的多幅图像在监视器上连续放送，给视者以立体感。

容积重建（VR）亦是三维重建技术之一，首先确定扫描容积内的像素密度直方图，以直方图的不同峰值代表不同组织，然后计算每个像素中的不同组织百分比，继而换算成不同的灰阶，以不同的灰阶（或色彩）及不同的透明度三维显示扫描容积内的各种结构。现在已经设计出智能化的 VR 软件，操作者只需选择不同例图，就可以自动重建出需要显示的图像。此重建方法亦是 CTU 常用的重建方法之一。

二、肾结石

CT 平扫已经成为评估尿石症的主要影像学检查方法，于单侧或双侧肾盂肾盏内见单发或多发斑点状、类圆形、鹿角形、桑葚形或不规则形高密度影，CT 值在 100Hu 以上，病灶边界锐利清楚。CT 检查也可以用于判断结石伴发的肾积水、输尿管周围和肾周围炎症，当结石引发梗阻时，可见高密度结石影以上部位肾盂肾盏明显扩张，肾实质变薄。CT 增强和延迟扫描，可进一步确定病灶位于肾盂肾盏内，如发生肾积水时并出现肾功能异常时，肾脏强化弱，延迟扫描肾盂肾盏内对比剂浓度低或无对比剂出现。如果不存在结石 CT 可以帮助确定泌尿系统以外的病因。在诊断结石方面 CT 可以取代 IVU。

三、肾结核

当病灶位于肾皮质内表现为微小肉芽肿时，CT 难以发现。随病情发展肾实质内出现多发形态不规则、边缘模糊的低密度灶，病灶局部可见钙化影，低密度灶与肾盏相通。局部受累的肾盂肾盏不同程度变形，肾盂壁增厚，受累肾盏可见积水扩张。增强后病灶无明显强化。晚期肾体积缩小，形态不规则，肾盂肾盏壁明显增厚，腔狭窄或闭塞。发生钙化时，肾区见不规则斑点状、蛋壳状或弥漫性钙化（图 2-1，图 2-2）。

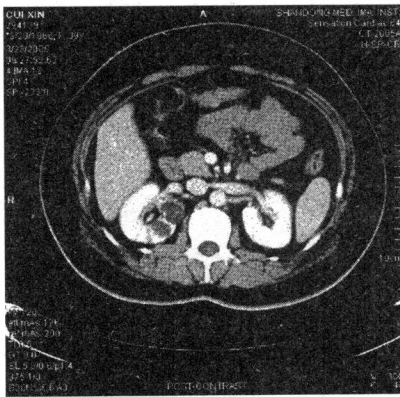

图 2-1　CT 强化静脉期轴位图像
患者，女，39 岁，结核病史半年余。可见右肾皮之内见多个大小不一的干酪样坏死灶

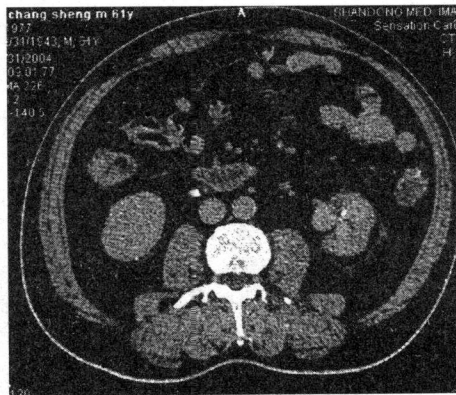

图 2-2　CT 强化扫描轴位图像
患者，男，61 岁，结核病史 1 年余。可见左肾体积缩小，其皮质内见点状钙化和小囊样干酪样坏死

四、肾损伤

肾挫伤平扫可见局部肾实质密度略降低，边界不清，增强扫描病灶区呈边缘模糊的无强化区，延迟扫描可见肾间质内对比剂少量集中现象。肾内血肿随时间不同其大小、形态、密度均有所不同，增强后血肿呈边界清楚或不清之低密度无强化区。肾破裂伤表现为局限性密度减低区，并伴有小灶性出血及肾周血肿表现，增强扫描病灶区呈低密度或无强化改变，可见含对比剂外渗尿液积聚现象。肾碎裂伤当保留完整血管时，增强扫描可见肾实质增强断端边缘不规则，呈斑片状强化，当血管断裂可出现不强化肾块。肾盂损伤时，增强扫描示含对比剂尿液外渗。当肾蒂损伤时整个肾脏或部分

肾段不强化，肾盂内无对比剂聚积。肾包膜下血肿时，表现为新月形低密度区围绕肾实质，相应部位肾实质受压。肾周血肿时，可见肾脂肪囊内高密度影，随时间延长密度逐渐降低，肾筋膜增厚（图2-3，图2-4）。

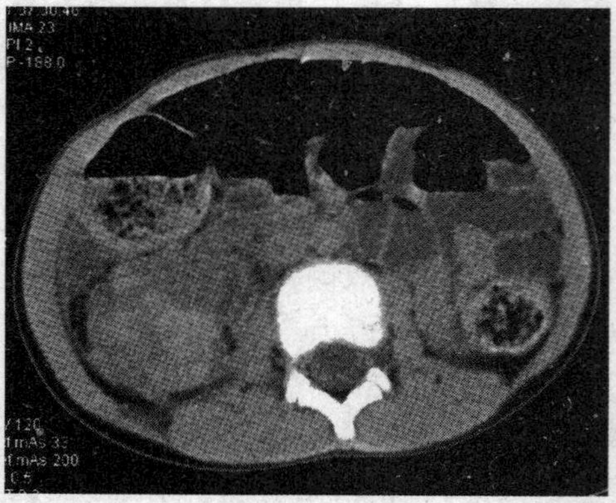

图2-3　CT轴位图像

患者，男，10岁，腰部外伤1d。可见右肾形态欠规整、密度欠均（右肾挫裂伤）

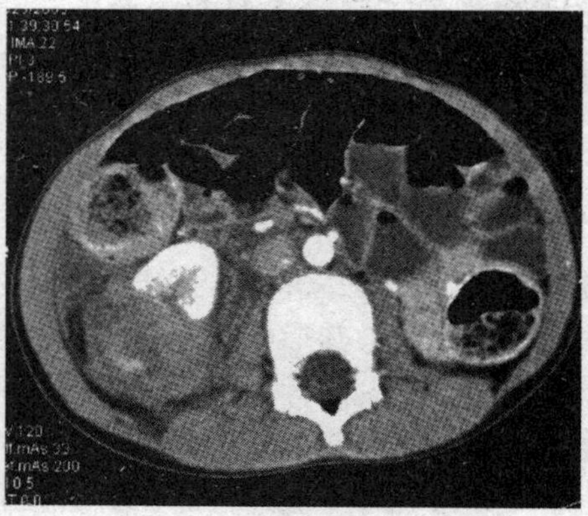

图2-4　CT动脉期强化图像

同一患者，可清晰地显示右肾形态欠规整，前半部分明显强化，后半部分无强化

五、肾癌

CT平扫较小肾癌多呈圆形或椭圆形，病灶区呈低密度或略低密度改变，较大肿瘤形态多不规则，边界模糊不清，内部呈高低混杂密度，密度不均。部分病灶可见假包膜影，此时边界清楚。当肿瘤液化坏死时，病灶内可见更低密度区，并发出血时，可出现高密度。病灶内偶尔可见高密度钙化影。肾癌压迫或侵及肾窦时可导致肾窦形态改变，并导致肾积水。增强后，早期病灶多呈不均匀明显强化，其强化密度高于或等于肾皮质密度。实质期病灶密度降低，而周围正常肾实质密度较高，因此此时肿瘤呈低密度改变，病灶边界和范围显示更清楚。少血供肾癌增强后密度升高幅度小，实质期病灶仍呈低密度改变。晚期患者可见肾静脉、下腔静脉增粗，管腔内可见充盈缺损等静脉癌栓形成表现。腹膜后大血管周围可见转移肿大淋巴结影（图2-5，图2-6，图2-7）。

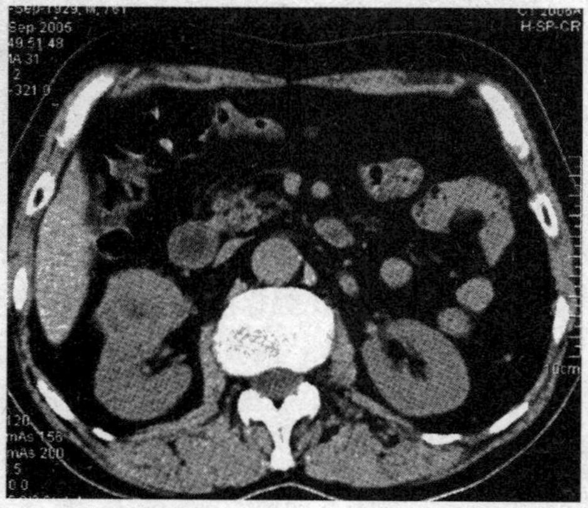

图2-5　CT平扫轴位图像

患者，男，76岁，无痛性血尿3个月余，可见右肾体积增大，肾皮质内上方可见一局限性突出的等密度肿块，边缘欠清

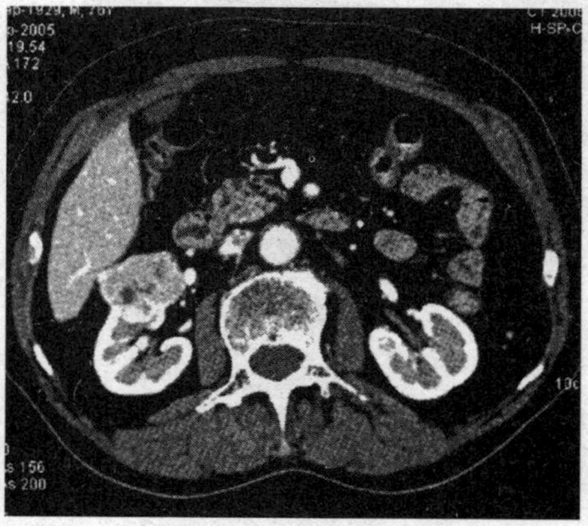

图2-6　CT强化扫描轴位图像

同一患者，可见右肾肿块呈不均质强化，其内见不规则无强化坏死区

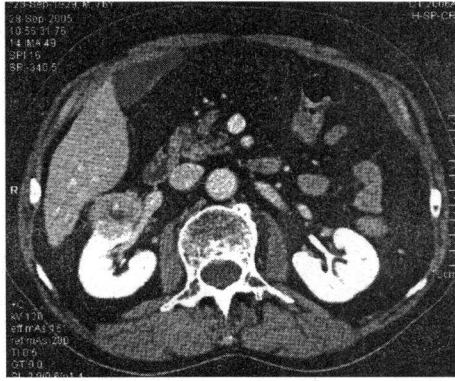

图 2 - 7　CT 静脉期强化轴位图像
同一患者，可见右肾肿块呈略低密度灶，边缘欠清

六、肾错构瘤

可分为单发和多发，CT 平扫表现为肾实质内见大小不等类圆形或不规则形混杂密度肿块影，以其内含脂肪的多少，分为多脂肪、少脂肪和无脂肪肾错构瘤，多脂肪和少脂肪错构瘤病灶内可见脂肪密度区，病灶边界清楚，增强扫描示肿瘤呈不均质强化，脂肪组织和坏死组织不强化。无脂肪错构瘤常呈不均质强化，常很难与肾癌相鉴别（图 2 - 8，图 2 - 9）。

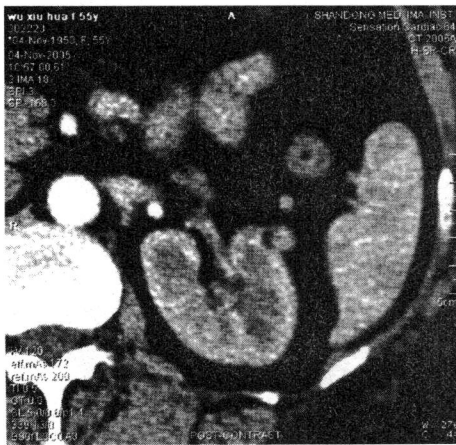

图 2 - 8　CT 动脉期强化扫描轴位图像
患者，女 55 岁，查体发现左肾肿块，可见左肾一类圆形肿块，肿块呈不均质强化，其内见点片状脂肪密度灶

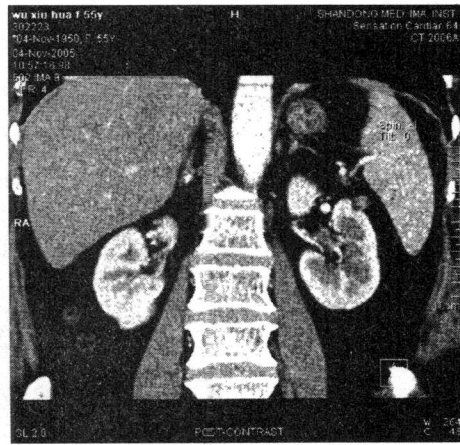

图 2 - 9　MPR 冠状重建图像
同一患者，亦可见左肾呈不均质强化的类圆形肿块，并可见其内点片状脂肪密度灶

七、肾盂癌

CT 平扫肿瘤较小时，肾大小形态无明显变化，于肾窦内可见分叶状或不规则形软组织密度肿块影，内部密度均匀或不均匀，CT 值 30 ~ 40Hu，病灶周围肾窦脂肪受压变薄或消失。增强扫描示病灶呈轻度强化，由于周围正常肾实质明显强化，病灶显示更明显，边缘更清楚。延迟扫描时，对比剂进入肾集合系统，此时可见病灶区肾盂或肾盏出现充盈缺损改变。较大肿瘤可侵犯肾实质，此时表现与肾癌类似，肾体积明显增大。也可侵犯肾周围组织和邻近器官，此时可出现相应改变（图 2 - 10，图 2 - 11）。

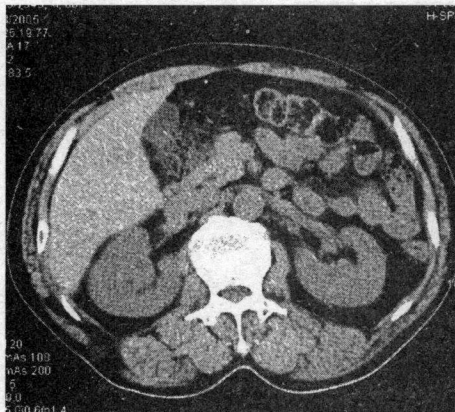

图 2-10　CT 平扫轴位图像

患者，男，60 岁，无痛性肉眼血尿 3 个月。
可见右肾盂内一不规则的软组织密度灶，边
缘欠清，密度欠均（病理：肾盂癌）

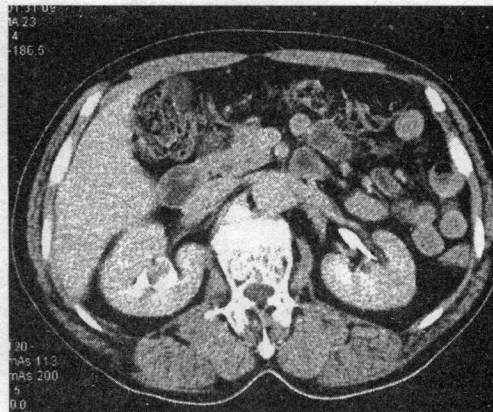

图 2-11　CT 延迟扫描轴位图像

同一患者，可清晰地显示充满对比剂的肾盂内
见不规则的充盈缺损

八、肾积水

CT 平扫轴位图像可见肾盂及肾盏不规则扩张，肾皮质变薄。动脉期强化扫描可见皮质明显强化，严重肾盂扩张的患者晚期可见皮质轻度强化，延迟扫描可见扩张的肾盂及肾盏内充满高密度的对比剂（图 2-12）。

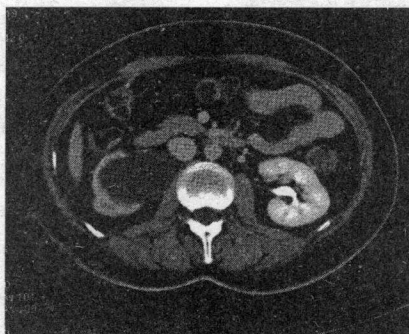

图 2-12　CT 强化延迟扫描图像

患者，女，43 岁。右侧腰痛 3 个月余。可见右肾盂明显扩张，右肾皮质变薄（右肾积水）

九、肾囊性疾病

1. **单纯性肾囊肿**　肾实质内见单发或多发圆形或类圆形大小不等均匀低密度区，呈水样密度，病灶边界清楚锐利，部分病灶可见囊壁弧状或环状高密度钙化影，较大病灶可突向肾轮廓以外。增强扫描示病灶边界更加清楚，囊壁菲薄且光滑，病灶无强化，延迟扫描示邻近集合系统受压变形、移位等表现（图 2-13）。

2. **多囊肾**　CT 平扫示双肾增大并呈分叶状，肾实质内布满大小不等类圆形水样密度区，增强扫描示肾功能减退，肾窦受压变形。双侧肾脏体积增大，形态失常，肾实质内见大量大小不等类圆形水样密度灶，增强后病灶区无强化表现，可见肾盂肾盏被拉长、挤压变形，常同时并发肝脏、胰腺和脾脏多囊性病变（图 2-14）。

3. **肾囊性癌**　CT 平扫常显示患侧肾脏体积增大，其内见囊性肿块，边缘清，形态欠规则，动脉期强化扫描囊壁可见呈不均质强化的壁结节。

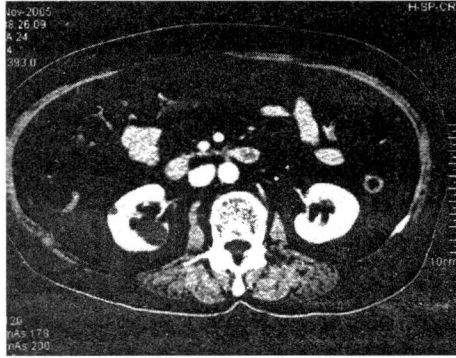

图 2 - 13 CT 静脉期强化轴位图像
可清晰地显示右肾大小不一边缘光滑的圆
形水样密度灶

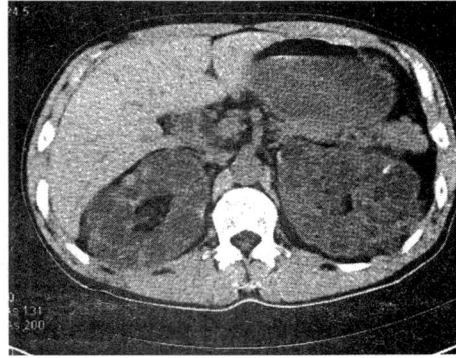

图 2 - 14 CT 平扫轴位图像
患者，女，38 岁。可见双肾体积增大，
其内见多个大小不一的边缘清楚圆形水样
密度灶

十、脓肾及肾周围脓肿

早期脓肾 CT 平扫表现为肾体积局限性增大，局部可见类圆形低密度区，边界不清，增强后病灶呈轻度强化，明显低于正常肾实质，中央可见无强化区。慢性期时，平扫病灶呈低密度，周边呈略低或等密度改变，增强后病灶呈环状强化，病灶边界较强化前清楚。肾周脓肿 CT 表现为肾周脂肪消失，可见渗出和积液，局部密度增高，有时可见少量气体。肾脏受压，肾筋膜增厚，腰大肌边缘模糊。增强扫描表现为肾周可见液性或略高密度无强化病灶，周围可见明显强化的厚壁。

（张安新）

第三节　MRI 检查

MRI 是一种依赖于成像范围内磁场特性变化的断层成像技术，与 CT 不同，它没有放射性损伤，还可以得到多平面的图像。此外，它不需要使用碘化造影剂，因此这项检查对肾功能不全患者更为安全，并且 MRI 的软组织分辨率也优于 CT。MRI 图像是通过人体内的氢质子在外加磁场的作用下重新排列，然后通过射频脉冲放射到组织上导致其能量产生差异，这种差异通过扫描器检测到，从而形成图像。T_1 加权像产生于 Z 轴上磁化恢复至平衡矢量的时间；T_2 加权像产生于 XY 轴上磁化衰减至平衡矢量所需时间。一般来说，T_1 加权像上液体显示黑色，脂肪显示白色，肾实质呈现低信号强度；而在 T_2 加权像上液体显示白色，脂肪也显示白色，肾实质呈现高信号强度。正常肾 MRI 解剖上能够区分肾皮质和髓质，皮质在 T_1 加权像上显示的信号稍高。注射造影剂后，根据成像时间，钆增强图像显示有时相特点。

肾 MRI 的适应证包括任何情况下需要行肾断层扫描检查，以及因肾功能不全而无法行增强 CT 检查时。当患者对碘对比剂过敏时也可以行 MRI 检查。因 MRI 对钙化不敏感，故对尿石症的诊断 MRI 不是一种好的检查方法，但 MRI 检查可发现尿路结石所致梗阻上方的肾盏、肾盂及输尿管扩张积水情况。MRI 在确定下腔静脉瘤栓大小、位置时十分准确。

一、检查方法

（一）优势

（1）MRI 能清楚地显示肾形态和结构，能够清楚区别肾皮质、肾髓质、肾窦结构以及肾血管。

（2）MRI 能查明肿块的位置、大小、形态、侵犯范围；在鉴别肿块为囊性、实质性、脂肪性等方面，比 CT 敏感，定性较准确，但对钙化性病变与结石不及 CT。

（3）对肾结核的诊断优于 CT，有助于定性诊断，可确定是炎症性病变还是肿瘤性病变；可确定病

— 13 —

变的范围和有助于临床分期。

（4）能较好地鉴别肾周脓肿、含尿囊肿、淋巴囊肿等。

（5）可判定肾损伤的部位、范围、肾周血肿或尿液外渗以及术后并发症。

（6）无创性观察肾移植后有无排异反应，MRI 优于肾动脉造影和增强 CT 扫描。

（二）检查方法

1. 检查前准备

（1）患者带有心脏起搏器、体内动脉夹和其他金属置入物时均禁止行 MRI 检查，因为磁场可能导致这些置入物发生位置偏移。

（2）检查前应将各种金属物包括假牙（义齿）、磁卡、手表、发卡、首饰、手机等去除。

（3）检查前 20min 可口服 5% 甘露醇 800～1 000mL，提高胃肠道和实质性脏器的对比。

2. 检查方法　肾磁共振成像选用体线圈，患者仰卧位，常规做横断 T_1 加权和 T_2 加权扫描，层厚为 8mm，层间距 1.6mm，视野 30～38cm，必要时可做冠状、矢状方位扫描，这样对确定病变的位置以及周围脏器、大血管等结构的关系有很大帮助。FISP 等快速成像序列可很好的区别皮质、髓质和肾盂。另外，必要时可加扫脂肪抑制序列，对某些疾病的显示及鉴别诊断有很大的帮助。

肾增强扫描磁共振对比剂选用 Gd - DTPA，经肘正中静脉团注，剂量为 0.1mmol/kg，团注对比剂后迅速用 10mL 生理盐水冲洗，随后行横轴位扫描，辅以冠状位和矢状位。另外还可进行动态增强扫描（CE - dMRI），即在团注开始时即开始扫描，连续扫描 20～30 次，每次成像为屏气扫描 6s，间隔 4s，故 10s 得到一组图像。动态扫描时间为 3～4min，以此观察肾和病灶在注入对比剂后的动态变化情况。根据对比剂在肾不同时间的强化表现不同，可分为 4 期：①皮质期，在对比剂注射后早期可见肾皮质信号强度快速升高，髓质未见明显增强；约在注射 Gd - DTPA 后 20～30s 内。②CMD 期，皮质明显增强，髓质信号开始缓慢升高，形成较平扫更明显的造影剂介导的皮髓质分界（CMD）；在注射 Gd - DTPA 后 30～70s。③髓质期，髓质明显增强，皮质信号强度有所下降，CMD 变模糊至分辨不清；在注射 Gd - DTPA 后 60～80s 以后。④肾盂期，肾盏及肾盂内可见明显信号升高；在注射 Gd - DTPA 后 110～150s 以后。

（三）磁共振尿路成像（MRU）

磁共振尿路成像（magnetic resonance urography，MRU）是一种显示集合系统和输尿管的技术，适用于肾功能不全、碘过敏患者以及孕妇。作为诊断泌尿系疾病的一种无放射性损害检查方法，尤其对尿路梗阻性病变如肾盂、输尿管积水、梗阻等疾病的检查，MRU 已广泛应用于临床。使用快速 T_2 加权序列成像，液体显示高信号而其他组织显示为低信号。尽管 MRU 可替代 IVU 或 CTU，但 MRU 在直接显示尿路结石方面仍有困难，很难将结石与肿瘤或血凝块区分开。

1. MRU 成像原理和成像序列　MRU 的基本原理是利用肾盂、输尿管及膀胱内所含液体具有长 T_2 值呈高信号，以及周围组织 T_2 值较短呈低信号的特性进行成像的。白色高信号的液体在黑色低信号背景的衬托下形成鲜明对比，原始图像采用最大信号强度投影（Maximum Intensity Projection，MIP）法重建，产生类似于静脉肾盂及逆行尿路造影一样的影像。因此 MRU 与磁共振胰胆管成像（MRCP）及磁共振脊髓造影（MR Myelography）统称为 MR 水成像技术。早期 MRU 采取快速采集弛豫增强序列（rapid acquired of relaxation enhancement，RARE），由于该序列对物理性运动十分敏感，扫描过程中常因心跳、呼吸等运动造成信号丢失降低影像质量。随后用于 MRU 检查的快速自旋回波（fast spin echo，FSE）序列克服了 RARE 序列的缺点，具有信噪比及对比噪声比较高、对运动敏感度低等特点，患者可在不屏气平静呼吸状态下采集信号。还有学者采用半傅立叶采集单次激发涡流自旋回波序列进行 MRU 检查，HASTE 序列的特点是在一次激励中采用半数 K 空间填充，成像时间大为缩短，患者一次屏气（约 18s）完成全部扫描。另外，还有学者采用 TPSE 序列进行 MRU 检查，TPSE 是一种具有相位周期技术的涡流自旋回波重 T_2WI 序列。该序列除具有 FSE 序列的特点外，还可消除因梯度磁场缺陷而产生的伪影，原始图像经 MIP 重建，梗阻尿路显示清晰，图像显示满意。

2. MRU 与其他影像检查方法比较　目前，B 超、X 线平片、静脉肾盂造影、逆行尿路造影及 CT 等仍然是诊断泌尿系疾病的常用方法。B 超安全、简便、迅速，是尿路梗阻性疾病的首选检查方法，但它对病变的定位和定性诊断常因胃肠道气体重叠而受影响。X 线平片在诊断泌尿系结石中占主导地位，有资料认为，有 80% ~90% 的泌尿系结石可在 X 线平片上显示。但 X 线平片对肾功能情况、阴性结石、肿瘤及炎性狭窄等难于显示。静脉肾盂造影（IVP）能弥补 X 线平片的不足，但检查时需对患者行腹部加压，常因压力或压迫部位不当，患者难以忍受，甚至产生不良反应，不能完成检查。对肾功能差、输尿管狭窄或梗阻的患者，IVP 常因摄片时间难于掌握，出现肾、输尿管显影较差，不能显示输尿管全长及狭窄梗阻部位，有的甚至不显影。大剂量快注、无压迫电视透视下尿路造影，克服了加压法 IVP 的缺点。但该方法检查时间长，患者接受的射线量大，同时还有造影剂过敏的危险。CT 检查由于受扫描方式的限制，不能显示尿路全程，难于确定梗阻部位。与 X 线平片、IVP 及 CT 比较，MRU 无创伤、无电离辐射、无须注射造影剂，患者无须做特殊准备，在平静呼吸下即可完成检查，特别适合年龄大、身体条件差及对碘剂过敏的患者。

3. 检查方法　患者在检查前 12h 禁食，扫描前 40min 饮温开水 200 ~300mL，扫描前 20min 口服呋塞米 20mg，扫描过程中要求患者平静呼吸，腹部活动度尽可能小，必要时束腹带，以限制腹式呼吸产生的运动伪影。MRU 采用 TPSE 等重度 T_2WI 序列扫描，体部线圈。扫描参数：TR/TE 为 8 000/160ms，矩阵 234×256，层厚 3mm，层距 0mm；观察野：350 ~450mm，信号采集次数 2 次。在矢状面定位像上，做连续冠状扫描 20 ~24 层，成像平面与输尿管走向一致，成像区域包括肾、输尿管及膀胱，在成像区域前加预饱和脉冲，以消除肠蠕动造成的伪影，扫描时间需 10min 左右。对所获得的原始图像用 MIP 行三维重建，每旋转 10° 得到一幅投影像，共 18 幅。MRU 扫描后，在病变部位加做常规磁共振成像 T_1WI 轴位、冠状位，扫描参数 TR/TE（500 ~700）/15ms，矩阵 256×256，层厚 5 ~8mm，层距 2mm，观察野 350 ~450mm，信号采集次数 2 次。T_2WI 轴位，扫描参数 TR/TE（3 000 ~4 500）/90ms，其他成像参数与 T_2WI 轴位相同。

二、正常肾 MRI 表现

MRI 可清楚地显示肾脏，不用对比剂就能区别肾皮质与肾髓质，两侧肾在冠状位成像时，由于周围脂肪的衬托，肾轮廓、外形及肾实质、肾盂和肾门显示很清晰，外形状如"蚕豆"，两肾位于脊柱两侧呈"八"字形，上极向脊柱靠拢，两下极向外分开。肾长 12 ~13cm，宽 5 ~6cm，其上缘约在第 12 胸椎上缘，下缘在第 3 腰椎上缘水平。一般右肾略低于左肾。肾有一定的移动度，但不超过一个椎体的高度。肾轴自内上行向外下，与脊柱纵轴形成一定的角度，称为倾斜角或肾脊角，正常为 15° ~25°肾小盏分为体部及穹隆部。顶端由于乳头的突入而呈杯口状凹陷，边缘整齐，杯口的两缘为尖锐的小盏穹隆。肾大盏边缘光滑整齐，略成长管状，可分三部：①顶端或尖部，与数个肾小盏相连。②峡部或颈部，即为长管状部。③基底部，与肾盂相连。肾大小盏的形状和数目变异较多，有的粗短，有的细长，两侧肾盏的形状、数目亦常不同。但一般肾大盏常为 3 个。肾盂多位于第 2 腰椎水平，略呈三角形，上缘隆凸，下缘微凹，均光滑整齐。肾盂开头亦有较大变异，多呈喇叭状，少数可呈分支状，即肾盂几乎被两个长形肾大盏所代替。有的肾盂呈壶腹形，直接与肾小盏相连而没有肾大盏。这种肾盂勿误诊为肾盂扩大。肾血管有时亦在肾盏或肾盂边缘造成小的压迹，均属正常。

在 T_1 加权像上（反转恢复序列或短 TR/TE 的 SE 序列），肾皮质表现为中等信号强度，较肌肉信号强度高，但较脂肪信号强度低。肾髓质的信号低于肾皮质，它们之间信号强度的差异即形成皮髓质分界（CMD）。CMD 的产生主要是由于髓质含有较多自由水的缘故。自由水增多则 T_1 加权像上信号强度较低。受检者体内的含水量影响 CMD 的显示，正常人较脱水患者的 CMD 更加明显。在 T_2 加权像上，肾的信号强度有较大变化，即 CMD 不清楚，整个肾实质呈高信号，比肝实质信号强度高，但低于脂肪信号（图 2 –15）。

由于肾窦内脂肪信号的衬托，肾盂肾盏结构容易显示，呈长 T_1 长 T_2 信号（与尿液相同），在冠状位上显示较好（图 2 –15）。

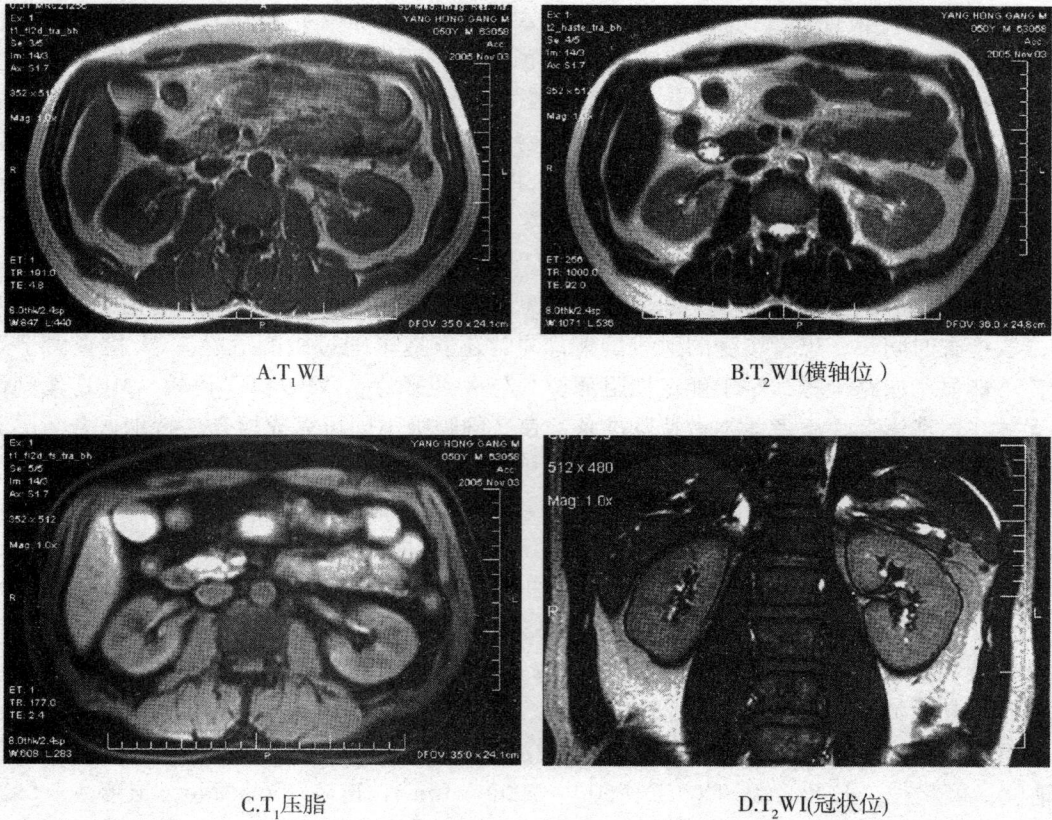

A.T$_1$WI

B.T$_2$WI（横轴位）

C.T$_1$压脂

D.T$_2$WI（冠状位）

图 2－15　正常肾 MRI 表现

正常人肾包膜不易显示。肾周脂肪和肾皮质之间常有一些因化学位移伪影所致的条状低信号与高信号，它们分别居左右肾周围，不要误认为肾包膜。肾筋膜在肾脂肪囊和肾旁脂肪之间，表现为条状低信号，当有炎症或肿瘤侵犯时，该筋膜增厚并有信号改变。

肾血管在 MRI 上由于流空效应表现为无信号的管状结构，因此从形态和信号上不易区分肾动脉和肾静脉，需借助其各自的解剖关系来加以识别。

三、肾脏疾病 MRI 表现

（一）先天性畸形

肾的发育经过 3 个阶段，即原肾、中肾和后肾。原肾和中肾胎儿出生后退化，后肾成为永久的成熟器官。在肾胚胎发育的任何阶段，受到某些因素如有毒物质或物理损伤、遗传的影响，停止发育或不按正常发展，而形成各种发育异常。

1. **肾缺如**　一侧肾区各加权像及多方位成像均无肾脏显示，代之以脂肪、胰腺或肠管等结构和信号。对侧肾代偿性增大，但形态正常，皮、髓质分界清晰。全腹、盆腔内未见异位和游走肾，以大视野冠状 T$_1$ 加权像或屏息快速成像显示清晰。

鉴别诊断：肾缺如与异位肾、游走肾的区别在于后两者正常肾窝内虽无肾脏信号显示，但对侧肾无代偿性增大，亦无膀胱三角区的发育不全。扩大扫描范围有助于异位肾和游走肾的显示。

2. **肾发育不全**　患侧肾体积明显变小，健侧肾代偿性增大。信号及结构显示正常，皮髓质分辨清晰，肾窦脂肪信号存在，肾实质与肾窦比例正常。由肾动脉狭窄引起者，MRA 可显示患侧肾动脉较对侧细（图 2－16）。

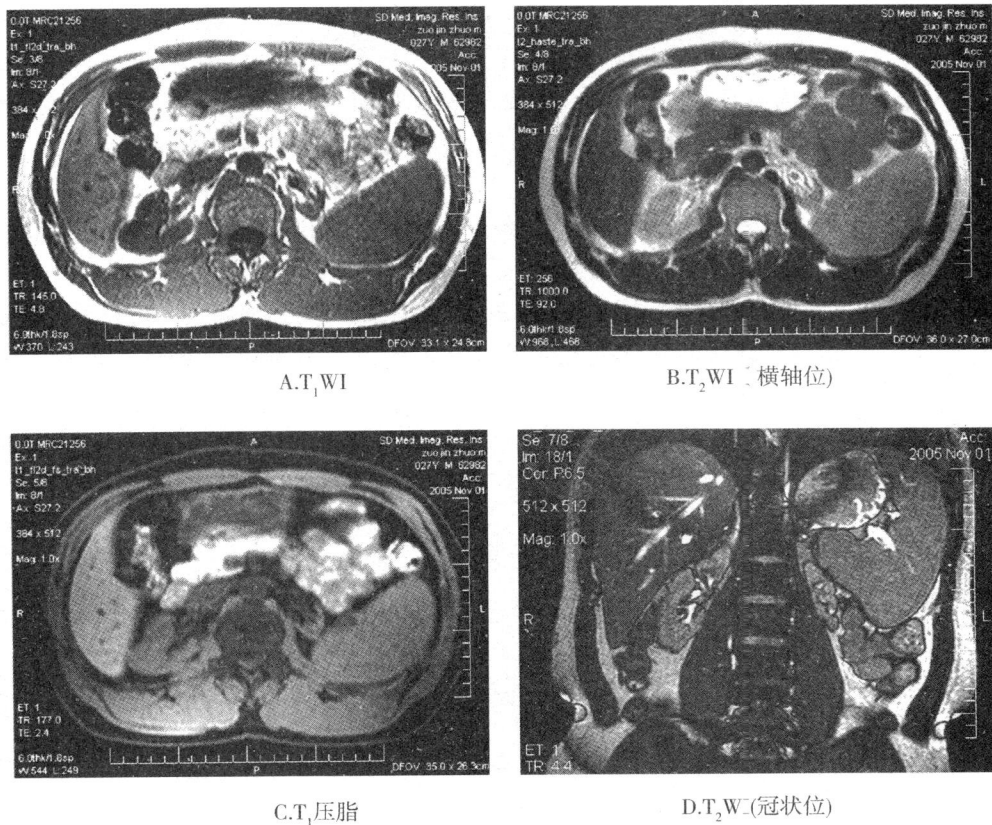

A.T$_1$WI

B.T$_2$WI（横轴位）

C.T$_1$压脂

D.T$_2$WI（冠状位）

图 2-16 肾发育不全

左肾体积明显小于对侧肾，肾形态和结构尚正常，右肾皮质明显变厚

肾发育不全与肾萎缩需进行鉴别，发育不全的小肾轮廓清晰，尽管实质变薄，但形态和内部信号的比例与正常肾类同。而肾萎缩除体小以外，包膜毛糙不平，皮质变薄，信号异常，实质与集合系统分界不清。

3. 肾盂、输尿管重复畸形（双肾盂、双输尿管）　一个肾分为上、下两部，各有一个肾盂和输尿管，即为双肾盂双输尿管畸形（double pelvis，double ureter）。较常见，可单侧或双侧，易并发其他畸形。矢状位与冠状位 MRI 可较好的显示肾盂输尿管畸形的解剖关系。重复肾较对侧正常肾明显增大，有共同被膜，上段肾位于下段肾的内前上方，有时上段肾及输尿管可扩张，成为巨型囊肿，表现为长 T$_1$、长 T$_2$ 信号，信号强度均匀，其囊壁厚度不均。下段肾受压移位，肾实质及肾窦无异常改变。肾脏于中上 1/3 处可见局限性凹陷带，向内至肾门处见一条索状与皮质等信号带将肾窦分成上下两部分，输尿管仍为一条，此为双肾盂畸形，如输尿管也重复，则部分重复的输尿管呈 Y 字形，出口位置正常。

鉴别诊断：①重复肾与双肾盂：后者仅是肾盂分出过早，输尿管不重复。MRI 虽然显示两个互不相连的集合系统，但无肾盂和输尿管扩张积水，肾的大小形态均显示正常。②重复肾与肾囊肿：位于肾上极较大的囊肿，易与重复肾、上肾积水混淆。肾囊肿呈类圆形与输尿管无关，较易做出鉴别。

4. 融合肾

（1）马蹄肾：两肾的一极（大多为下极）互相融合形如马蹄称为马蹄肾，MRI 表现为双肾位置低，下极互相融合且接近于髂峰水平；肾盂、肾盏旋转不良，肾盂在前方，靠近中线，肾盏指向后方甚至内侧，各加权序列扫描其信号与正常肾盂肾盏一致；肾轴斜向内下方，与正常相反；融合处较狭窄即为峡部，两侧 CMD 显示清晰。

（2）同侧融合肾：肾上下径明显增大，肾窦分为上下两部分，皮髓质分界清楚，并发肾积水者与上部或下部肾窦之间出现长 T_1、长 T_2 信号区，局部肾实质受压变薄，冠状位大视野扫描对侧无肾影像。

（3）S形肾：一侧肾的下极与另一侧肾的上极在中线处相连。冠状位显示一侧肾位置正常，对侧肾位置低，几乎位于盆腔，肾上极向中央靠拢并越过中线在腹部大血管前方与对侧肾的下极相互融合呈 S 形，两肾相连处较狭窄形成峡部，肾门位于前方。

5. 分叶肾　冠状位 T_1 加权像可见肾边缘有较深的切迹而呈分叶状，T_1 加权像或增强检查可见切迹处有向髓质深入的皮质（Bertin 柱），CMD 清晰。

鉴别诊断：分叶肾需与肾实质肿瘤鉴别，后者显示边界清晰的类圆形团块，占位效应明显，较大的团块压迫或侵及集合系统。肾分叶的隆起处与正常肾实质相等，局部的肾实质及集合系统无受压等征象。

6. 肾旋转不良　MRI 轴、冠、矢、斜位扫描可显示肾门位于肾的前面或前外方。由于肾门容易受到压迫，故常并发肾结石及肾积水。T_1 加权像可显示旋转反常的肾形态和结构，T_2 加权像及 MRU 可显示积水的大小和位置。

7. 异位肾　胎儿期肾的上升发生障碍形成异位肾。MRI 示异位肾大多位于盆腔内，但极少数可居膈下，甚至可异位于后纵隔内。正常肾床处无肾脏，而肾位于盆腔或胸腔内，形态及结构正常，CMD 清晰。

8. 大肾柱　肥大的肾柱以 T_1 加权像冠状位或斜冠状位显示清晰，T_2 加权像、质子密度像、脂肪抑制像均与正常皮质信号一致。

鉴别诊断：肥大肾柱主要应与肾盂肿瘤鉴别，后者多不与实质相连而孤立存在，增强扫描与肾皮质强化不一致。

（二）肾感染

1. 急性肾盂肾炎　肾体积明显增大，呈弥漫性肾肿胀表现，肾外形不整齐。肾盂内可见非梗阻性积水扩张。肾盂、输尿管出现黏膜下水肿征象。患侧肾实质在 T_1 加权像与正常肾相比呈长 T_1 信号改变，肾皮质与肾髓质分界不清，肾周筋膜因炎症而增厚，在高信号的脂肪中呈条带状低信号，肾周间隙可见炎性积液的低信号。增强后可见多处不规则或楔形长 T_1 长 T_2 信号病灶，代表化脓性破坏灶。

鉴别诊断：肾盂肾炎与急性肾小球肾炎的 MRI 表现无明显差别。后者 T_1 加权像可见双侧肾肿大，皮质与髓质界限消失，肾盂扩张。T_2 加权像皮质与髓质界限更趋模糊。

2. 慢性肾盂肾炎　单侧或双侧肾萎缩变形，皮质变薄，体积减小，或轮廓不规则，常可伴有肾积水等 MRI 表现。

3. 肾皮质脓肿　肾实质内脓肿边界清楚，呈囊样改变。脓肿腔呈长 T_1 长 T_2 信号。可伴肾周积液或积脓，呈长 T_1 长 T_2 信号改变。脓肿壁厚而不规则，肾周筋膜增厚，呈等 T_1 短 T_2 信号。增强后，脓腔与肾周积脓、积液不强化，肾实质明显强化，因此脓肿更清晰。

鉴别诊断：肾脓肿的 MRI 征象无特意性，须与中心坏死的肾细胞癌和肾囊肿并发感染加以鉴别。

4. 肾周脓肿　早期肾周间隙内可见液体聚集，为长 T_1 长 T_2 信号，可伴有气体。脓肿形成时在 T_1 加权像上呈较均匀的低信号，脓肿壁可厚薄不等，其信号较皮质信号高。肾包膜下的脓肿使肾皮质呈弧形受压。严重感染时可突破肾筋膜并侵及邻近间隙和器官，可累及同侧的膈肌脚和腰肌。

鉴别诊断：肾周脓肿应与含尿囊肿、淋巴囊肿等鉴别，后两者均有单纯的液体构成，在 T_1 加权像上为非常低的信号，类似于尿液信号。

5. 肾结核　早期肾结核肾脏体积稍增大，晚期则缩小，形态不规则，信号强度不均匀。T_1 加权像 CMD 消失，肾内可见单个或多个空洞，大小不等，呈低信号，空洞壁形态不规则，肾窦移位或消失，T_2 加权像为高信号，病变可穿破肾包膜向肾周间隙蔓延，肾周间隙可消失，肾筋膜增厚。由钙化形成的"自截肾"可呈花瓣状，T_1 加权像可呈低信号或等信号，质子密度像可为等信号，T_2 加权像可为混杂信号，可能与"自截肾"内的干酪样成分有关。

6. 黄色肉芽肿性肾盂肾炎　肾外形不规则，内部结构不清，肾实质内可见 T_1WI 为混杂的低信号，T_2WI 则为不规则高信号的病变，Gd-DTPA 增强可显示脓肿壁为不规则的强化，坏死区则不增强。肾盂可出现菱角状钙化，且在所有加权像上均呈低信号。髓质内积水区呈长 T_1 长 T_2 信号。肾实质内肿物可累及肾周间隙。少数肾盂菱角状结石病例可见周围的肾实质完全脂肪化，呈长 T_2 信号，CMD 消失。

7. 肾乳头坏死　多是一种缺血性坏死，其发病与肾乳头的血液循环障碍有关。急性期肾脏体积增大，CMD 消失，慢性期体积正常或缩小。肾乳头原位坏死，坏死区呈长 T_1 略短 T_2 信号，慢性期可呈长 T_1 短 T_2 信号，与坏死后纤维化、钙化有关。Gd-DTPA 增强时坏死的乳头不强化。

肾乳头坏死部分脱落，坏死脱落部分呈长 T_1 长 T_2 信号，未脱落部分呈长 T_1 短 T_2 信号，有时脱落形成的囊腔可见窦道通向肾盂。

全乳头脱落时，肾盂穹隆及肾窦局部脂肪信号带消失，肾盂与肾乳头坏死脱落后形成的空洞完全沟通，形成一个底边向着肾皮质的三角形长 T_1 长 T_2 信号区、边缘清晰不规则、坏死脱落的乳头在 T_1 加权像上呈等信号，T_2 加权像上可与积水的肾盂、肾盏及输尿管内形成低信号的充盈缺损，也是肾盂积水的原因之一。坏死钙化的肾乳头 T_1、T_2 加权像均呈低信号。

（三）肾囊性病变

1. 肾囊肿

（1）单纯性肾囊肿：是一种薄壁充满液体的囊肿，多为单发。MRI 显示肾实质或肾窦附近单个或多个圆形或椭圆形肿物，边缘光整，与肾实质界面光滑锐利。单纯囊肿呈长 T_1 和长 T_2 信号，内部信号均匀一致。位于肾边缘处的囊肿与肾周脂肪在 T_2WI 上可能均呈等信号或高信号，之间可见低信号的化学位移伪影线。肾盂旁囊肿在 T_2 加权像与肾门脂肪等呈等或高信号，且无化学位移伪影存在。

（2）多房性肾囊肿：呈蜂窝状，内见等 T_1 略短 T_2 信号间隔。

（3）感染性肾囊肿囊壁增厚，囊液 T_1 加权像信号增高。增强后囊壁明显强化。

（4）出血性囊肿：呈短 T_1、长 T_2 信号，即 T_1、T_2 加权像均为高信号，有时可见上下信号不一的液-液平面。

（5）钙乳症囊肿：T_1 加权像囊液信号增高，平卧因钙盐沉积而囊液分层，不同序列可见信号不同变化的液-液平面。

（6）含胆固醇结晶囊肿：T_1 加权像信号增高，也可呈低、等信号，T_2 加权像可呈高或低信号，与胆固醇含量多少有关。

2. 多囊肾　多囊肾可分为婴儿型和成人型两种，前者来自输尿管芽的收集小管的间质部分增生，使收集小管扩张成囊状，肾发育成海绵状器官。成人型多囊肾比婴儿型者多见。在肾的部位都存在大小不等的多发性囊肿。MRI 表现为双肾常明显增大，外形呈分叶状，冠状位可显示整个肾布满数量众多的囊肿。多个大小不等相互靠拢的囊肿在 T_1 加权像上呈低信号，在 T_2 加权像上呈高信号。少数囊肿 T_1 加权和 T_2 加权均呈高信号，示囊肿有出血。婴儿型多囊肾肾脏虽然增大，但仍保持肾形，边缘光滑，有时仅表现为肾脏增大，实质内信号不均匀（图2-17）。

3. 肾髓质囊肿　又称髓质海绵肾是由于肾集合管先天性扩大所致。病变常累及两侧肾的多数锥体和乳头，形成许多数毫米大小的囊腔，使肾髓质如海绵状。早期 MRI 可无异常。晚期可见肾锥体内细条状长 T_1 短 T_2 信号带。并发结石、感染和出血时有相应的 MRI 表现。

肾单位肾结核形成的海绵样改变与海绵肾需进行鉴别，前者 MRI 表现为正常或中度肾变小，内见髓质或皮质囊肿，呈长 T_1、长 T_2 信号或等短 T_1、等长 T_2 信号。视囊内成分的不同而信号不一。皮髓质分界消失。

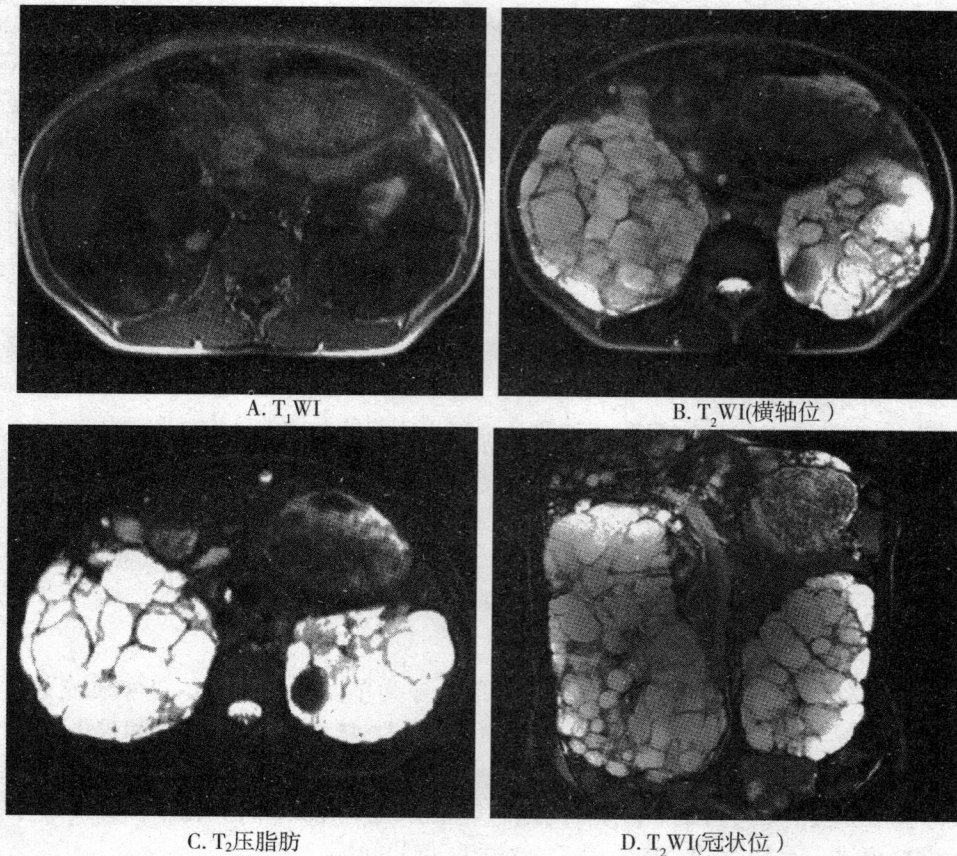

A. T₁WI   B. T₂WI(横轴位)

C. T₂压脂肪   D. T₂WI(冠状位)

图 2 - 17　成人型多囊肾

MRI 示双肾体积明显增大，肾实质内见大小不等囊状结构，并呈长 T_1（A）和长 T_2（B）异常信号改变，T_2 压脂序列（C）病灶呈明显高信号改变，T_2WI 冠状位扫描图像（D）见双肾上下径明显加大，肝与脾明显受压上移

四、肾恶性肿瘤

（一）肾细胞癌

肿瘤边缘光滑或不整，与肾实质分界不清，CMD 消失，可突出于肾外，邻近肾盂、肾盏受压推移或受侵。肿瘤周围可出现假包膜征象，其病理基础是由受压的肾实质和（或）血管、纤维等成分所构成，当假包膜厚度达 2mm 以上时形成 MRI 上的低信号环。假包膜在 T_2 加权像上较 T_1 加权像的出现率高且更为清楚。肿瘤信号不均，T_2WI 上肿瘤呈高信号，T_1WI 加权像上呈低信号，少数肾癌恰好相反。脂肪抑制像上，大多数肾癌都呈高信号。瘤内有钙化时 T_1 及 T_2 加权像均呈低信号。肿瘤有液化坏死时囊变区呈长 T_1、长 T_2 异常信号改变，周围瘤组织信号不均。瘤内出血中游离的高铁血红蛋白（MHB）在 T_1 及 T_2 加权像均呈高信号。肿瘤血管结构丰富，有时可见流空的瘤内黑色血管影，且迂曲扩张。肾静脉癌栓示肾静脉流空效应消失，增粗的肾静脉内见与肿瘤一致的等 T_1 长 T_2 信号软组织肿块，侵及下腔静脉时，冠、矢状位可充分显示瘤栓的范围。注射 Gd - DTPA 后：病灶有不同程度增强，但不如肾实质明显，肾癌的增强高峰在注药后 2min 左右，增强有三种基本类型：①不规则边缘增强，伴有轻度不均匀中心增强。②不均匀斑片状增强。③轻微均匀性增强。肾癌的同侧肾内可出现转移灶。瘤体较大时可穿破肾包膜进入肾周间隙，病灶常位于肾筋膜内，肿瘤可侵及肾筋膜并可直接侵犯邻近组织器官。肾门、腹主动脉、下腔静脉旁可出现肿大淋巴结，并可有远处转移。囊性肾癌表现为不规则增厚的囊壁及出现壁内结节，或囊内分隔粗大，亦可有囊内出血（图 2 - 18）。

MRI 对判定肾癌的细胞学类型有一定帮助。透明细胞癌的癌细胞内含有较多的脂类、糖原和中性脂肪，故 T_1 值较短 T_2 值较长，MRI 信号较高；颗粒细胞癌含脂类物质少，可呈等、低或高信号。

鉴别诊断：

（1）肾囊肿出血、肾血肿：出血后的肾囊肿或血肿形态可不规则，信号强度不均，在各种序列上常为外周高中间低的信号，它们无假包膜，而肾癌常有假包膜。

（2）血管平滑肌脂肪瘤：以肌肉成分为主的血管肌肉脂肪瘤，常把其中斑片状的脂肪组织误认为瘤内出血，T_2 加权像有利于出血和脂肪的鉴别，出血信号强度高于脂肪。血管平滑肌脂肪瘤通常无假包膜。

（3）肾盂癌：很少引起肾轮廓的改变。肾盂癌的肾窦脂肪信号，肾盂、肾盏呈离心性受压移位改变。

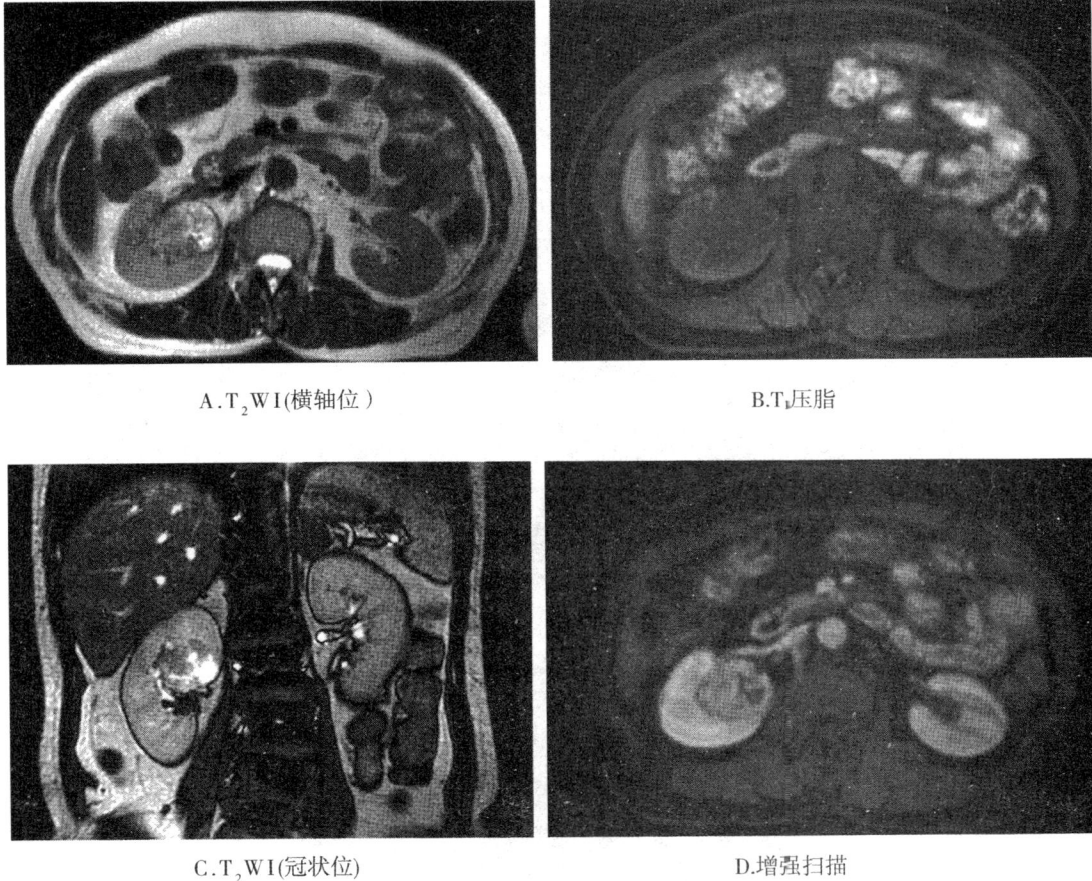

A.T_2WI(横轴位)　　　　　　　　　　B.T_1压脂

C.T_2WI(冠状位)　　　　　　　　　　D.增强扫描

图 2-18　右肾肾癌

A. 横轴位 T_2WI 示右肾后部近肾门处见一类圆形长 T_2 异常信号灶，病灶边界欠清，内部不均，病灶向肾窦突出并压迫和推移肾窦及肾血管；B. 横轴位 T_1 压脂序列示病灶呈不均匀低信号改变；C. 冠状位 T_2WI 示病灶位于肾门上方，病灶内可见局部明显高信号区（坏死区）；D. 横轴位 T_1WI 压脂增强扫描序列示病灶呈轻度不均匀强化，病灶边界较平扫清楚

（二）肾母细胞瘤

儿童期单侧肾脏类圆形实质性肿瘤，边缘清晰、光滑。通常肿瘤信号均匀，T_1 加权像呈等或低信号，T_2 加权像呈高信号。少数信号不均，在 T_1WI 上呈不均匀低信号为主，部分见有囊变呈斑片状更低信号，部分见有出血呈斑片状高信号。在 T_2WI 上多呈不均匀等信号并间有斑片高信号为主，少数以囊性变坏死为主的呈极不均匀高信号并间有更高信号，部分可见低信号的分隔。瘤体的假包膜在 T_2WI 多呈边界清楚的完整环状低信号，少数假包膜被破坏呈不全的环状低信号。增强后瘤体边缘部与假包膜明显强化，实质部呈不均匀斑片状中度强化或不规则的网隔状强化。肾窦受累时可见肾盂肾盏变形、移位、扩张或消失。

鉴别诊断：本疾病应与神经母细胞瘤进行鉴别，后者多来源于肾上腺，钙化发生率较高，肾脏常受压变形、位置下移。

— 21 —

（三）肾脏肉瘤

瘤体边界大部分不清，在 T_2WI 小部分有假包膜呈线环状低信号。瘤内 T_1WI 呈不均匀等信号、略高信号为主，间有略低片状信号，T_2WI 呈不均匀略低或等信号为主，间有低信号与小斑片高信号。增强后瘤体轻度斑片状强化，程度低于肾组织，瘤内信号更显不均匀，与肾癌增强后改变相仿，说明血液供应丰富。肾窦受侵时，上部肾盂肾盏扩张、变形、移位。

（四）肾盂癌

可分为局限型和浸润型两种，局限型表现为肾盂或肾盏扩大，肾盂（盏）中出现与尿液不一致的无蒂肿块影，T_1WI 可见肿块信号较尿液稍高，T_2WI 可见与皮质信号相等或呈略高信号，在注射 Gd2DTPA 后，尿液呈高信号，肿块显示更清楚。其周围脂肪信号有不同程度移位。浸润型表现为肿瘤向肾实质内成偏心样浸润，侵及程度不一。T_1 加权像表现为 CMD 的局限性消失，可呈等信号或略低信号。肿块侵及肾盂和输尿管交界处可出现肾盂积水，但其信号较高，为等或短 T_1 信号，可能与局部蛋白增高或出血有关（图 2-19）。肾门、腔静脉周围可出现肿大淋巴结，血管受侵可形成瘤栓。MRU 可显示肾盂输尿管积水程度，并显示肿瘤位置、大小形态。

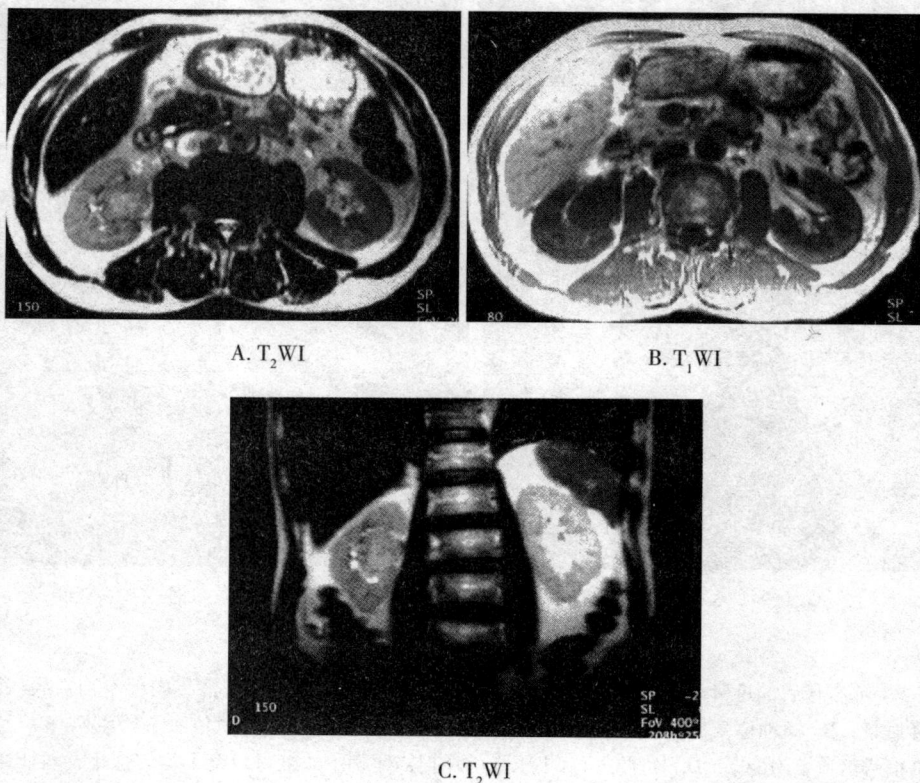

A. T_2WI B. T_1WI

C. T_2WI

图 2-19　右肾肾盂癌

于右肾盂见一不规则形软组织肿块，局部肾窦内脂肪及其他结构明显受压并推至病灶周边，病灶内部呈不均匀略长 T_1（A）、略长 T_2（B）异常信号改变，冠状位 T_2WI（C）示病灶位于肾窦内，边界清楚

MRI 对肾盂肿瘤的主要诊断作用在于：MRI 可以判断常规的肾盂造影及增强 CT 出现的充盈缺损的性质，由于 MRI 的软组织分辨能力高于 CT，可发现 CT 上不易显示的等密度及低密度影；在肾癌分期方面 MRI 除可用于了解有无癌栓形成之外，由于其具有多平面直接成像的优点，对于了解肾癌与周围器官和结构的关系亦有较大帮助。

（五）肾转移瘤

肾转移瘤常为多发性和双侧性，病变多位于肾皮质，常在包膜下，单肾髓质也可发生转移。瘤体多呈球形、椭圆形或不规则形。肾外形增大，表面可呈分叶状，瘤体类圆形，体积大小不等，多表现为等

或长 T_1，长 T_2 信号结节影，局部 CMD 消失。

五、肾良性肿瘤

（一）肾血管平滑肌脂肪瘤

肾血管平滑肌脂肪瘤（AML）主要由平滑肌、血管和成熟脂肪组织构成，MRI 对脂肪组织敏感，AML 中脂肪组织在 T_1WI 呈明显高信号，T_2WI 呈中等或较高信号。在脂肪抑制扫描中，脂肪信号明显衰减，易于与其他短 T_1 病变，如出血、黑色素瘤以及小肾癌坏死区等鉴别。增强扫描肿瘤内血管平滑肌组织可明显强化，脂肪组织无强化。肾不典型血管平滑肌脂肪瘤的 MRI 表现具有多样性，无明显脂肪成分，病灶边界光整，T_2WI 病灶内可见与肌肉相似的稍低信号影，推测其病理基础可能是病灶内富含多核细胞或细胞分布密集。若 MR 梯度回波同反相位序列能检测到病灶内少量的脂质成分，可能有助于病变的定性诊断。肿块的囊变坏死区在 T_2WI 上为明显高信号，而在 T_1WI 上呈等、略低信号而非低信号，可能与肿块坏死后崩解的蛋白成分较多、水分较少有关。

（二）肾脏炎性假瘤

肾脏炎性假瘤是一种肾实质非特异性增生性炎性病变，MRI 示肾实质内类圆形占位，边界清楚，突出肾轮廓外，T_1 加权像上呈混杂低信号，T_2 加权像上周围呈等信号，中央呈低信号，增强扫描不均匀强化，较正常肾组织信号稍低。

（三）肾脏血管瘤

肾血管瘤为先天性良性肿瘤。真性肾血管瘤多为海绵状，起源于血管内膜，呈芽状生长，将周围组织挤压成假性包膜，与外周血管没有支干相连。MRI 表现为长 T_1 等或略高质子密度、长 T_2 信号肿块，三者呈阶梯样改变，T_2 加权像常需调宽窗位观察。

（四）肾脏腺瘤

肾脏腺瘤可单发或多发，可发生在双侧，与肾细胞癌并存。一些腺瘤有中心瘢痕，组织学上为白色纤维组织。有人提出腺瘤诊断标准：有完整包膜；肿瘤直径小于 3cm；无坏死、出血及细胞退变；肿瘤局限在肾皮质，无转移。MRI 表现为 T_1 加权像上为等信号，T_2 加权像为低信号。

（五）肾脏脂肪瘤

起源于肾内的脂肪细胞，常有完整包膜。MRI 表现与血管平滑肌脂肪瘤类似，多为单侧，边界清晰，呈与脂肪一致的短 T_1 略长 T_2 信号，信号强度均匀，脂肪压缩序列呈低信号。分化好的脂肪肉瘤直径常大于 5cm，分化差的脂肪瘤或肉瘤可表现为不规则的软组织肿块，无脂肪信号，脂肪抑制像为略高信号。

六、肾外伤

肾外伤分为开放性损伤和闭合性损伤。开放性损伤见于子弹、刺刀、匕首等损伤。闭合性损伤原因较多，如直接暴力撞击、跌落、交通事故、运动时被他人或球类撞击等。此外，肾病理条件下的自发性破裂、医源性肾损伤都属于闭合性损伤。根据肾损伤的程度将肾创伤分为 4 型：①肾挫伤，主要变化为肾实质内水肿和小灶性出血。②不完全性肾裂伤，肾实质及肾盂裂伤为部分性，可有肾内血肿或包膜下血肿。③完全性肾裂伤，即实质贯穿性裂伤，严重时肾破裂成数块组织，肾盂严重裂伤，肾内、外常有大量出血并尿液外渗。④肾蒂损伤，为肾蒂血管破裂或断裂。

（一）肾实质损伤

以暴力强度着力点或穿刺损伤的程度不同分为三类。①肾皮质小撕裂伤，肾皮质中断，如裂纹状可伴有包膜下或肾周血肿。②较大的撕裂伤，可伴有腹膜后血肿，但无尿外渗。③较大的撕裂伤并发尿外渗。MRI 可显示 CMD 的断裂部位及程度和血肿范围，并可显示肾血肿，可为临床提示手术止血部位。亚急性期血肿信号强度不均匀，T_1 加权像为外周高、中间等低信号，中间信号可混杂，T_2 加权像呈高信号。

（二）肾周围血肿

肾包膜下血肿最常见，MRI 表现为血肿在肾外周与肾周脂肪之间，成梭形，局部肾皮质呈弧形受压。肾周脂肪呈短 T_1 信号，肾呈低信号，血肿介于二者之间，血肿周围可见一圈化学位移黑线。肾周脂肪在 T_2 加权像上表现为中等高信号，血肿信号不衰减仍为高信号，二者之间的化学位移伪影为黑色环状。肾周血肿局限于肾周筋膜内，因肾裂伤慢性渗血及渗液，肾周血肿常为混杂信号。当大量血液积聚时可呈透镜状，向外突出，肾受压向前向上移位，血肿可向髂窝内和盆腔处扩散。

（三）肾盂损伤

全肾撕裂时，肾盂肾盏损伤引起尿液外渗到肾周间隙产生含尿囊肿，信号均匀，呈长 T_1 长 T_2 信号，并发出血时囊内也可呈多种多样的信号强度。若渗尿引起腹膜炎症，则肾周脂肪 T_1 加权像信号减低，脂肪抑制像信号强度增高。

（四）肾蒂损伤

输尿管在与肾盂交界处断裂，大量尿液积聚在肾门，呈长 T_1 长 T_2 信号，流空效应消失是动脉损伤的主要表现，MRA 和 MRU 对血管损伤和输尿管损伤的诊断有帮助。

七、移植肾

磁共振成像以其优良的软组织对比，快速成像的扫描技术，以及无肾毒性的造影剂的应用等诸多优点，为移植肾形态学及功能评估的一体化提供了可能。

移植肾的正常表现与正常人肾形态、信号相同。

MRI 异常表现包括：肾移植术后主要的异常表现有排异反应、急性肾小管坏死（ATN）、环孢素肾毒性（CN）、移植体血管并发症、吻合口狭窄或瘘、出血和淋巴异常增生（PTLD）等。

1. 排斥反应　移植肾排斥反应 MRI 改变的病理基础是肾皮质内肾小球及间质细胞浸润及水肿引起 T_1 延长，T_1WI 上皮质信号降低导致 CMD 模糊甚至消失。间质水肿、肾集合系统压力增高所形成的压迫及排异反应的直接破坏均可使肾内血管减少或消失。组织缺血可致肾窦脂肪减少或消失。通常在发生急性排异反应 72~96h 后才出现 MRI 异常，且随发病时间的延长 MRI 表现越趋明显。文献认为，CMD 消失、肾窦脂肪消失及 1 级肾血管可作为急性排异反应（AR）的可靠性诊断标准；CMD 模糊、肾窦脂肪减少及 2 级肾内血管，结合临床资料有肾功能改变者也可诊断急性排异反应。

（1）急性排异 MRI 影像分为三类：轻度，移植肾的大小正常，CMD 减弱但仍存在。中度，肾脏增大，前后径小于横轴径，CMD 消失。重度，肾脏显著增大呈球形，无 CMD 显示，肾实质内有低信号。肾窦脂肪信号显示不清，严重者可并发肾周感染。

（2）肾实质内的血管形成分类：3 级，血管显示直到皮质；2 级，血管显示在肾实质内未到达皮质；1 级，血管仅在肾窦内显示；0 级，在肾实质或肾窦均无血管显示。当 CMD 正常时，肾实质内血管性成为 1 级或 0 级，应怀疑移植肾排异。

2. 急性肾小管坏死　急性肾小管坏死（ATN）的 MRI 表现存在争议，其 CMD 有 2 种不同的表现，一种是 CMD 存在甚至更清晰，其原因可能是髓质水含量比皮质升高明显；另一种是 CMD 降低甚至不清晰，但其发生概率及降低幅度较急性排异反应低，其原因可能是髓质肿胀导致皮质血流灌注降低进而引起皮质水含量升高。ATN 同样可引起肾内血管及肾窦脂肪减少。

3. 环孢素肾毒性　发生环孢素肾毒性时 CMD 一般均存在，即使不清晰也比急性排异反应明显。有作者提出如果移植肾 MRI 表现正常，而临床有肾衰竭表现则提示 CN。

4. 移植体血管并发症　移植体血管并发症包括吻合口狭窄、血栓形成或闭塞及动脉瘤破裂等，常是移植失败的重要因素。MRA 可直观准确地显示血管及移植体血运情况，与 DSA 相比，其准确率可达到 90%，而且 MRA 无创，无碘对比剂的不良反应。动态 Gd-DTPA 增强 3D MRA 所显示的血管及其分支的图像质量可与 DSA 媲美。对比增强 MRA（CEMRA）需根据患者的具体情况选择合适的对比剂剂量及团注流率。在患者一般情况较好时可用 30mL Gd - DTPA，流率为 3mL/s。最好应用智能化追踪技术，以便准确显示移植体的动脉相及静脉相。应用 Gd - DTPA 后的 3D MRA 能更好地显示动脉，尤其是末端分支。但静脉的信号强度也增强，可应用表面重建技术来区分动静脉。当有明显血管狭窄时，3D MRA 表现为信号丢失。若患者在检查时运动或团注对比剂后扫描时相选择不准确，3D CE MRA 可能对血管解剖显示欠佳，而 3D MRA 不会受此影响。3D CE MRA 与 3D MRA 结合可相互佐证，提高诊断的准确性。

5. 其他术后并发症　其他移植术后并发症包括含尿囊肿、淋巴囊肿、脓肿及血肿，均可在 SE T_1WI 及 T_2WI 上清楚显示，必要时可加 FLAIR 序列以判断其成分，增强扫描可帮助明确诊断。并发尿瘘时 MR 水成像可显示瘘口及瘘管。对于移植体的 MR 水成像方法与常规水成像方法有所不同，考虑到盆腔肠道及术后可能有渗液，故应准确选取水成像的范围，定位线尽可能和输尿管走行一致，以减少盆腔液体及肠道信号对输尿管显示的干扰。

6. 动态增强扫描（CE - dMRI）　对移植肾功能的评估动态 Gd - DTPA 增强 3D MRA 原始图像可作为移植体动态增强资料分析。存活的移植肾动态增强表现为开始皮质信号强度快速上升而后髓质信号强度上升。肾 AR 时皮质及髓质的时间 - 信号强度曲线峰值均降低，峰时延长。ATN 时皮质及髓质的时间 - 信号强度曲线峰值降低及峰时延长均较轻微或正常。CN 时曲线低，无峰值，皮质及内、外髓曲线以一定间距平行。故动态增强可鉴别 AR、ATN 和 CN。在梯度回波 CE - dMRI 影像上，Gd - DTPA 的肾灌注可分为 4 期，即皮质期、CMD 期、髓质期、肾盂期。移植肾功能不全的患者 CE - dMRI 及 MRI 图像上，内髓集合管、肾盏、肾盂的信号强度降低均不明显。正常移植肾为髓集合管、肾盏、肾盂区的信号改变呈双相表现，是肾小球滤过、水重吸收和 Gd - DTPA 浓度的综合反映。因此移植肾功能不全时所见单相表现，考虑与肾小球滤过减少，肾小管浓缩功能损伤有关。

（张安新）

第四节　超声检查

超声是泌尿系统常用的一种影像学检查方法。优点是非侵袭性、花费低、分辨率高，并且不用注射有肾毒性的造影剂，不需要对患儿制动。目前灰阶超声能够提供很好的细节和分辨率，多普勒超声检查可用于评估血液供应情况。尽管超声本身具有一定局限性，且检查结果依赖于操作者的技术经验，但它仍然是肾脏疾病检查的最佳方法。

超声探头（换能器）内的晶体产生超声波发射到人体内，当超声波遇到不同组织或界面时被反射回探头，探头和超声装置将返回的信息转变为可视的组织图像。探头发射频率增加时，图像分辨率随之增加，但超声波穿透深度减少。多普勒超声依赖物体移动如血流变化时产生的超声波变化而产生图像，当超声波遇到流动的血液细胞时，它以不同的频率被反射回来，这样就能评估血流情况。超声检查除用于检查外，还有定位、引导等辅助介入性操作的应用，如术中肾结石定位、经皮肾穿刺引导、ESWL 超声定位等。

正常肾脏随扫查方式不同可呈圆形、卵圆形或豆形。由于肾被膜与肾周脂肪产生的回声不同，肾脏轮廓很容易显示，这样就可评估肾脏的大小。肾的被膜为强回声线影，清晰、光滑。外周的肾实质呈均匀弱回声，内部的肾锥体为三角形或圆形低回声，由于肾髓质锥体的回声通常比皮质低，并且肾髓质与肾窦脂肪毗邻，因此超声也能分辨肾皮质和髓质。中心的肾窦脂肪则呈不规则形强回声，这部分区域还包括肾盂、肾动静脉分支和淋巴系统。

肾脏超声对了解肾实质异常、区分囊实性结构及评估肾积水是一种极好的检查手段，也可检测肾血管内径及肾静脉瘤栓。单纯性肾囊肿是圆形、界限清楚的无回声区域，并且后壁有亮度增强的透射通过区域。超声联合 IVU 可用于血尿的检查。它对判断移植肾功能和先天性异常也有帮助。通过强回声伴声影的超声图像可以确定结石。多普勒超声可以用来评估肾血流的异常、肾血管定位，有助于确定肾动脉狭窄和肾血管性高血压。

一、重复肾

重复肾是胚胎期输尿管芽分支过早或过多所致。重复的上肾一般较小，两肾多融为一体，仅表面有浅沟，输尿管可部分重复或完全重复，连接上肾的输尿管往往异位开口，且常伴有狭窄。异位开口的狭窄引起输尿管扩张及肾积水。男性患者早期多不出现症状，直到积水巨大而触及包块时方才就诊。

（一）超声表现

（1）体积增大，表面可呈分叶状。

（2）集合系统改变，可显示上下排列的两个正常集合系统（图2-20）；部分上肾集合系统可有程度不同的分离，重者仅显示一无回声区。

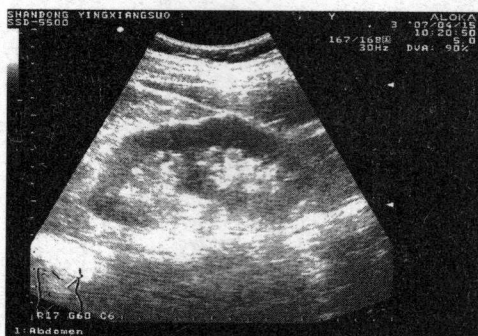

图2-20　左侧重复肾USG表现

（3）输尿管改变，重复肾的输尿管可显示正常，伴有下端狭窄者，可有与上肾积水续接扩张输尿管的管状无回声。

（二）鉴别诊断

1. 重复肾与双肾盂　后者肾的大小、形态正常，没有重复的输尿管显示，亦不出现上部肾集合系统分离征象。

2. 重复肾与肾囊肿　两者不同的是肾囊肿呈圆形或类圆形，其下方不显示肾盂与续接输尿管的"漏斗"样无回声。

二、融合肾

本先天异常系早期肾胚上升时发生融合，往往并发旋转异常或交叉异位。融合肾有对侧融合和同侧融合之分。对侧融合通常称为马蹄肾，为融合肾的常见类型，是指两侧肾的上极或下极融合，后者占90%以上，融合肾的融合部多位于腹主动脉和下腔静脉前方。同侧融合又有横过型融合肾之称，两肾位于同一侧，并融合成一个肾，颇似重复肾。另外还有少见的"S"形肾和团块肾。其超声表现如下。

（一）马蹄肾

1. 形态大小　肾的形态失常，呈蹄铁样，两肾下极相互向内侧伸延，多在中线处融为一体。体积可略增大。

2. 融合部回声　融合部在中线处腹主动脉和下腔静脉前方显示，横切时为一宽带状实性低回声连与两肾；纵切时呈一椭圆形低回声，后方与腹主动脉和下腔静脉紧依。

3. 肾轴向改变　正常肾位于脊柱两侧呈"八"字样排列，由于融合的双肾下极贴近脊柱，双肾的纵轴与脊柱平行或呈倒"八"字形。

4. 肾门的改变　马蹄样融合肾的肾门多朝向前方。

（二）横过异位融合肾

1. 形态大小　横过异位融合的肾脏上下径明显增大，左右径亦相对加大；形态饱满，表面可有分叶状切迹。

2. 集合系统回声　上下径拉长的肾切面内可见上下排列的两个集合系统，并发积水者可出现无回声。

3. 对侧与输尿管开口　对侧探测不到肾声像图；同侧融合肾的两输尿管开口位置正常。

（三）"S"形肾

1. 肾的位置　两肾位置高低相差悬殊，一侧肾的位置正常，另一侧低达盆腔。

2. 融合处回声　由于一侧肾的下极和对侧肾的上极融合，融合处的声像图表现与马蹄肾类同。

三、肾囊肿

肾囊肿多是由于实质内各段肾小管及集合管的发育异常，继而发生扩张所致。部分与后天因素有关。临床症状取决于囊肿的大小、位置及是否伴有出血、感染等因素。

（一）超声表现

肾囊肿可因其大小、数目及是否伴有分房、出血、感染、囊壁钙化和囊内含有物（钙乳、胶冻、胆固醇结晶）的不同而各异。

（1）肾的大小与形态，小的囊肿一般不引起大小和形态变化，大而多者可有局部的外凸、增大，形态不规则。

（2）囊肿的回声，多位于肾的实质部，囊肿呈圆形或类圆形，囊壁光滑、整齐而菲薄，囊壁如发生钙化时，回声可增强变厚。单纯囊肿的囊内为无回声，若并发出血、感染时内见有细点状或点条状回声；沉积于囊内后壁处的点状强回声伴有或不伴有彗星尾征者为含有钙乳的囊肿；而强回声贴浮于囊肿前壁者多是含胆固醇结晶囊肿；囊肿的后方回声增强。

（3）囊肿位于集合系统内或周缘区的称为肾盂旁囊肿，囊肿与肾盂盏相连通者又称为肾盂源性囊肿。

（4）囊肿较大或其位于肾门区时，可有相邻器官的推压移位、肾积水征象。

（二）鉴别诊断

1. 出血、感染囊肿与肾肿瘤　前者正常增益状态下隐约见有点状回声，有清晰光滑的囊壁，后方可有增强效应；肾肿瘤者正常增益时就呈明确的实性回声，可有或没有具体的强回声边缘，后方多无增强效应。难以区别者可行超声导向下穿刺活检。

2. 肾盂旁囊肿与肾积水　肾盂旁囊肿呈类圆形位于局部，不累及整个肾盂；后者形态不规则，可分布整个盂盏，部分病例可见续接扩张的输尿管。

3. 肾囊性、囊实性肿瘤与肾囊肿　囊性肾癌囊壁厚而不规则，囊内可有众多的纤细分隔，间隔厚薄不一，可有动脉血流信号；肿瘤液化所致的囊肿样回声，仍以实性成分为主，而且多有既厚又不规则的囊壁，鉴别并不困难。

四、多囊肾

多囊肾是一种较常见的先天性遗传性疾病。分成人型和婴儿型两类。多为双侧性，单侧少见。成人型肾体积显著增大，内布满大小不等的囊肿。婴儿型多囊肾囊肿甚小，呈海绵状，可有较多的纤维组织。成人型多在40～60岁出现腹块、腰痛、血尿及高血压等症状；而婴儿型多在出现症状后3个月死亡。

（一）超声表现

1. 肾形态大小　肾体积显著增大，边缘高低不平，形态不规则。

2. 肾实质回声　实质内布满散在的大小不等、圆形或类圆形无回声，大小相差悬殊，小者如针尖，大者如儿头，囊间组织光点粗大，回声增强，此为众多微小囊肿之回声。除位于最后方囊肿具有增强效应外，其前的囊肿后方无增强效应。婴儿型多囊肾，因囊肿太小，超声不能显示，仅能显示肾体积的增大，回声增强，光点粗大（图 2 - 21）。

3. 肾集合系统回声　肾集合系统受压、拉长、变小甚者消失。

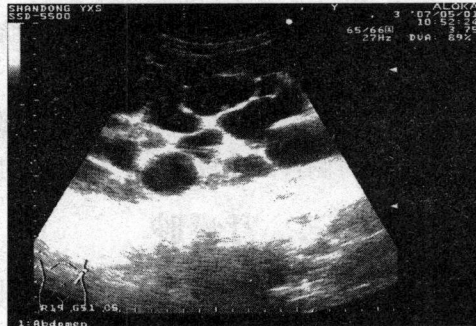

图 2 - 21　左侧多囊肾 USG 表现

（二）鉴别诊断

1. 多囊肾与肾多发囊肿　前者囊肿众多，囊间显示不出真正的肾实质结构，而后者囊肿仅数个或数十个，囊间可清晰见到肾实质结构，以资较易鉴别。

2. 多囊肾与肾积水　重度积水者肾体积增大，实质菲薄，内呈多房状，数目限于盂盏的多少，房腔相互通连，与前者鉴别并不困难。

五、肾结核

肾结核在泌尿生殖系结核中最为常见，也是最先发生的，然后蔓延到输尿管、膀胱、前列腺、附睾等处。病理上可分为：结节型、溃疡空洞型和纤维钙化型三类。临床主要表现为尿频、尿急、尿痛等膀胱刺激症状。

（一）超声表现

1. 肾形态大小　轻型结核多无变化，重者体积增大，形态失常。肾被膜多不规则。

2. 不同时期的超声表现　早期局限于盂盏的结核，常表现为集合系统分离的无回声　干酪空洞期显示为局部不均匀性强回声或内有光点的无回声，其边缘厚而不规则，后方可见增强效应；病情进展，异常回声范围增大，数目也增多，整个肾区见有团块状甚强回声，后方伴有声影（图 2 - 22）。

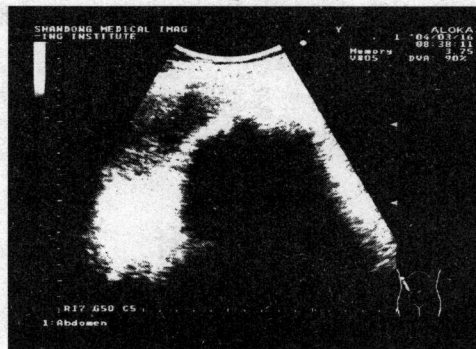

图 2 - 22　右肾结核 USG 表现

3. 伴发征象　结核累及输尿管时，管腔不同程度地不规则扩张，管壁增厚，回声增强；累及膀胱时，轻者膀胱壁毛糙增厚，体积不同程度地缩小，重者明显变小而挛缩。若波及对侧输尿管时，可致其扩张积水。

（二）鉴别诊断

1. 肾结核与肾囊肿　结核空洞与囊肿虽均示为无回声，但后者边缘不清或虫蚀状，囊内布有斑点状强回声，CT 值较高；而后者囊壁纤薄而光整，囊内多为无回声，CT 表现为水样密度。

2. 非结核性肾积水与结核性积水　前者积水的盂盏壁清晰光滑，积水内透声多良好，而后者盂盏壁不清或显示厚强，其周缘区可见斑点状甚强回声，可做出鉴别。

六、肾结石

肾结石是泌尿外科的常见病。多数结石的化学成分主要为草酸钙和磷酸钙。结石大小不等、数目不定，形如桑葚或鹿角状。腰痛和血尿是肾结石的常见症状。

（一）超声表现

（1）肾集合系统内可见有斑点状、团块状强回声，大的结石可呈新月形或弧带状。5mm 以上的结石多伴有后方声影。

（2）肾盂内较大的结石或输尿管结石可引起输尿管的扩张和肾集合系统的分离而形成无回声（图2-23）。

（3）海绵肾结石、肾钙质沉淀症及痛风结石细小，均在肾锥体内分布，后多不伴有声影（图2-24）。

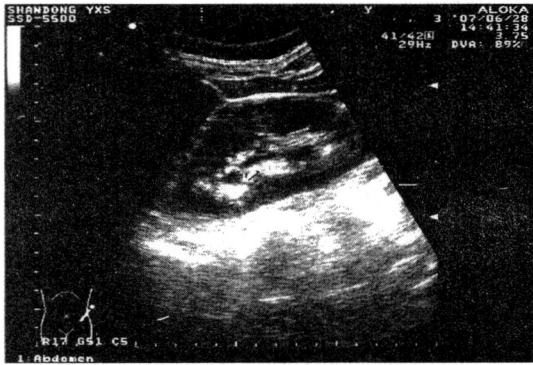

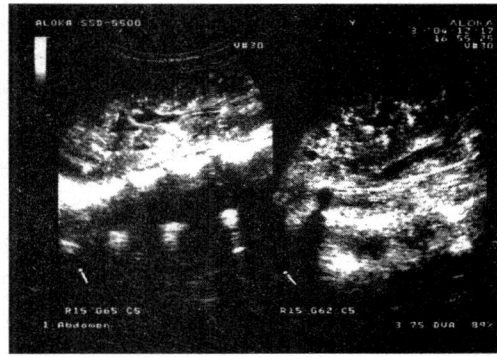

图 2-23　左肾结石并积水 USG 表现　　图 2-24　海绵肾结石 USG 表现

（二）鉴别诊断

1. 肾内钙化灶与肾结石　前者多位于肾实质内，更多见于被膜下，呈斑片状；而后者位于肾集合系统内或其边缘部，上方或一侧可见有无回声。两者鉴别并不困难。

2. 肾钙乳症囊肿与肾结石　肾钙乳存在于囊肿内或积水的盂盏内，实际上就是泥沙样结石，但位于囊肿内者与肾盂盏不通连，禁止碎石和排石治疗。因此须加以鉴别，钙乳症囊肿多位于肾实质内，钙乳存在于大小囊肿内的后壁处，呈甚强回声，伴有或不伴有彗星尾征，若能想到此病即能做出鉴别。

3. 肾窦灶性纤维化、正常集合系统结构与肾结石　直径小于3mm 或5mm 的小结石，假阳性率和假阴性率都很高，易与前者混淆。后者多位于下极，呈甚强回声，多切面探测均呈类圆形，部分可有浓淡不一的声影；而前者多呈短线状，多切面探测可拉长，回声也较结石低，可做出鉴别。

七、肾积水

肾积水为尿路发生梗阻后，尿液自肾脏排除受阻，造成肾盂内压力增高及肾盂肾盏扩张，最终导致肾实质萎缩及肾功能的损害。梗阻可发生在尿路的任何部位。上尿路的梗阻多为炎症、结石、损伤及肿瘤等，下尿路的梗阻常见的是前列腺增生、尿道狭窄、膀胱肿瘤及结石等。肾积水的主要临床表现为肾区胀痛，腹部可触及包块。

（一）超声表现

1. 肾形态大小　轻度积水肾形态及大小正常，中度以上肾积水，肾体积增大，形态饱满。

2. 集合系统回声　肾积水表现为集合系统的分离扩张，内为宽窄不一的无回声，后方见有声增强效应。集合系统分离无回声的大小及形态与积水的程度密切相关，从轻到重依次可呈菱角形、烟斗形、花朵形（图2－25）、调色碟形及巨大囊肿形。

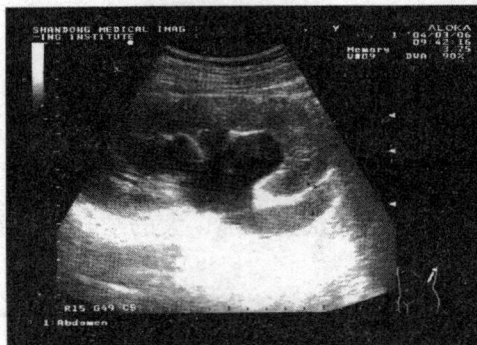

图2－25　左肾积水USG表现

3. 肾实质回声　轻度积水肾实质可无明显变化。中度以上的积水者，肾实质不同程度的变薄。

4. 输尿管回声　梗阻部位发生在输尿管时，近段的输尿管扩张而呈宽窄不一的管状无回声，上端与肾积水的无回声相连通。

5. 梗阻病变回声　除显示输尿管、肾积水声像外，亦可显示引起梗阻病变相应表现。

（二）鉴别诊断

1. 生理性分离与肾积水　前者常见于短时间大量饮水、膀胱过度充盈、妊娠期及解痉类药物所致的集合系统分离，此类分离程度一般较轻，前后径多在15mm以下，呈现无张力平行的带状无回声，多次排尿片刻后探测，积水暗区显著变小或消失。而后者分离较宽，形态饱满，排尿后无变化等是两者的主要鉴别点。

2. 肾盂旁囊肿与肾积水　两者主要鉴别点在于肾盂旁囊肿虽位于集合系统内或其边缘区，但呈孤立存在的类圆形，偶尔引起积水时，其程度轻且多为局限性，反复探测未发现有肾盂及输尿管的异常回声。

八、肾血管平滑肌脂肪瘤

肾血管平滑肌脂肪瘤，又称为良性间叶瘤、错构瘤，是肾脏常见的良性肿瘤。其构成为成熟的血管、平滑肌和脂肪组织，瘤体易出血，多位于被膜下。临床上分两种类型，一种为双肾多发伴结节硬化病，属常染色体显性遗传性疾病；另一种为单发，不遗传、无结节硬化病。多无明显的临床症状与体征。

（一）USG表现

1. 肾形态大小　较小的瘤体多无肾形态大小的异常改变，若瘤体大、数目多时，肾局部不规则增大，形态可不规则，甚者形态失常。

2. 瘤体的回声　肾实质内见有单个或多个类圆形大小不等、强回声结节，边界清晰，内分布均匀（图2－26），回声虽强，但后方却无声衰减，瘤体多位于肾的表面或近于表面。部分瘤体大，内呈强低不一的多层状洋葱样回声，低回声为肿瘤出血所致。

3. 集合系统改变　瘤体小而少的患者集合系统显示正常，大而多者，肾集合系统可见不同程度的受压推移征象。

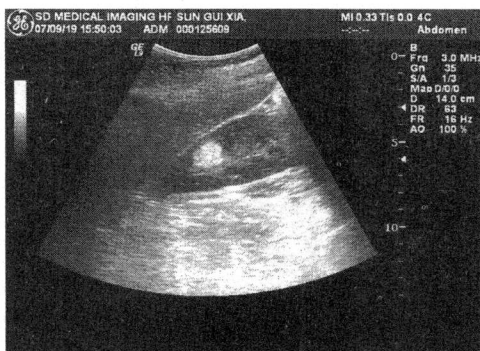

图 2-26　右肾血管平滑肌脂肪瘤 USG 表现

（二）鉴别诊断

1. 肾癌与血管平滑肌脂肪瘤　小的肾癌回声虽也显示增强，但与后者相比要弱，边缘也不如血管平滑肌脂肪瘤清锐，CDFI 可检出动脉血流，并有较高的最大峰值速度和阻力指数。CT 则表现为动脉期均匀强化等，以资可做出两者间的鉴别。

2. 肾脂肪瘤与血管平滑肌脂肪瘤　肾脂肪瘤呈中等偏低回声，与肾周脂肪回声相近，常位于肾周或肾集合系统内；CT 表现为脂肪组织密度；MRI 脂肪抑制技术肿块呈低信号，以上征象较特异，因此鉴别诊断并不困难。

3. 肾腺瘤与肾血管平滑肌脂肪瘤　肾腺瘤多位于肾的表面，直径多在 10mm 以下，超声常不易发现；CT 与 MRI 因分辨力高常能检出，其瘤体内无脂肪密度、一致性均匀强化和脂肪抑制技术后呈现高信号为两者的主要鉴别点。

九、肾癌

肾癌即肾细胞癌，占肾肿瘤的 85% 以上。肾癌根据所含细胞成分的不同，又分为透明细胞型、颗粒细胞型和未分化型三类。依据癌细胞的排列构型又有肾腺癌和肾乳头状腺癌之分。

肾癌多见于 40 岁以上的成人，大多发生于一侧，偶见有双侧发病者。瘤体大小不等，直径多为 3~5cm，自断层影像应用于临床以来，直径 3cm 以下的肾癌时有发现。瘤体有假包膜，切面多为黄色，呈分叶状。较大的瘤体中央可有坏死囊变区，偶含有钙化物。囊性肾癌也有报道，占肾癌的 5%~7%。癌肿侵入肾盂盏可出现血尿。肾癌的转移途径主要为血行转移。无痛性肉眼血尿是肾癌最早出现的症状。

肾癌的 Robson 分期为：Ⅰ期，肿瘤局限于肾包膜内；Ⅱ期，肿瘤穿破肾包膜侵犯肾周脂肪，但局限在肾周筋膜以内；Ⅲ期，肿瘤侵犯肾静脉或局部淋巴结，有（无）下腔静脉、肾周脂肪受累；Ⅳ期，有远处转移或侵犯邻近器官。

（一）超声表现

1. 肾形态大小　较大瘤体者，肾局部增大，轮廓外凸，边缘清晰或模糊不清，形态不规则。

2. 肾实质回声　肾实质内见有类圆形大小不等的团块回声，边界多清楚。内部回声不一，小者多呈略强回声，中等大小者多呈略低回声（图 2-27），较大的多呈不均质回声。囊性肾癌者，囊壁较厚，内多有众多密集的分隔。

3. 肾集合系统回声　较大的瘤体可致集合系统的局部推压移位，边界清晰或模糊，少数可出现部分肾盏的扩张积水表现。

4. 其他征象　肾癌的晚期，局部与邻近组织器官界限不清，肾门区及腹膜后见有多个大小不等的类圆形肿大淋巴结回声；肾静脉或下腔静脉局限增宽，内可见实性结构的癌栓回声。

5. CDFI 表现　肾癌的血流图可有以下 4 种表现：抱球型、星点型、丰富型及少血流型，前三类常见于直径 3~4cm 的中等大小的肿瘤；少血流型常见于小于等于 2cm 的小肿瘤和大于等于 5cm 的大肿瘤。

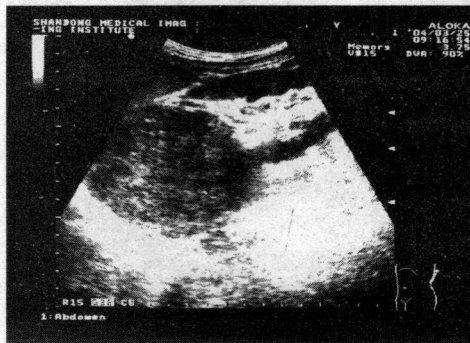

图 2-27 左肾癌 USG 表现

（二）鉴别诊断

1. 肾脾侧隆起与肾肿瘤 肾的脾侧隆起有时易与肿瘤性病变相混，前者都是在冠状切面显示，位置恒定，都在肾中部的外侧，回声与周围的肾组织一样，肾集合系统不受压。CDFI 见于局部血管分布走行正常，易于肾肿瘤鉴别。

2. 肾血管平滑肌脂肪瘤与肾癌 两者瘤体较小时不易区别，但肾癌边界不如肾血管平滑肌脂肪瘤清晰锐利，瘤体的回声也略低，CDFI 显示的血流信号也多；CT 片显示的脂肪密度和 MRI 的压脂抑制技术具有特异性，多种影像检查的综合应用，鉴别诊断就不困难。

3. 肾囊肿并发感染、出血、胶冻样与肾癌 前三类囊肿囊壁多呈清晰、连续、光整，囊内尽管有回声，但低而不实，其后方总有程度不同的增强效应。既是囊性肾癌，也有其不同之处，主要鉴别点在于厚而不规则的囊壁，小而众多的间隔。

十、肾母细胞瘤

肾母细胞瘤又称为肾胚胎瘤或 Wilms 瘤。绝大多数发生于小儿，2~4 岁最多见。多是单侧发病，双侧发病率仅占 4.4%。瘤体一般较大，呈类圆形，有假包膜，与肾组织界限清楚。切面灰白色，可有变性、坏死和出血。亦有囊性肾母细胞瘤的报道，肾母细胞多位于囊间隔处。转移途径主要淋巴和血行，可在肾门淋巴结、肺及肝等处发生转移。瘤体一般不侵及肾盂，因而极少出现血尿。偶然发现腹部肿块为肾母细胞瘤的最早症状。

（一）超声表现

1. 肾形态大小 肾体积局限性显著增大，瘤体大者难以显示被推挤的肾组织。其边缘清楚，形态失常。

2. 瘤体的回声 增大肾轮廓内见一较大的类圆形团块，边界清楚。内回声不均，可有斑片状略强回声或类圆形低回声，少数瘤体整体可呈低回声。

3. 集合系统回声 集合系统受压变小甚者消失，部分患者可见受压盂盏积水分离的无回声区。

4. 转移征象 淋巴结转移者，肾门区可见数个大小不等类圆形低回声结节。

5. CDFI 显示 瘤体的周边及内部可见较为丰富的血流信号，呈抱球状或簇状，并引出动脉频谱，其收缩期峰值速度和阻力指数均较高。

（二）鉴别诊断

1. 肾上腺神经母细胞瘤与肾母细胞瘤 两者都见于小儿，影像表现也相差无几，因此须加以区别。前者仅是对肾脏的推压，病灶与受压的局部界限尚清楚，肾脏推向外前方，肾轴向多发生改变。而后者瘤体与肾界限不清，肾盂盏不仅是受压，而且变形或消失。CDFI 可见瘤供血管为肾血管的延续，以资可做出鉴别。

2. 肾脏其他肿瘤与肾母细胞瘤　前者在小儿期极少见，因此，在小儿期肾脏较大的肿瘤，一般来讲，不是肾母细胞瘤就是神经母细胞瘤。

十一、肾盂肿瘤

肾盂肿瘤的发生率较肾实质肿瘤为低，占肾脏肿瘤的 5% ~ 26%。肾盂肿瘤 75% ~ 85% 为移行上皮细胞癌。由于移行上皮乳头状瘤术后极易复发和癌变，因此把该类肿瘤列入低度恶性或Ⅰ级乳头状癌。肾盂肿瘤多见于 40 岁以上的男性。肿瘤可广泛浸润性生长，也可发生输尿管和膀胱的种植转移，如累及肾盂盏或输尿管时，可引起积水。间歇性无痛性肉眼血尿和肾区的疼痛是肾盂癌的最常见和最早的症状。

（一）超声表现

1. 肾形态大小　小的肾盂肿瘤，肾形态大小正常；较大的肿瘤可致形态饱满。

2. 集合系统回声　集合系统某一区域分离，相应部位见一椭圆形实性低回声结节，边界不清，内回声多均质。并发积水时，结节可回声增强，其周围可见积水的无回声。

3. 输尿管与膀胱表现　若肿瘤转移至输尿管或膀胱时，可有输尿管的扩张积水和膀胱内实性结节回声。

（二）鉴别诊断

1. 肾盂肿瘤与肾柱肥大（肾实质连接反常）　后者为胚胎早期两个亚肾融合处的残存物，并非"肾柱肥大"，在声像图上表现为：①肾窦中部外侧见一锥状或乳头状与肾实质等回声区，集合系统侧方压迹。②局部肾表面无隆起。③低回声区与肾实质无分界，与推压的集合系统分界清楚。④低回声区的长径小于 3cm。⑤CDFI 见局部的血管走行分布正常。⑥临床上无镜下或无痛性肉眼血尿。上述征象与肾盂肿瘤不同。

2. 肾盂肿瘤与肾癌　后者多位于集合系统以外的肾实质，瘤体回声较前者为强，CDFI 显示肾癌血流丰富，呈抱球征或火球征。而肾盂肿瘤者缺少此征，故鉴别困难不大。

3. 肾盂肿瘤与肾盂内血块　两者有相似之处，不易区别。肾盂内血块回声较肿瘤略强，四周推压的边界清晰，并有积水时可随体位的变化而位移。CDFI 表现为无血流信号。CT 强化扫描血块不强化。多数病例可做出鉴别。

十二、肾外伤

肾外伤由于各种致伤原因的不同，损伤的程度复杂多样。根据损伤的程度常分为：肾挫伤、肾部分裂伤、肾全层裂伤、肾破裂及肾蒂断裂五种类型。

肾外伤的症状与外伤的程度有关，主要的症状有休克、出血、血尿及疼痛与肿块。外伤可引起早期的出血，晚期的感染，尤其在有血肿与尿外渗时，感染可发展成周围脓肿或脓肾。其超声表现如下。

1. 肾挫伤　肾体积可正常或略有增大，包膜与肾周无异常。局部肾实质内见有小片状低回声或无回声，部分患者集合系统见有窄带状无回声，其内多有细点状回声。

2. 肾实质部分裂伤　肾脏局限性增大，包膜尚连续、光整。局部实质不连续，相应部位有裂隙状无回声，裂伤可达集合系统侧或包膜下方。

3. 肾全层裂伤　肾包膜及实质连续性中断，中断处见一带状或三角形无回声区。

4. 肾破裂　破裂的肾轮廓增大，形态失常，包膜不清，实质及集合系统回声杂乱，整个肾区似囊实性团块。

5. 肾蒂断裂　肾蒂损伤后，肾门结构显示不清或紊乱，其周围见大片状无回声区。CDFI 难以显现肾门及肾内的血流信号。

十三、肾动脉狭窄

肾动脉狭窄的常见原因多是动脉粥样硬化、纤维肌肉增生及多发生大动脉炎。前者一般见于老年人，男性多于女性；狭窄部位多在起始段。纤维肌肉增生青年人多见，女多于男；肾动脉病变主要发生于中 1/3 或远端 1/3 段，亦可延及分支，单侧者右侧多见。多发性大动脉炎，多见于青年女性，多是肾动脉起始段受累。临床主要表现有头晕、头痛、血压持续性升高等症状。其超声表现如下。

1. 二维图像　患肾体积缩小，长径小于 9cm，或较健侧肾小 1.5～2.0cm。肾动脉局部管壁增厚、毛糙，管腔变窄。

2. CDFI 表现　肾动脉狭窄段血流束变细，狭窄远端呈现杂色血流信号。轻中度狭窄时，肾内血流信号可无异常，严重狭窄者，肾内血流信号明显减少。

3. 频谱多普勒表现　狭窄处血流加快，阻力加大，峰值速度大于等于 180cm/s 作为诊断内径减小大于等于 60% 肾动脉狭窄的标准。正常肾动脉与邻近腹主动脉峰值速度之比（RAR）约 1 : 1。若 RAR≥3.5，则提示肾动脉狭窄程度大于等于 60%。

（张安新）

第三章

蛋白尿与血尿

第一节　蛋白尿

一、尿蛋白的定义

蛋白尿（proteinuria）是指尿常规检查能从尿中检测出蛋白质的一种常见的临床尿检异常结果，24h尿蛋白超过150mg，则尿常规检查能检测出蛋白尿。若尿常规检测阴性，但用特定的更为敏感的方法检测出尿中有过多的白蛋白（大于30mg/24h），则称为微量白蛋白尿。如果每天尿蛋白大于3.5g/1.73m^{2}或500mg/kg体重则称为大量蛋白尿。尿蛋白过多可导致泡沫尿。蛋白尿即见于各种原发和继发性肾脏疾病，也见于泌尿系统感染、结核、结石、肿瘤，甚至运动、发热等情况（并无泌尿系统疾病）。由于近年健康意识的提高，常规体检已普遍开展，很多慢性肾脏疾病（chronic kidney disease，CKD）是通过尿检发现蛋白尿而得以发现、确诊，并及时治疗的。

二、尿蛋白的分类

（一）按发生机制分类

1. 肾小球性蛋白尿　肾小球性蛋白尿是由于肾小球基底膜（glomerular basement membrane，GBM）的分子屏障和电荷屏障改变所致，以白蛋白为主，是出现大量蛋白尿的主要原因。

2. 肾小管性蛋白尿　肾小管性蛋白尿是由于近端肾小管的重吸收功能障碍所致。正常成人血浆中的小分子蛋白，如转铁蛋白、溶菌酶、β$_2$-微球蛋白等（相对分子质量在20 000以下）能从基底膜滤除进入原尿，每天从肾小球滤除的这类小分子蛋白的总量约2.0g，正常情况下，这些滤除的小分子蛋白能在近端肾小管几乎完全重吸收，尿常规检测阴性；但当各种原因（如Fanconi综合征，药物、毒物、重金属等导致的肾小管损伤等）导致近端肾小管重吸收功能下降，尿中这些小分子蛋白增多，也可出现蛋白尿。

3. 溢出性蛋白尿　当患某些疾病时，使血浆中出现大量特殊的蛋白，并从肾小球基底膜滤除，而出现蛋白尿称为溢出性蛋白尿。如多发性骨髓瘤时大量游离的轻链蛋白从尿中排除而出现本周蛋白尿；血管内溶血时，游离血红蛋白超出了触珠蛋白的结合能力从肾小球基底膜滤除而称为血红蛋白尿等。

4. 组织性蛋白尿　当患泌尿系统疾病（如肾盂肾炎、泌尿系结核、泌尿系肿瘤等）时，坏死组织从尿排出，尿常规检查也可出现蛋白尿。

5. 分泌性蛋白尿　当因某些感染时，可使泌尿系统分泌性IgA和Tamm-Horsfall黏蛋白分泌增多，而出现蛋白尿。

（二）按尿蛋白的组成分类

通过尿圆盘电泳，可以对尿蛋白的组成进行分析。

1. 选择性蛋白尿　尿蛋白组成以清蛋白为主，表明肾小球滤过膜的损害较轻。此类患者对糖皮质激素治疗反应较好，预后较佳。

2. 非选择性蛋白尿　尿蛋白组成除白蛋白外，相对分子质量很大的球蛋白也很多，严重者各种血浆蛋白均可滤出，表明肾小球滤过膜的损害比较严重。此类患者对糖皮质激素治疗反应多不敏感，预后较差。

（三）按尿蛋白量分类

1. 肾病综合征型蛋白尿　24h 尿蛋白含量大于 $3.5g/1.73m^2$，是肾病综合征的特征之一。
2. 非肾病综合征型蛋白尿　24h 尿蛋白含量小于 $3.5g/1.73m^2$，是肾炎综合征的常见表现。

（四）按临床意义分类

1. 生理性蛋白尿　其共同特点是非持续性蛋白尿，虽有蛋白尿，但其泌尿系统无疾病证据。主要见于以下情况：①体位性（或直立性）蛋白尿，指在直立位或脊柱前凸位时出现蛋白尿，晨起时查尿蛋白阴性，起床活动后逐渐出现蛋白尿，平卧休息后又可转阴，多见于体型瘦长的年轻人，发生机制可能是站立时下腔静脉受肝后缘和脊椎压迫，导致暂时性肾淤血和淋巴回流受阻所致。②功能性蛋白尿，见于发热、寒冷、高温、剧烈运动后，这些因素去除后，尿蛋白消失，多见于儿童，可能系儿童的肾脏发育不够完善所致。有人发现，部分生理性蛋白尿者 10 年以后有可能转变为持续性蛋白尿，因此，对生理性蛋白尿，虽无须治疗，但应密切观察随访。
2. 病理性蛋白尿　其共同特点是持续性蛋白尿，见于各种原发和继发性肾脏疾病。

（五）根据有无症状分类

1. 无症状性蛋白尿　患者无任何症状，体检时发现蛋白尿，相当一部分慢性肾炎是这种情况。
2. 有症状性蛋白尿　患者可有腰痛、高血压、血尿、水肿等症状，见于大部分原发和继发的肾小球疾病。

三、蛋白尿的鉴别

首先要排除月经、白带等污染所造成的假性蛋白尿，注意避开经期、清洗外阴、留中段尿等方法可以避免这些干扰。

1. 从尿蛋白是否持续存在鉴别　可区分为生理性或病理性蛋白尿。
2. 从伴随的临床症状鉴别　若患者伴有尿频、尿急、尿痛，尿中有大量白细胞，可能为尿路感染所致的组织性蛋白尿；若患者伴有剧烈腰痛、血尿，可能为尿路结石所致血液污染。
3. 从病史鉴别　若患者有长期接触毒物、重金属的病史，且尿蛋白少于 2.0g/24h，同时尿糖阳性而血糖正常，可能为肾小管性蛋白尿。

四、蛋白尿的临床意义

1. 24h 尿蛋白少于 1.0g 的肾小球性蛋白尿　对肾脏本身和全身的负面影响并不大，其临床意义在于它代表肾脏有疾病，是否需要治疗，应该结合其肾组织病理类型及其病变程度而定。
2. 24h 尿蛋白为 1.0～3.5g 的肾小球性蛋白尿　尿蛋白会对肾小管和肾间质造成一定的损伤，应该积极治疗。
3. 24h 尿蛋白大于 3.5g 的肾小球性蛋白尿　即肾病综合征，除了尿蛋白对肾小管和肾间质造成损伤外，会引起低蛋白血症，患者会出现全身水肿、高脂血症等多种代谢紊乱、高凝状态，以及全身各大系统功能紊乱，此时除了针对病因、肾组织病理类型的治疗外，还应积极对症治疗，以尽早缓解患者的各种临床症状。
4. 对于各种中毒导致的肾小管性蛋白尿　首先应脱离毒物接触，必要时给予虫草制剂，以除尽肾小管的修复。
5. 组织性蛋白尿和分泌性蛋白尿　蛋白尿只是伴随现象，对蛋白尿无须特殊处理，主要应针对感染、肿瘤原发疾病进行治疗。

6. 溢出性蛋白尿　对蛋白尿本身无须处理，而应对多发性骨髓瘤、溶血等原发疾病进行治疗。

（刘合国）

第二节　血尿

血尿（hematuria）是临床常见症状，其病因非常复杂，尽管很少因为血尿而导致患者严重失血而威胁生命，但一些导致血尿的严重疾病，如泌尿系肿瘤，若能早期诊断，预后较好，否则预后很差。因此，对于血尿的临床处理，关键不是如何止血，而是积极寻找血尿的原因。

野战条件下军人发生血尿是造成非战斗减员的因素之一，在高强度的实战演练，以及体能训练期间出现血尿多有报道。应掌握血尿的常见病因和诊治程序，尽早防治。

一、血尿的定义

血尿是指新鲜尿液经 2 000r/min 离心 5min，取其沉淀用玻片图片后在显微镜下检查，如果每高倍视野（目镜 10 倍，物镜 40 倍）红细胞计数大于 3 个，或每小时尿液红细胞计数大于 10 万个，或 12h 尿沉渣红细胞大于 50 万个，即称为血尿。

血尿根据外观和颜色可分为肉眼血尿和镜下血尿。如果尿液外观颜色正常，仅在镜检时发现红细胞计数增多，称为镜下血尿；每升尿液中含血液超过 1ml，肉眼即可发现录色改变，即为肉眼血尿，通常呈洗肉水样，有时可含血凝块，在酸性条件下血尿呈棕黑色、棕色或酱油色；在碱性时血尿呈鲜红色、粉色或洗肉水色。

二、血尿的原因

导致血尿的原因非常复杂，绝大多数（95%）由泌尿系统本身疾病所致，少数由全身或泌尿系统邻近器官病变所致。

（一）泌尿生殖系统疾病

1. 尿路及肾脏的解剖结构、位置异常　结石、感染、结核、前列腺炎和附睾炎、肿瘤、外伤、异物、先天畸形、血管变异、手术损伤、肾下垂、游走肾等。

2. 肾脏疾病　各种原发和继发性肾小球肾炎，肾小管间质性疾病（如肾乳头坏死、肾积水，以及药物、毒物、缺血、过敏等导致的肾小管间质性肾炎等）、肾囊性病变（如多囊肾、髓质囊性病变、髓质海绵肾等）、先天遗传性肾小球病变（如遗传性肾炎、薄基膜肾病、指甲－髌骨综合征）、肾血管炎症性病变（如系统性血管炎、溶血尿毒综合征等）。

（二）尿路邻近器官疾病

急性阑尾炎若炎症波及右输尿管时可引起短时镜下血尿。女性盆腔器官炎症、直肠癌、宫颈癌、卵巢恶性肿瘤等均可侵及泌尿系统而引起血尿。卵巢静脉综合征可因月经期增粗的静脉压迫输尿管导致梗阻及血尿。泌尿系统邻近器官病变，如急性阑尾炎、盆腔感染、盆腔肿瘤、女性子宫内膜异位症等，患者也可出现血尿。

（三）全身性疾病

1. 血液系统疾病　过敏性紫癜、血小板减少性紫癜、溶血尿毒综合征（hemolytic uremic syndrome，HUS）、血栓性血小板减少性紫癜（thrombotic throm - bocytopenic purpura，TTP）、特发性或药物性血小板减少、白血病、再生障碍性贫血和遗传性毛细血管扩张症。

2. 心血管疾病　亚急性细菌性心内膜炎（subacute bacterial endocarditis，SBE）、充血性心力衰竭。

3. 感染性疾病　流行性出血热、钩端螺旋体病、猩红热、流行性脑脊髓膜炎、败血症等。

4. 寄生虫病　丝虫病出现血尿较为多见，往往与乳糜尿合并出现。

5. 物理、化学及药物对肾脏、膀胱的损伤　镇痛剂可致肾乳头坏死，避孕药致腰痛 - 血尿综合征，某些抗生素致间质性肾炎，环磷酰胺致出血性膀胱炎。某些毒物、放射线等致肾脏病变。

6. 自身免疫性疾病　系统性红斑狼疮、结节性多动脉炎、系统性硬化症、皮肌炎及血管炎性肾损害等。

（四）生理性血尿

生理性血尿见于剧烈活动、高热、重体力劳动及长久站立后（"胡桃夹"现象）等，以及部队在炎热的夏季，实战演练、高强度体能训练等。

三、血尿类型

根据尿中红细胞形态不同，血尿可分为肾小球源性血尿和非肾小球源性血尿。

（一）肾小球源性血尿

由肾小球病变引起的血尿，不伴有凝血块，尿常规检查常发现蛋白及红细胞管型。由于红细胞在漫长迂曲的肾小管的物理作用及肾小管中尿液渗透压的剧烈改变的共同作用下，红细胞常发生变形，用相差显微镜观察尿中红细胞形态，能发现红细胞大小、形态及血红蛋白含量不均一，尿红细胞容积分布曲线检查为非对称曲线，峰值红细胞容积偏小，变异性红细胞占 85% 以上，称为非均一性红细胞或者变形红细胞，见于各种原发性和继发性肾小球疾病。从血尿的轻重，无法区分肾脏病变的类型和程度，对这类患者需做肾活检，以明确肾脏病理类型和病变程度。

（二）非肾小球源性血尿

由肾小球以外的疾病引起，常伴有凝血块或血丝，不伴或仅有轻度蛋白尿，尿沉渣镜检无管型。相差显微镜检查尿红细胞形态为均一性红细胞（红细胞大小、形态及血红蛋白含量一致，均一性红细胞占 85% 以上）；其红细胞容积分布曲线检查为对称性曲线，峰值红细胞容积略偏大，常见于泌尿系结石、感染、结核、肿瘤、血管畸形；部分为药物、代谢性疾病（如痛风）所致。

（三）血尿相关的辅助检查

1. 尿液细菌学检查　泌尿系感染性疾病如肾盂肾炎、结核等，可在尿中直接找到或培养出病原菌。

2. 尿细胞学检查　在怀疑为膀胱、尿道或肾盂肿瘤时，应做此项检查。特别是在老年和血尿患者。对 40 岁以上血尿患者应反复多次做本项检查。

3. 腹部平片和静脉肾盂造影　血尿患者如不能确诊为肾小球源性血尿，则应考虑做腹部平片和静脉肾盂造影（intravenous urography，IVP），腹部平片对诊断肾结石有较大帮助并可了解肾的形态、大小和位置。IVP 是检查尿路解剖学结构的良好方法，凡尿路有充盈缺损的血尿患者，均须排除恶性肿瘤的可能。IVP 对于慢性肾盂肾炎、肾结核、多囊肾、肾乳头坏死和肾盂积液及输尿管狭窄等诊断均有帮助。

4. 肾超声波检查　属无创性检查。且对肾功能不全或造影剂过敏不能做 IVP 者亦可适用。对于尿路结石不论透 X 射线与否超声波诊断有其优势。对区别肾的囊性肿块与实质性肿块价值很高。对于多囊肾，B 超较肾 X 射线断层摄片和 X 射线电子计算机断层扫描（X - ray computer tomography，CT）的诊断准确率更高。同时还可判断肾大小、形态、血流及肾盂积水、有无尿路梗阻等，对于肾静脉受压综合征（"胡桃夹"现象）、肾动脉狭窄、肾移植急性排异反应亦有诊断价值。

5. CT 检查　用于检出和确定肾脏占位病变部位、范围、病变的密度等。CT 尚可了解肾盂、肾盏有否积水和扩大以及梗阻的部位；对于肾结核、肾动脉血栓形成的诊断有价值。运用 CT 血管造影（CTA）对于肾动脉狭窄、结节性多动脉炎的诊断有很大的价值，对左肾静脉受压具有确诊价值。

6. 逆行肾盂造影　有肾功能不全，或有尿路梗阻，IVP 疑有收集系统充盈缺损或患肾不显影时，可采用逆行肾盂造影。本法的主要不良反应是易于导致尿路感染，严重者可发生败血症；同时插膀胱镜和输尿管导管患者相当痛苦，是一种创伤性检查，要严格掌握适应证。

7. 尿道、膀胱镜检查　为侵入性检查，对患者有一定的痛苦和损伤。膀胱镜检查有助于明确下尿路出血的原因。对于膀胱癌、膀胱结核等诊断价值大。

8. 肾动脉造影　对探查肾动脉狭窄、结节性多动脉炎有价值。在结节性多动脉炎时肾动脉造影可发现肾动脉分支有多发性的狭窄和微血管瘤。对于原因不明的血尿患者，本检查有助于发现肾血管异常引起的血尿。

9. 肾穿刺活检　经各种检查仍不能确定血尿的原因时或已确立为肾小球源性血尿者可考虑做肾穿刺活检。

四、诊断及鉴别诊断

对于血尿患者的诊断，首先应根据病史、体格检查及尿检查等基本资料，确定是否为血尿；其次根据患者伴随症状、体征，结合必要的辅助检查判断出血部位和疾病性质。辅助检查的选用应按照先简单后复杂，先无创后有创的原则逐步安排，直到确定诊断为止。

（一）确认血尿的真伪

需排除一些原因引起的假性血尿和红颜色尿后，才能确认血尿的存在。

1. 假阳性血尿　月经、痔疮、阴道或尿道附近疾患出血，致血液滴入尿中。

2. 红颜色尿　某些食物（如甜菜、食物色素）和药物（如利福平、酚红、苯妥英钠等）可致尿色发红；挤压伤、大面积烧伤、溶血性贫血、异型输血、疟疾以及横纹肌溶解综合征等所致的血红蛋白尿、肌红蛋白尿，某些疾病如卟啉病等可致尿液呈血色，但尿液镜检时无红细胞。

3. 假阴性血尿　在低渗尿和酸性尿时，红细胞极易溶解。这样即使存在血尿，镜检仅能见到少量红细胞甚至缺如。但做尿隐血试验，可获阳性结果。

（二）明确出血部位

1. 根据血尿伴随症状判断出血部位

（1）血尿伴有肾绞痛：应考虑输尿管结石。

（2）血尿伴尿频、尿急、尿痛等膀胱刺激症状：应考虑下尿路感染；如病程较长，病情起伏，抗感染治疗症状仍未消除，以考虑泌尿系结核和膀胱肿瘤。

（3）血尿伴有发热、腰痛和膀胱刺激症状：应考虑肾盂肾炎。

（4）血尿伴水肿、高血压：应考虑为肾小球疾病。

（5）血尿伴肾脏肿块：应考虑肾肿瘤、肾囊肿、输尿管肿瘤、肾下垂及异位肾、多囊肾等。

（6）血尿伴有血凝块：可排除肾小球性血尿，若血块为片状，则多为膀胱内疾病，若血凝块为条索状，则出血部位多在、肾盂、肾盏、输尿管。

2. 根据辅助检查结果判断出血部位

（1）尿三杯试验：若仅第一杯有血尿，则为尿道病变；若仅第三杯有血尿，则为膀胱三角区、前列腺、精囊腺等部位出血；若3杯皆有血尿，则为膀胱以上部位出血。

（2）相差显微镜检查：观察尿中红细胞大小、形态、血红蛋白含量的变化，若变形红细胞计数大于80%，或芽孢状红细胞大于5%，即为肾小球性血尿，说明红细胞来自肾小球。如果尿中红细胞大小正常、形态均一、无血红蛋白丢失，则为非肾小球性血尿。

（3）尿红细胞容积分布曲线：因变形红细胞血红蛋白丢失，其红细胞体积较正常红细胞小。将新鲜尿液标本用自动血细胞计数仪测定和描记红细胞平均分布容积和分布曲线，如果曲线高峰在50fl以内，呈小细胞性分布曲线，则为肾小球性血尿。如果曲线高峰在100~150fl，则为非肾小球性血尿。

3. 泌尿系统超声检查　能发现肾脏和尿路的结构异常、囊肿、结石、肿块、积水、血管异常等。

经过上述程序，仍不能明确血尿部位和原因者，应根据患者具体情况，选择膀胱镜、造影、CT等检查。

五、血尿的处理

对于出血量小的，仅需对原发病因进行治疗，对血尿本身无须做特殊处理。对出血量大并伴有血凝块者，可酌情给予碱化尿液，必要时需做膀胱冲洗，避免血块堵塞尿道。

（刘合国）

第四章

原发性肾小球疾病

第一节 急性肾小球肾炎

一、概述

急性肾小球肾炎常简称急性肾炎。广义上是指一组病因及发病机制不一，临床上表现为急性起病，以血尿、蛋白尿、水肿、高血压伴有一过性氮质血症和肾功能下降为特点的肾小球疾病，也常称为急性肾炎综合征。急性肾炎综合征常出现于感染之后。以链球菌感染最为常见。此外，偶可见于其他细菌或病原微生物感染之后，如细菌感染（肺炎球菌、脑膜炎球菌、淋球菌、克雷伯杆菌、布鲁氏杆菌、伤寒杆菌等），病毒感染（水痘病毒、麻疹病毒、腮腺炎病毒、乙型肝炎病毒、EB 病毒、柯萨奇病毒、巨细胞病毒等），立克次体感染（斑疹伤寒），螺旋体感染（梅毒），支原体感染，霉菌病（组织胞浆菌），原虫（疟疾）及寄生虫（旋毛虫、弓形虫）感染等。本节主要介绍链球菌感染后急性肾小球肾炎，临床上绝大多数病例属急性链球菌感染后肾小球肾炎。此外，本症是小儿时期最常见的一种肾小球疾病，发病年龄 3~8 岁多见，2 岁以下罕见；男女比例约为 2：1。链球菌感染后肾炎多为散发性，但也可呈流行性发病，于学校、团体或家庭中集体发病。近年国内外流行病学资料显示其发病有日益减少的趋势，在发达国家此种下降趋势尤为显著。

二、诊断

（一）病史采集要点

本病临床表现轻重悬殊，轻者可表现为"亚临床型"，即除实验室检查异常外，并无明显具体临床表现；重者并发高血压脑病、严重急性充血性心力衰竭和（或）急性肾功能衰竭。

1. 起病情况　患者一般起病前存在前驱感染，常为链球菌所致的上呼吸道感染，如急性化脓性扁桃体炎、咽炎、淋巴结炎、猩红热等，或是皮肤感染如脓疱病、疖肿等。由前驱感染至临床发病有一无症状间歇期，呼吸道感染起病者约 10d（6~14d），皮肤感染起病者约为 20d（14~28d）。

2. 主要临床表现　典型临床表现为前驱链球菌感染后，经 1~3 周无症状间歇期而急性起病，表现为水肿、血尿、高血压及程度不等的肾功能下降。

水肿是最常见的症状，主要由肾小球滤过率减低、水钠潴留引起。水肿并不十分严重，起病初期仅累及眼睑及颜面，晨起较重，部分患者仅表现为体重增加，肢体胀满感；严重水肿者可波及全身，少数伴胸、腹腔积液。急性肾炎的水肿呈非凹陷性，与肾病综合征的明显凹陷性水肿不同。

半数患者有肉眼血尿，镜下血尿几乎见于所有病例。肉眼血尿时尿色可呈洗肉水样，或烟灰色、棕红色或鲜红色等。血尿颜色差异与尿酸碱度有关；酸性尿呈烟灰或棕红色，中性或碱性尿呈鲜红或洗肉水样。严重肉眼血尿时可伴排尿不适甚至排尿困难。通常肉眼血尿 1~2 周后即转为镜下血尿，少数持续 3~4 周，也可因感染、劳累而反复出现。镜下血尿持续 1~3 个月，少数延续半年或更久，但绝大多数可恢复。血尿常伴程度不等蛋白尿，一般为轻度至中度，少数可达肾病水平。

尿量减少并不少见，但发展至少尿或无尿者少见，只有少数患者由少尿发展成为无尿，表明肾实质病变严重，预后不良。恢复期尿量逐渐增加，肾功能恢复。

高血压见于30%～80%的病例，一般为轻或中度增高，为水钠潴留血容量增加所致。大多于1～2周后随水肿消退而血压恢复正常，若持续不降应考虑慢性肾炎急性发作的可能。血压急剧增高时，可出现高血压脑病，表现为剧烈头痛、恶心、呕吐、复视或一过性失明，严重者突然出现惊厥、昏迷。

部分患者由于水、钠潴留，血浆容量增加而出现循环充血及急性心力衰竭。轻者仅有呼吸、心率增快、肝脏增大；严重者可出现呼吸困难、端坐呼吸、颈静脉怒张、咳嗽、粉红色泡沫痰、双肺湿性啰音、心脏扩大、奔马律等急性心力衰竭表现。

除上述临床症状外，患者常有乏力、恶心、呕吐、头晕、腰痛及腹痛等。小部分患者可呈无症状的亚临床型表现。

3. 既往病史　一般无特殊。可有反复上呼吸道和皮肤黏膜感染病史，部分患者可有风湿热病史。

（二）体格检查要点

1. 一般情况　急性病表现，可有精神萎靡，乏力，如存在感染则可有中低度发热、血压升高或心率增快，此外需注意神志改变。

2. 皮肤黏膜　部分患者可见皮肤感染灶。水肿常见，常累及眼睑及颜面；肢体水肿常呈非凹陷性。

3. 浅表淋巴结　部分患者可有头颈部浅表淋巴结肿大，为感染和炎症性淋巴结肿大。

4. 头颈部　咽部及扁桃体可有病毒或细菌感染表现，如滤泡增生、黏膜充血、扁桃体肿大及分泌物附着等。注意颅内高压及脑水肿眼底改变。

5. 胸腔、心脏及肺部　少数严重病例可有胸腔积液，并发心力衰竭者可出现相应心脏及肺部表现。

6. 腹部　少数严重病例可有腹腔积液，若并发全心衰竭者可有肝、脾肿大。

（三）门诊资料分析

1. 尿液检查　血尿几见于所有患者。急性期多为肉眼血尿，后转为镜下血尿。尿沉渣中红细胞形态多为严重变形红细胞，但应用袢利尿剂者对变形红细胞形态有一定影响。60%～80%新鲜尿可检测到红细胞管型，是急性肾炎的重要特点。病程早期尿液中还可检测到较多白细胞。尿沉渣尚见肾小管上皮细胞、大量透明和（或）颗粒管型。尿蛋白定性常为＋～＋＋，尿蛋白多属非选择性。尿中纤维蛋白原降解产物增多。尿蛋白定量常为轻至中度，少数可达肾病水平。尿常规一般在4～8周内恢复正常。部分患者镜下血尿或少量蛋白尿可持续半年或更长。

2. 血常规　红细胞计数及血红蛋白可稍低，与血容量增大、血液稀释有关。白细胞计数可正常或增高，与原发感染灶是否继续存在有关。血沉增快，一般2～3个月内恢复正常。

3. 血液生化及肾功能检查　肾小球滤过率呈不同程度下降，肾血浆流量正常而滤过分数常减少，肾小管重吸收及浓缩功能通常完好。部分患者有短暂的血清尿素氮、肌酐增高，当有肾前性氮质血症时，血尿素氮与血肌酐比值显著增高。部分患者可有高血钾、代谢性酸中毒及轻度稀释性低钠血症。血浆白蛋白一般在正常范围，可因血液稀释而轻度下降，但呈大量蛋白尿者可有低白蛋白血症，并可伴一定程度的高脂血症。

（四）继续检查项目

1. 其他血清学检查　疾病早期可有冷球蛋白血症，部分血液循环免疫复合物阳性。血浆纤维蛋白原、纤溶酶增高，尿中纤维蛋白原降解产物增加，提示急性肾炎时肾脏中存在着小血管内凝血及纤溶作用，这些检查结果与病情的严重性一致。

2. 血补体测定　90%患者病程早期血中总补体CH50及C3、C4显著下降，其后首先C4开始恢复，继之总补体及C3也于4周后上升，6～8周时血清补体水平基本恢复正常。此规律性变化为本病的典型特征性表现。血补体下降程度与急性肾炎病情轻重无明显相关，但低补体血症持续8周以上，则应怀疑系膜毛细血管性肾炎或其他系统性疾病（如红斑狼疮、特发性冷球蛋白血症等）。

3. 病原学及血清学检查　前驱链球菌感染于肾炎起病时大多已经接受抗菌药物治疗，因此发病后从咽部或皮肤感染灶培养出 β 溶血性链球菌的阳性率较低，仅约 30%。链球菌感染后可产生相应抗体，临床上常根据检测血清抗体证实前驱的链球菌感染。如抗链球菌溶血素 "O" 抗体（ASO），其阳性率达 50%～80%，通常于链球菌感染后 2～3 周出现，3～5 周抗体水平达高峰，50% 患者半年内恢复正常。判断其临床意义时应注意，抗体水平升高仅表示近期有链球菌感染，与急性肾炎病情严重性无直接相关性；早期经有效抗生素如青霉素治疗者其阳性率减低，皮肤感染患者的抗体阳性率也较低；部分链球菌致肾炎菌株不产生溶血素，故机体亦不产生链球菌溶血素 "O" 抗体；在患者有明显高胆固醇血症时，胆固醇可干扰检验结果而出现假阳性反应。90% 皮肤感染患者血清抗 DNA 酶 B 及抗透明质酸酶抗体滴度上升，有较高的诊断意义；此外，在本病患者早期及恢复期，部分患者血清中尚可测得抗胶原Ⅳ及层粘连蛋白抗体以及较高而持久的抗链球菌内物质（ESS）抗体，被认为有一定的诊断意义。近年国外和国内主张采用多种抗链球菌抗体的同时检测，可更好地确定近期内是否有过链球菌感染。

4. 肾活检病理　通常典型病例不需行肾穿刺活检术，当出现下列情况时则应进行活检：①不典型表现如重度蛋白尿、显著氮质血症、少尿持续存在，且缺乏链球菌感染的血清学证据。②显著高血压和肉眼血尿并持续超过 2～3 周，或蛋白尿持续 6 个月以上。③持续低补体血症。光镜下典型肾脏病理改变为弥漫性毛细血管内增生性肾炎；肾小球内皮细胞及系膜细胞增生，还可见中性粒细胞浸润；增生显著时毛细血管腔显著狭窄；少数严重病例可见程度不等的新月体形成。电镜下除上述增生浸润性病变外，在肾小球基底膜上皮侧有散在圆顶状电子致密沉积物呈特征性 "驼峰" 样沉积，4～8 周后大多消散。免疫荧光检查可见 IgG、C3 于肾小球基底膜及系膜区颗粒状沉积，偶还可见 IgM 和 IgA。多数患者病理改变逐步消散，少数未顺利恢复者，其增生的内皮细胞和浸润的炎症细胞虽被吸收，但系膜细胞及其基质继续增生，呈系膜增生性肾炎改变并可逐步进展至局灶节段性硬化，临床上相应地呈慢性肾炎表现。

（五）诊断要点

起病前 1～3 周有咽部感染或皮肤感染史，短期内发生血尿、蛋白尿、水肿、少尿或高血压，严重时呈肺瘀血或肺水肿，即可诊断为急性肾炎综合征；有关链球菌培养及血清学检查阳性、血清补体水平动态改变等，可协助本病确诊。临床表现不典型者，须多次进行尿液常规检查，根据尿液改变及血清补体典型动态改变做出诊断，必要时行肾穿刺活检病理检查。

（六）几种特殊临床类型

1. 亚临床型急性肾炎　大量急性肾炎患者属此型，多发生于与链球菌致肾炎菌株密切接触者，临床上并无水肿、高血压、肉眼血尿等肾炎表现，甚至尿液检查也可正常。但血清补体 C3 降低，6～8 周后恢复正常；链球菌有关血清抗体效价上升。肾活检组织病理学检查有局灶增生性病变或典型弥漫性病变。

2. 肾外症状型急性肾炎　多见于小儿患者。临床上有水肿、高血压，甚至发生高血压脑病、严重心力衰竭等，但尿液检查仅轻微改变或无改变，血清补体水平存在动态变化，早期补体 C3 降低，6～8 周后恢复正常。

3. 肾病综合征型急性肾炎　约占小儿急性肾炎中的 5%，成人中更为常见。临床上患者呈大量蛋白尿、水肿、低白蛋白血症及高脂血症，其恢复过程较典型病例延缓，少数患者临床上呈慢性化倾向。

4. 重症型急性肾炎　少数患者起病后病情迅速恶化，进行性尿量减少及肾功能急骤下降，短期内（数日或数周）可发展至尿毒症。肾脏病理改变呈显著内皮及系膜细胞增生，毛细血管腔严重受压闭塞，常伴有程度不一的新月体形成。此型病例临床表现与原发性急进性肾小球肾炎（RPGN）相似，需予以鉴别。典型血清补体改变、血清免疫学指标提示有链球菌感染以及典型肾脏病理改变均有别于 RPGN。此类患者虽临床病情严重，但其预后均较原发性 RPGN 为佳，经积极治疗（包括透析治疗）渡过急性期后，肾功能及尿量可逐步恢复。

5. 老年性急性肾炎　患者临床表现常不典型。前驱感染症状不明显，皮肤感染较咽部感染多见。起病后血尿、水肿、高血压虽与中青年患者相似，但发生大量蛋白尿、心血管并发症及急性肾衰竭患者较多，疾病早期死亡率较年轻患者高。自开展透析治疗以来，本病老年患者急性肾衰竭经透析治疗后，绝大部分患者仍能完全恢复。

（七）鉴别诊断要点

（1）注意勿漏诊或误诊，对以循环充血、急性心力衰竭、高血压脑病为首发症状或突出表现患者应及时进行尿液检查并及时诊断。

（2）急性全身性感染发热疾病：见于高热时出现的一过性蛋白尿及镜下血尿，与肾血流量增加、肾小球通透性增加及肾小管上皮细胞混浊肿胀有关。尿液改变常发生于感染、高热的极期，随着发热消退，尿液检查恢复正常。通常不伴水肿、高血压等肾脏疾病的临床表现。

（3）其他病原体感染后肾小球肾炎：多种病原体感染可引发急性肾炎，临床表现为急性肾炎综合征。如细菌（葡萄球菌、肺炎球菌等）、病毒（流感病毒、EB病毒、水痘病毒、柯萨奇病毒、腮腺炎病毒、ECHO病毒、巨细胞包涵体病毒及乙型肝炎病毒等）、肺炎支原体及原虫等。细菌感染如细菌性心内膜炎时，由感染细菌与抗体引起免疫复合物介导肾小球肾炎，临床上可呈急性肾炎综合征表现，亦可有血清循环免疫复合物阳性、冷球蛋白血症及低补体血症，但有原发性心脏病及感染性细菌性心内膜炎全身表现可资鉴别，应及时给予治疗；此外，革兰阴性菌败血症、葡萄球菌败血症、梅毒、伤寒等也可引起急性肾炎综合征。病毒感染所引起的急性肾炎，临床过程常较轻，无血清补体水平的动态变化，常有自限倾向，根据病史、病原学、血清学及免疫学特点可加以鉴别。

（4）其他原发性肾小球疾病：①系膜毛细血管性肾炎：约40%患者呈典型急性肾炎综合征起病，但常有显著蛋白尿、血清补体C3持续降低，病程呈慢性过程可资鉴别，如急性肾炎病程超2个月仍无减轻或好转，应考虑系膜毛细血管性肾炎，并及时行肾活检以明确诊断。②急进性肾炎：起病与急性肾炎相同，但病情持续进行性恶化，肾功能急剧下降伴少尿或无尿，病死率高。急性肾炎综合征若存在上述临床表现，应及时行肾活检以进行鉴别。③IgA肾病：多于上呼吸道感染后1~2d内即发生血尿，有时伴蛋白尿，通常不伴水肿和高血压。前驱感染多为非链球菌感染（链球菌培养阴性，ASO抗体水平不升高），潜伏期短（数小时至数天），血清补体水平正常，约30%患者血清IgA水平可升高，病程易反复发作，鉴别困难时需行肾活检。④原发性肾病综合征：肾炎急性期偶有蛋白尿严重可达肾病水平者，与肾病综合征易于混淆。病史、血清补体检测可加以区别，诊断困难时须依赖肾活检病理检查。

（5）系统性疾病引起的继发性肾脏损害：过敏性紫癜、系统性红斑狼疮、溶血尿毒综合征、血栓性血小板减少性紫癜等可导致继发性肾脏损害，临床表现与本病类似，但原发病症状明显，且伴有其他系统受累的典型临床表现和实验室检查，不难加以鉴别诊断。若临床诊断存在困难，应考虑及时进行肾活检以协助诊断。

（6）慢性肾炎急性发作：患者有既往肾脏病史，于感染后1~2d发病，临床症状迅速出现（多在1周内），缺乏间歇期，且常有较重贫血、持续高血压、肾功能损害，有时伴心脏、眼底变化，实验室检查除肾小球功能受损外，可有小管间质功能受损表现如浓缩稀释功能异常等，超声影像学检查提示双肾体积缩小；临床上控制急性症状，贫血、肾功能不能恢复正常。

三、治疗

（一）治疗原则

本病是自限性疾病。临床上主要为对症治疗，去除感染诱因、防治并发症、保护肾功能并促进肾脏功能恢复为主要环节。具体为预防和治疗水、钠潴留，控制循环血容量，减轻临床症状（水肿、高血压），必要时应用透析治疗以预防和治疗严重并发症（心力衰竭、脑病、急性肾衰竭），防止各种加重肾脏病变的因素，促进肾脏组织学及功能上的恢复。

（二）治疗计划

1. **休息**　急性起病后建议卧床休息2~3周。当急性肾炎患者各种临床表现好转，如水肿消退、血压恢复正常、肉眼血尿消失，患者可恢复适当活动如散步等，但应注意密切随诊。

2. 饮食　应给富含维生素饮食。有水肿及高血压的患者应注意适当限制钠盐的摄入，食盐每日 2 ~ 3g；有氮质血症者应给予优质蛋白饮食并限制蛋白质摄入量，在尿量增加、氮质血症消除后应尽早恢复正常蛋白质摄入；有少尿、严重水肿、循环充血的患者应严格维持出入液量平衡，必要时要适当限制水的摄入；少尿患者需同时限制钾的摄入量；饮食需保证每日的热量需要。

3. 消除感染灶　常选用青霉素，过敏者可改用红霉素、克林霉素或头孢菌素，疗程 7 ~ 10d。抗生素的应用可清除感染灶，减轻机体抗原抗体反应，有助于防止致肾炎菌株的扩散。

4. 对症治疗　如下所述：

（1）利尿治疗：经控制水、盐摄入后仍有明显水肿、少尿、高血压及循环充血患者可给予利尿剂。一般可给予氢氯噻嗪，每日 2 ~ 3mg/kg，分 2 ~ 3 次口服；必要时可予速效袢利尿剂，常用呋塞米或利尿酸静脉注射，每次 1mg/kg，4 ~ 8h 可重复应用。禁用保钾利尿剂及渗透性利尿剂。

（2）降压治疗：凡经休息、限盐、利尿剂治疗而血压仍高者应给予降压药物治疗。可选用钙通道阻滞剂，如氨氯地平 5mg，每日 1 ~ 2 次；β 受体阻滞剂，如阿替洛尔 12.5 ~ 25mg，每日 2 次；α 受体阻滞剂，如哌唑嗪 0.5 ~ 2.0mg，每日 3 次；血管扩张剂如肼苯哒嗪 10 ~ 25mg，每日 3 次。顽固性高血压者可选用不同类型降压药物联合应用。血管紧张素转换酶抑制剂（ACEI）、血管紧张素 II 受体拮抗剂（ARB）需要谨慎使用，特别在肾功能不全，血肌酐大于 $350\mu mol/L$ 的非透析治疗患者。

（3）高钾血症的治疗：注意限制饮食中钾的摄入量，应用排钾性利尿剂均可防止高钾血症的发生。如尿量少导致严重高钾血症时，在应用离子交换树脂口服，葡萄糖胰岛素、钙剂及碳酸氢钠静脉滴注基础上，及时进行腹膜透析或血液透析治疗，以避免致命性心律失常的发生。

（4）高血压脑病的治疗：应尽快将血压降至安全水平。可选用硝普钠静脉滴注，推荐以每分钟 $15\mu g$ 开始，在严密监测血压基础上调整滴速，并需同时监测血硫氰酸浓度以防止药物中毒；其他可选用的静脉应用药物包括硝酸甘油、柳胺苄心定、乌拉地尔等。高血压脑病除降压药物治疗外，通常需联合应用利尿剂以协同降压治疗并减轻水钠潴留和脑水肿；此外，还需注意止痉、止惊厥、吸氧等对症治疗。

（5）充血性心力衰竭的治疗：主要由水钠潴留、高血容量及高血压所致，故主要应给予利尿、降压、扩张血管以减轻心脏前后负荷。洋地黄类药物对于急性肾炎并发心力衰竭的治疗效果不肯定，不做常规应用，必要时可试用，药物使用剂量应参考肾功能情况进行调整。如心力衰竭经药物保守治疗无效者应及时进行透析治疗。

（6）急性肾衰竭及透析治疗：发生急性肾衰竭而有透析指征时，应及时给予透析治疗以帮助患者度过危险期。由于本病具有自愈倾向，肾功能多可逐渐恢复，一般不需要长期维持性透析治疗。

四、病程观察及处理

（一）病情观察要点

（1）临床症状的观察和记录应特别注意神志、血压、水肿、尿量、心脏和肺部体征以及感染灶的变化。

（2）治疗期间特别注意血清补体变化、尿液常规及细胞学检查、血液电解质、酸碱平衡及肾功能的变化。

（3）注意药物剂量根据肾功能进行相应调整，同时注意药物的不良反应，如降压药物、抗生素等。

（二）疗效评定标准

1. 痊愈　水肿消退，尿常规阴性，肾功能正常，血压正常。
2. 好转　水肿消退，血压正常，肾功能正常，尿常规仍有镜下轻度至中度血尿、和（或）微量蛋白尿。
3. 无效　与入院时各项表现无明显改善。
4. 未治　患者未接受治疗。

五、预后

急性链球菌感染后肾炎大多预后良好。绝大部分患者于 1~4 周内出现尿量增加、水肿消退、血压下降或正常，尿液检查也常随之好转；血清免疫学异常一般 28 周内恢复正常，病理检查亦大部分恢复正常或仅遗留轻度细胞增生性病变；部分患者尿检异常可迁延半年至一年以上才恢复正常。小儿预后优于成人及老年人，老年患者可因急性肾衰竭或心力衰竭死亡。远期随访结果报道不一，多数学者认为本病预后虽好，但有 6%~18% 患者遗留有程度不一的尿液检查异常及高血压，少数患者转为慢性，所以应加强随访。老年、持续性高血压、大量蛋白尿或肾脏病理组织增生病变严重、或伴新月体形成者预后较差。

六、随访

1. 出院带药及医嘱　痊愈患者无需带药。未愈患者仍须间歇性口服利尿剂治疗和（或）使用抗高血压药物治疗，此部分患者需要注意休息和避免剧烈运动，适当低盐饮食，并防止感染；肾功能未完全恢复患者应注意优质低蛋白饮食和（或）联合 α 酮酸/必需氨基酸口服治疗。

2. 检查项目与周期　对于未痊愈患者，应定期每 1~2 周复查血压、水肿消退及尿量情况，根据实际每 2~4 周进行尿液常规及细胞学、血液电解质、酸碱平衡及肾功能检查，必要时可复查血清免疫学指标及 24h 尿蛋白定量。

（刘合国）

第二节　急进性肾小球肾炎

一、概述

急进性肾小球肾炎（新月体性肾炎）是以急性肾炎综合征、肾功能恶化、早期出现少尿性急性肾衰竭为特征，病理呈新月体肾小球肾炎表现的一组疾病。因此，急进性肾小球肾炎也被称为新月体肾炎。肾活检显示新月体形成的肾小球数目占全部肾小球数目的 50% 以上，临床表现为血尿、蛋白尿、少尿和肾功能急剧恶化。急进性肾炎是一组由多种原因所致的疾病，主要包括三种情况：①原发性急进性肾小球肾炎。②继发于全身性疾病的急进性肾炎（如狼疮性肾炎）。③继发于原发性肾小球肾炎，即在其他类型肾小球肾炎基础上发生病理类型转变，如膜性肾病、IgA 肾病等。急进性肾炎根据免疫病理可分为三型，其病因和发病机制各不相同：① I 型又称抗肾小球基底膜（glomerular basement membrane，GBM）型肾小球肾炎，抗 GBM 肾炎比较少见，占急进性肾炎的 10%~20%，患者血中有抗 GBM 抗体。抗 GBM 病包括两种情况，即损害单纯局限于肾脏的抗 GBM 肾炎和同时累及肺脏的 Goodpasture 综合征，后者同时伴有肺出血。抗 GBM 病通常见于两个年龄段，即 20~30 岁和 60~70 岁。20~30 岁年龄段以男性常见，肺出血发生率较高；60~70 岁年龄段以女性常见，肺出血发生率低。② II 型又称为免疫复合物型，大多数免疫复合物型急进性肾炎继发于免疫复合物型肾炎，少数为原发性免疫复合物型急进性肾炎。本型是我国最常见的急进性新月体肾炎，主要见于青少年。血中可检测到免疫复合物，血清补体 C3 可降低。总体来说，本型的临床和病理改变比抗 GBM 型及非免疫复合物型要稍轻。③ III 型为非免疫复合物型，又称寡免疫型（pauci-immune）急进性肾炎，非免疫复合物型主要见于中老年人，以西方国家多见。近年来，由于对血管炎认识的提高或其他原因，在国内本病逐渐多见。大约有 1/3 的患者仅有肾脏病变，另外 2/3 继发于全身血管炎改变，前者为狭义的非免疫复合物型肾炎。急进性肾小球肾炎进展很快，如不及时诊断和治疗，患者很快进入不可逆转的终末期肾衰竭。临床医生应该提高对本病的认识，做到早期诊断和治疗，以挽救肾功能。

二、诊断

（一）病史采集要点

1. 起病情况　急进性肾炎可有呼吸道前驱感染，起病多较急，病情急骤进展。继发于全身性疾病或在其他原发性肾小球疾病基础上发生的急进性肾炎起病时可有原发病的表现，如继发于系统性红斑狼疮者可有发热、皮疹、关节痛等。

2. 主要临床表现　急进性肾炎主要表现为血尿、蛋白尿等肾炎综合征的表现，但突出的表现是肾功能急剧恶化和进行性少尿或无尿，并很快发展为肾衰竭。血尿是必有的，一般肉眼血尿比较常见。但蛋白尿呈轻至中度，一般不表现为肾病综合征，这是由于肾功能急骤恶化，肾小球滤过率下降，尿蛋白排泄也相应减少。继发于原发性肾小球肾炎者可在肾病综合征的基础上出现上述表现。可伴有高血压、贫血等。贫血的发生与肾衰竭时肾脏促红细胞生成素合成减少有关，也可能与基础疾病有关，如系统性红斑狼疮。Goodpasture 综合征和继发于全身血管炎的患者可有咯血、气促和肺出血等肾外表现，肺出血严重者加重贫血，继发于全身性疾病如系统性红斑狼疮等还有原发病的表现。

肺出血可以比较轻微，但多数严重，死亡率高。肺出血多见于吸烟者，还可能与吸入碳氢化合物或上呼吸道感染有关。推测这些因素使肺毛细血管基底膜的抗原暴露，被抗 GBM 抗体识别而诱发免疫反应。

继发于全身血管炎的患者有血管炎的肾外表现，受累的器官包括肺、上呼吸道、鼻窦、耳、眼、消化道、皮肤、周围神经、关节和中枢神经系统等。即使没有特定器官受累的表现，也常有发热、乏力、纳差、肌痛和关节痛等。有时在疾病早期并没有肾外表现，疾病发展过程中才出现肾外表现，应引起注意。肺部受累时可有肺出血，肺出血可以是致命的，是决定患者生存的重要指标。

3. 既往病史　抗 GBM 肾炎可有上呼吸道前驱感染史以及吸烟、吸入碳氢化合物等病史。继发于免疫复合物型肾炎的免疫复合物型急进性肾炎可有基础肾小球肾炎病史，如膜性肾病、IgA 肾病等。继发于全身性疾病的急进性肾炎可有原发病病史，如系统性红斑狼疮、血管炎等。

（二）体格检查要点

1. 一般情况　精神萎靡，急性起病面容。

2. 皮肤、黏膜　伴有贫血者呈不同程度贫血貌（面色、口唇、睑结膜、甲床等苍白）；全身皮肤黏膜可有皮损表现，如系统性红斑狼疮可见蝶形红斑、盘状红斑、网状青斑等，继发于过敏性紫癜者可见对称性的紫癜。

3. 血压　血压可有不同程度升高。

4. 其他　严重少尿、高血压、肾功能减退者可伴发充血性心力衰竭、水肿、水钠潴留及酸碱平衡失调等症状和体征。对于继发于血管炎者，体检时应注意有无系统性血管炎的表现。由于血管炎变化多端，可有多器官系统的损害，因而体检时应注意有无相应器官受损的表现，例如眼结膜充血、听力下降、肢端感觉异常等，甚至可有颅内压升高的表现。

（三）门诊资料分析

1. 血常规　伴有贫血者可有红细胞计数下降、血红蛋白下降，呈正细胞正色素性贫血。继发于血管炎的患者常伴有白细胞数增多和中性粒细胞比例增加，血小板可有增多。

2. 尿常规　几乎都有血尿和蛋白尿。血尿多为肾小球源性，尿沉渣镜检可见大量畸形红细胞和红细胞管型、上皮细胞管型和颗粒管型等；尿蛋白呈轻度至中度；尿比重一般不降低。

3. 血生化　血尿素氮及血肌酐进行性升高。有时血清钾亦升高，可能伴有酸中毒，可以表现为阴离子间隙（AG）增大，血 HCO_3^- 浓度下降，CO_2 结合力下降，肾功能衰竭者常有低钙血症和高磷血症。

4. 胸部 X 线　继发于血管炎者肺部照片可见片状阴影，容易误诊为肺炎，严重者可以有肺部团块状阴影，甚至可有空洞，容易误诊为肺癌或肺结核，抗 GBM 肾炎或微血管炎出现肺出血者可表现为大片的肺实变阴影，慢性血管炎可见肺间质纤维化。

5. 双肾脏 B 超 B 超常显示双肾增大，肾脏偏小常不支持急进性肾炎的诊断，提示慢性肾炎加重的可能性较大。

（四）继续检查项目

1）血清抗中性粒细胞胞浆抗体（antineutrophil cytoplasmic antibody，ANCA）包括 PR3 和 MPO 抗原（PR3 – ANCA 和 MPO – ANCA）。

2）血清抗肾小球基底膜抗体（抗 GBM 抗体），血清抗 GBM 抗体的滴度和疾病严重程度呈正比。

3）怀疑为系统性红斑狼疮者需检测抗核抗体（ANA）和抗双链 DNA（dsDNA）和血补体 C3。C3 的降低提示继发于感染后肾小球肾炎、狼疮性肾炎、系膜毛细血管性肾炎或冷球蛋白血症的肾损害。

4）动脉血气分析（ABG）有急性呼吸窘迫综合征者应进行 ABG，表现为 PaO_2 和 $PaCO_2$ 降低。

5）肾活检：需尽快进行。

（1）光镜：正常肾小球囊壁层上皮细胞是单层细胞，在病理情况下，壁层上皮细胞增生使细胞增多（多于三层）形成新月体。急进性肾小球肾炎的病理特征是广泛新月体形成。急进性肾炎的新月体体积较大，常累及肾小球囊腔的 50% 以上，而且比较广泛，通常 50% 以上的肾小球有新月体。新月体形成是肾小球毛细血管袢严重损害的结果，故在与新月体相邻的肾小球毛细血管袢常可见有袢坏死。不同亚型急进性肾炎的新月体略有不同。

抗基底膜肾小球肾炎的新月体比较一致，在疾病的比较早期阶段，所有新月体均为细胞性新月体；在稍晚的阶段，细胞性新月体转化为细胞纤维性新月体。本病进展相当快，起病 4 周后肾活检即可见到纤维性新月体和肾小球硬化。与新月体相邻的肾小球毛细血管袢常有纤维素样坏死，但也可见到正常或基本正常的肾小球。呈"全或无"现象，即有新月体形成的肾小球病变相当严重而没有受累的肾小球可基本正常。肾小球基底膜染色（PAS 或六胺银染色）可见肾小球基底膜完整性破坏和肾小球囊（Bowman）基底膜断裂。严重者可有全球性肾小球毛细血管袢坏死、环形新月体形成和肾小球囊基底膜的广泛断裂及消失。肾小管损害和肾小球疾病相一致，在肾小球损害明显处有严重的肾小管间质损害，可有小管炎；肾间质有大量炎症细胞浸润，甚至可见多核巨细胞形成。如果有动脉或小动脉坏死性炎症，则提示可能同时并发有血管炎（也称为Ⅳ型急进性肾炎）。

免疫复合物型急进性肾炎的新月体数目没有抗 GBM 肾炎多，新月体体积也比较小。与新月体相邻的肾小球毛细血管袢可见有核碎裂等坏死现象，但纤维素样坏死少见，肾小球囊基底膜破坏、断裂比较少见，肾小球周围和肾小管间质损害也比较轻。与抗 GBM 肾炎不同，前者呈"全或无"现象，而免疫复合物型没有新月体的肾小球一般也有系膜增生、基底膜增厚或内皮细胞增生等病变，病变特征主要取决于基础疾病，如膜性肾病有基底膜的弥漫增厚。

非免疫复合物型急进性肾炎的光镜表现和抗 GBM 肾炎相似，肾小球毛细血管袢纤维素样坏死比较常见，伴有广泛大新月体形成，肾小球囊基底膜断裂和肾小球周围严重的肾小管间质炎症与抗 GBM 肾炎相似。未受累及的肾小球可以比较正常。肾小球和肾小管间质浸润的炎症细胞包括了各种细胞成分，有中性粒细胞、嗜酸性粒细胞、淋巴细胞、单核巨噬细胞，甚至可见到多核巨细胞，呈肉芽肿样改变。本型可仅限于肾脏（称为原发性非免疫复合物型急进性肾炎），也可继发于全身性血管炎如显微型多血管炎（microscopic polyangiitis，MPA）、Wegener 肉芽肿（wegener granulomatosis，WG）或 Churg – Strauss 综合征（churg – strauss syndrome，CSS）。两者肾脏病变基本相同，但继发于全身性血管炎尚有肾外病变。如果在肾脏发现有小血管炎表现，常提示继发于全身性血管炎肾损害。由于血管炎的病程可呈发作 – 缓解交替的慢性过程，所以肾活检时可见到有新鲜的活动病变，如纤维素样坏死和细胞性新月体，也可见到慢性病变，如纤维性新月体、肾小球硬化性和肾间质纤维化。这一点和抗 GBM 肾炎不同，后者病变步调比较一致。

总体来说，免疫复合物型急进性肾炎（特别是继发于其他肾小球疾病者）的病理改变比较轻，新月体数目比较少，体积也较小，新月体中巨噬细胞和上皮细胞的比例较低；而抗肾小球基底膜型和非免疫复合物型则病理改变较重，新月体多而大，新月体中巨噬细胞和上皮细胞的比例比较高。

（2）免疫荧光：免疫病理是区别三种急进性肾炎的主要依据。IgG 沿肾小球毛细血管基底膜呈细线状沉积是抗 GBM 肾炎的最特征型表现。几乎所有肾小球 IgG 染色呈中度阳性到强阳性，其他免疫球蛋白一般阴性。有报道 IgA 型抗 GBM 肾炎，主要表现为 IgA 沿基底膜线状沉积。如果 λ 链也呈线状沉积，则提示重链沉积病。本型可见 C3 沿基底膜呈连续或不连续的线状或细颗粒状沉积，但 C3 只有 2/3 的患者阳性。有时可见 IgG 沿肾小管基底膜沉积。在糖尿病肾病，有时可见 IgG 沿基底膜呈线状沉积，但两者的临床表现和光镜特点容易鉴别，糖尿病肾病的 IgG 沉积是由于小血管通透性增加导致血浆蛋白（包括 IgG 和白蛋白）渗出的非特异性沉积，因而前者白蛋白染色阳性。

免疫复合物型急进性肾炎的免疫荧光主要表现为 IgG 和 C3 呈粗颗粒状沉积。由于该型可继发于各种免疫复合物肾炎，因此，继发于免疫复合物肾炎的急进性肾炎同时还有原发病的免疫荧光表现，如继发于 IgA 肾病者，主要表现为系膜区 IgA 沉积；继发于感染后肾小球肾炎的急进性肾炎表现为粗大颗粒或团块状的沉积；继发于膜性肾病者可见 IgG 沿毛细血管细颗粒状沉积。膜性肾病可并发抗 GBM 肾炎，这时 IgG 沿毛细血管基底膜呈细线状沉积在细颗粒状沉积的下面。

顾名思义，非免疫复合物型急进性肾炎肾脏免疫荧光染色一般呈阴性或微弱阳性。偶尔可见散在 IgM 和 C3 沉积。在新月体或血栓处可见有纤维蛋白原染色阳性。有学者报道新月体肾炎肾小球免疫球蛋白沉积越少，其血清 ANCA 阳性机会越大。

（3）电镜：急进性肾炎的电镜表现与其光镜和免疫病理相对应。抗 GBM 肾炎和非免疫复合物型急进性肾炎电镜下没有电子致密物（免疫复合物）沉积。可见到毛细血管基底膜和肾小球囊基底膜断裂，伴中性粒细胞和单核细胞浸润。而免疫复合物型急进性肾炎的电镜特征是可见有多量电子致密物沉积，沉积部位取决于原发性肾小球肾炎的类型，可见于系膜区、上皮下或内皮下。有时也可见毛细血管和肾小球囊基底膜断裂缺口，但比其他亚型少见。

6）可能还有其他器官受累及的表现（如眼、耳、鼻、口腔、喉、肺或神经系统），请相应专科会诊，必要时考虑做相应部位的组织活检。

（五）诊断要点

对于临床上呈急性肾炎综合征表现的患者，如果出现明显的血尿，并有少尿或无尿、快速进展的肾功能不全，应警惕急进性肾炎的可能。在排除了肾后性梗阻等因素后，应及时行肾活检确诊。同时检查血抗 GBM 抗体、p - ANCA（MPO - ANCA）和 c - PCNA（PR3 - ANCA）。免疫荧光对进一步分型有重要作用，如果不能及时获得抗 GBM 抗体的检测结果，可根据免疫荧光 IgG 沿基底膜呈线状沉积初步诊断为抗基底膜肾炎，及时给予血浆置换，以免延误治疗时机。

（六）鉴别诊断要点

原发性急进性肾小球肾炎应与下列疾病鉴别：

1. 引起少尿性急性肾衰竭的非肾小球疾病 如下所述：

（1）急性肾小管坏死：常有明确的肾缺血（如休克、脱水）或肾毒性药物（如肾毒性抗生素）或肾小管堵塞（如异型输血）等诱因，临床上以肾小管损伤为主（尿钠增加、低比重尿小于 1.010 及低渗透压尿），尿沉渣镜检可见大量肾小管上皮细胞，一般无急性肾炎综合征表现，血尿不明显，蛋白尿也很轻微，除非是肾结石、肿瘤等尿路梗阻所导致的肾后性梗阻性急性肾衰竭，否则几乎不出现肉眼血尿。

（2）急性过敏性间质性肾炎：常有明确的用药史及药物过敏反应（低热、皮疹）、血及尿嗜酸性粒细胞增加等，可资鉴别。药物过敏所致的急性间质性肾炎血尿不明显，但个别严重的急性间质肾炎可有血管炎的表现，表现为血尿，但蛋白尿的量很少。必要时依靠肾活检确诊。

（3）梗阻性肾病：患者常突发或急骤出现无尿，但无急性肾炎综合征表现，B 超、CT、磁共振、膀胱镜检查或逆行尿路造影可证实尿路梗阻的存在。顺便指出，正常人即使单侧输尿管梗阻也不致血肌酐升高，只有双侧输尿管梗阻才导致肾衰竭。

2. 引起急性肾炎综合征表现的其他肾小球病 如下所述：

（1）继发性急进性肾炎：肺出血－肾炎综合征（goodpasture 综合征）、系统性红斑狼疮、过敏性紫癜肾炎均可引起新月体肾小球肾炎，依据系统受累的临床表现和实验室特异检查，鉴别诊断一般不难。

（2）原发性肾小球疾病：有的病理改变中肾小球并无新月体形成，但病变较重和（或）持续，临床上呈急性肾炎综合征，如重症毛细血管内增生性肾小球肾炎或重症系膜毛细血管性肾小球肾炎等。临床上鉴别常较为困难，常需作肾活检协助诊断。

（七）免疫病理分型

急进性肾炎根据免疫病理可分为三型，其病因和发病机制各不相同：①Ⅰ型又称抗肾小球基底膜型肾小球肾炎，由于抗肾小球基底膜抗体（抗 GBM 抗体）与肾小球基底膜（GBM）抗原相结合激活补体而致病。②Ⅱ型又称为免疫复合物型，因肾小球内循环免疫复合物沉积或原位免疫复合物形成，激活补体而致病，此型患者常有前驱上呼吸道感染史，提示其致病抗原可能为某些病原体（病毒或细菌）。③Ⅲ型为非免疫复合物型，又称寡免疫型（pauci－immune）急进性肾炎，以往认为发病机制与细胞免疫相关。现已证实 50%～80% 该型患者为肾微血管炎（原发性小血管炎肾损害），肾脏可为首发、甚至唯一受累器官或与其他系统损害并存。原发性小血管炎患者血清中抗中性粒细胞胞浆抗体（ANCA）常呈阳性。近年来有学者将上述类型进一步细分为 5 个类型：在原Ⅰ型中约有 30% 患者发现 ANCA 呈阳性，被归为Ⅳ型；在原Ⅲ型中有 20%～50% 患者的 ANCA 呈阴性，被归为Ⅴ型。

三、治疗

（一）治疗原则

（1）尽早明确诊断，一旦确诊或高度疑似，应给予积极治疗。由于急进性肾炎进展十分迅速，延迟治疗将导致肾小球功能永久性的损害，因此，对本病急性期应强调早期积极治疗。

（2）根据免疫病理分型，制定合理的治疗方案，由于各亚型急进性肾炎的发病机制不同，因此应针对各种亚型选用不同的治疗方案。

（3）在治疗过程中，应密切观察疗效，及时改进治疗方案。

（4）注意药物副反应：由于治疗急性肾小球肾炎的治疗方案常十分强烈，所选用的药物毒性较大，而且短期内使用的剂量也较大，肾功能不全时又使肾脏对药物的排泄减少，易致严重的不良反应，应特别注意防治。

（5）合理支持治疗：由于本病常并发肾衰竭，导致高钾血症、严重酸中毒、急性左心力衰竭等并发症，常需给予透析治疗，帮助患者度过危险期。

（二）治疗计划

1. 一般治疗　急性期应卧床休息，待肉眼血尿消失、水肿消退及血压恢复正常后逐步增加活动量。水肿、高血压者，给予无盐或低盐饮食。不建议患者进食代盐，后者常为钾盐，可加重肾衰竭的高钾血症。氮质血症时应限制蛋白质摄入，并以优质动物蛋白为主，尽量减少植物蛋白，既保证营养，又减轻肾脏的负担，改善氮质血症。对于严格控制蛋白摄入者，可补充 α 酮酸预防营养不良，并保证有足够的热量。饮食中应含丰富的维生素。明显少尿的急性肾衰竭者需限制液体摄入量，若有透析支持者，则对液体摄入的限制可适当放宽。尿少时还应注意避免摄入过多含钾的食物，如柑、橙、香蕉、冬菇、木耳等，避免进食杨桃，后者可使肾衰竭患者出现神经系统损害，甚至昏迷。

2. 对症治疗　如下所述：

（1）利尿消肿：因钠水潴留不仅可以引起水肿、高血压，还可以引起循环负荷过重、心力衰竭等，使用利尿剂可以防治并发症的发生。经限制钠、水摄入量后，仍有水肿、高血压，应加用利尿剂。常用的利尿剂有噻嗪类，但当肾小球滤过率小于 25ml/（min·1.73m²）时，需要使用强有力的袢利尿剂如呋塞米（速尿）等。呋塞米可以口服或静脉注射，30min 起效，作用仅 4～6h，必要时每日可用 2～3次，有时需 400～1 000mg/d，应注意大剂量呋塞米对听力的不良反应。还可以加用血管解痉药，如小剂量多巴胺，以加强利尿效果。一般不使用渗透性利尿剂、汞利尿剂和保钾利尿剂。

（2）降压：若经休息、限盐、利尿，血压仍不能恢复者，应进行降压治疗。必要时采用钙通道阻滞剂、α受体阻断剂控制血压。存在高肾素时，可以使用ACEI和ARB类药物。但此类药物可减少肾小球滤过率，加重肾功能不全和高钾血症，对于没有透析支持患者需密切观察。由于本病患者常有尿少，不推荐使用硫酸镁降压。有高血压脑病时，应紧急静脉用药降压：如硝普钠，成人剂量50mg加入5%葡萄糖液中缓慢滴注或用输液泵持续注射，按血压调整滴速。硝普钠降压迅速，用药后数十秒即起作用，维持时间短，停药3~5min作用即消失。不良反应有低血压、恶心、呕吐、面红、抽搐、出汗等。由于硫氰酸盐通过肾脏排泄，急进性肾炎时肾功能下降，容易导致硫氰酸盐浓度过高，不宜久用。在没有透析支持的情况下，一般使用不超过1~2d；如有透析支持则可比较安全使用。改用硝酸甘油滴注可以避免硫氰酸盐蓄积。

（3）充血性心力衰竭的治疗：本病水钠潴留是由于循环血容量增多造成，并非真正的心肌收缩力下降，因此治疗上应限钠、利尿、降压以减轻心脏负荷，纠正水钠潴留。一般不采用增强心肌收缩力的洋地黄类药物。必要时可采用酚妥拉明、硝酸甘油或硝普钠以减轻心脏负荷，经保守治疗仍不能控制病情，尽早采用血液滤过脱水治疗。

3. 诱导缓解 如下所述：

（1）血浆置换：血浆置换能迅速清除血中抗GBM抗体，减少肾小球抗原抗体反应，适合于抗GBM型（Ⅰ型）急进性肾炎。需配合糖皮质激素和细胞毒药物，早期应用，效果良好。Levy等报道71例抗基底膜病，其平均年龄为40岁（17~76岁），其中55%需透析治疗，18%血肌酐大于500μmol/L，62%有肺出血。经过血浆置换加上糖皮质激素和细胞毒药物治疗后，1年肾存活率大于53%。血肌酐小于500μmol/L者肾存活率为93%，血肌酐大于500μmol/L但无需透析支持者为82%，需要透析支持者只有8%。长期随访资料表明，治疗时血肌酐小于500μmol/L者，10年肾存活率达80%；血肌酐大于等于500μmol/L而无需透析支持者为60%。这说明抗GBM病早期给予血浆置换加上糖皮质激素和细胞毒药物具有良好效果。大约有1/3的抗GBM病同时伴有ANCA阳性，但这些患者的临床表现和对血浆置换加免疫抑制剂的治疗反应相似。因此，无论抗GBM病患者ANCA是否阳性，早期治疗是一样的。但在疾病缓解后的维持治疗阶段，则可能有所不同。因为抗GBM病一经治疗，抗GBM抗体转阴后，一般不再复发，故无需维持治疗。而血管炎则容易复发，故对于伴有抗GBM抗体阳性的患者，仍需监测ANCA滴度，来决定维持治疗方案。

血浆置换的剂量是每天2~4L或60ml/kg（最多每天4L），每天置换1次，直至抗GBM抗体转阴。如没有抗GBM抗体检测，一般需置换14d。置换时用5%人血清白蛋白作为置换液。对有出血倾向和肺出血者，置换后补充新鲜冰冻血浆，以补充凝血因子。因患者同时使用较强的免疫抑制剂，必要时可适当补充丙种球蛋白预防感染。对于免疫复合物型（Ⅱ型）急进性肾炎一般不用血浆置换，但继发于系统性红斑狼疮和冷球蛋白血症的新月体肾炎例外，血浆置换可以去除血中的自身抗体或抗原抗体复合物，有助于狼疮肾炎和冷球蛋白血症的治疗。对于非免疫复合物型（Ⅲ型）急进性肾炎，无论是局限于肾脏还是继发于全身性血管炎的新月体肾炎，新近研究表明，使用血浆置换具有较好的疗效，特别是对于已经需要透析支持者。有肺出血的危险者，血浆置换可能有帮助。

（2）糖皮质激素：无论是哪一型的急进性肾炎，都需用糖皮质激素的治疗，而且需要大剂量冲击治疗。一般采用甲泼尼龙7.0mg/（kg·d）（大约0.5g/d），静脉滴注，每天1次，连续3d，然后给予泼尼松龙1.0mg/（kg·d）口服，8周后逐渐减量，每周减5mg至逐渐停用，总疗程大约半年。免疫复合物型急进性肾炎对强化免疫抑制治疗的反应不如抗GBM肾炎或非免疫复合物型急进性肾炎有效，故糖皮质激素的用量可能需要较大，如甲泼尼龙1.0g静脉滴注，连续3d。如病情需要，3周后可重复一个疗程的冲击治疗。本型糖皮质激素的疗程也可能需要较长，如1.0~1.5年。抗GBM肾炎经治疗后抗GBM抗体较快转阴，而且很少复发，故一般免疫抑制剂治疗无需太长（半年以内），也无需维持治疗。而免疫复合物型急进性肾炎多继发于其他免疫复合物肾炎，故疗程取决于基础疾病，如系统性红斑狼疮则可能须终身免疫抑制剂维持治疗。非免疫复合物型急进性肾炎的治疗基本上同ANCA相关血管炎，具体疗程需根据血管炎控制情况而定，检测ANCA抗体的滴度有助于决定治疗方案。由于血管炎不同于抗 GBM 病，前者容易复发，故通常免疫抑制剂的疗程需要较长。由于糖皮质激素使用的剂量较大，患者病情较重（如肾衰竭），故容易出现感染、高血压和高血糖等不良反应，应注意及时发现和防治。

（3）细胞毒药物：无论是哪一型的急进性肾炎一般都需要合用细胞毒药物。常用环磷酰胺，可以口服或静脉注射，口服剂量 1.5～2.0mg/（kg·d）。静脉注射有多种方法，例如可采用 0.5g/m² 的剂量，加入 100ml 生理盐水静脉注射，每月 1 次，根据病情可将剂量增加至 1.0g/m²；也可以采用 15mg/kg 的剂量，加入 100ml 生理盐水静脉注射，每 2 周 1 次；还可以用 0.2g，加入 40ml 生理盐水静脉注射，隔日 1 次。采用隔日口服或静脉注射的方式，环磷酰胺的累计剂量增加较快，不良反应也可能比较大。应每 2 周检查 1 次血常规，如血白细胞计数小于 3.0×10^9/L 或中性粒细胞绝对计数小于 1.5×10^9/L，则应暂时停药观察。有时使用每月 1 次的治疗方案不容易控制疾病的活动，则可改用每 2 周 1 次或隔日 1 次的方法。环磷酰胺的总疗程一般需 3～6 个月，需根据病情如 ANCA 的滴度来决定疗程长短。一般认为 1 年内环磷酰胺治疗总量以控制在 150mg/kg 为宜。如环磷酰胺已经用足量而病情尚未完全控制，可考虑用硫唑嘌呤口服维持，剂量为每天 2.0mg/kg。硫唑嘌呤用于诱导 ANCA 相关血管炎缓解疗效不如环磷酰胺，但用于维持治疗疗效与环磷酰胺相似，而不良反应可能比环磷酰胺轻，适合用于维持治疗。如白细胞计数偏低不能使用环磷酰胺或硫唑嘌呤，可采用霉酚酸酯（mycophenolate mofetil，MMF），剂量为 0.25～0.75g，每日 2 次。MMF 起效较慢，用于诱导缓解的疗效一般认为不如环磷酰胺快，故多用于维持治疗。MMF 的优点是骨髓抑制和性腺抑制的不良反应较小，缺点是价格昂贵。近年来，有学者发现 MMF 有时也可出现严重的粒细胞减少，其机制不明。MMF 在肾功能不全患者的毒性较大，主要为贫血和白细胞减少，这时需要减少剂量甚至停用。有学者注意到，先前使用了有骨髓抑制不良反应的药物又使用 MMF，可能易出现白细胞减少，故应注意监测血常规。环磷酰胺除有骨髓抑制和性腺抑制的不良反应外，还可见脱发、出血性膀胱炎、肝损害和感染等，还可能有致畸和致肿瘤作用。抗基底膜病一旦经过治疗，复发罕见，故细胞毒药物疗程一般无需太长，而且也无需维持性治疗。而免疫复合物型急进性肾炎的治疗则取决于基础疾病。对于原发性免疫复合物型急进性肾炎，细胞毒药物剂量常需偏大，而且疗效不如抗基底膜病或 ANCA 相关性血管炎；对于非免疫复合物型急进性肾炎，细胞毒药物的剂量取决于血管炎控制的效果，可以借助 ANCA 等指标来指导用药。血肌酐的高低不是决定是否使用免疫抑制剂治疗的唯一因素，肾脏病理改变具有重要参考价值。如果血肌酐高而肾脏病理改变主要为活动性病变（毛细血管袢坏死、细胞性新月体、肾小管炎和肾小血管炎），则免疫抑制剂仍可能逆转肾功能；如果血肌酐升高而肾脏病理改变以慢性病变（肾小球硬化、纤维性新月体、肾小管萎缩和肾间质纤维化）为主，免疫抑制剂可能弊大于利。如果 B 超检查双肾不是增大而是缩小，则已进入终末期肾衰竭，过度治疗已无意义。ANCA 阳性的抗基底膜肾炎对免疫抑制剂反应可能优于 ANCA 阴性者，即使血肌酐已经明显升高，使用环磷酰胺等免疫抑制剂可能仍有效。

4. 支持治疗　对于已有肾衰竭的患者应及时给予透析支持。急性肾衰竭达到透析指征者应尽早透析治疗，经血浆置换和（或）免疫抑制剂治疗后患者可能脱离透析。慢性肾衰竭患者只能维持性透析治疗。经过治疗缓解或好转的患者，常遗留有不同程度的肾损害或肾功能不全。这时应注意保护残存的肾功能，如使用 ACEI 或 ARB，防止肾小球过度滤过和减少尿蛋白，保护肾功能；同时应注意控制血压和避免使用肾毒性的药物。终末期肾衰竭者可考虑肾移植，但移植一般应在病情控制半年到 1 年左右后进行。抗 GBM 肾炎需在抗 GBM 抗体阴转后方能移植，否则非常容易复发。如果在抗 GBM 抗体阴转后移植一般罕见复发。非免疫复合物型急进性肾炎肾移植后较容易复发。继发于全身性血管炎的新月体肾炎肾移植后复发率约为 20%，而局限于肾脏的原发性非免疫复合物型新月体肾炎复发率稍低一些。与抗 GBM 病不同，肾移植时血清 ANCA 阳性似乎不增加复发危险，但一般肾移植仍需在发病或最近一次复发 6 个月后才进行，而且在疾病的缓解期进行。免疫复合物型新月体肾炎肾移植后复发的情况取决于基础疾病，原发性免疫复合物型肾炎肾移植复发率的资料不详。

5. 维持治疗、防止复发　如下所述：

1）药物治疗

（1）硫唑嘌呤：1.0～1.5mg/（kg·d）口服，合用小剂量糖皮质激素（泼尼松：7.5～10.0mg/

d)。

（2）吗替麦考酚酯（MMF）：1.0～2.0g/d，分两次服用作为维持治疗，并合用小剂量糖皮质激素（泼尼松：7.5～10.0mg/d）。

2）监测随访

（1）每月查血常规和肝功能一次，如血白细胞计数小于 $3.0 \times 10^9/L$，中性粒细胞绝对计数小于 $1.5 \times 10^9/L$ 或出现肝损害时需停药观察并给予对症处理。

（2）停用免疫抑制剂后需定期随访（每3～6个月1次），检测抗 GBM 抗体或 ANCA 并结合其他临床或病理指标判断是否有复发，并及时防治复发。

6. 防治并发症　如下所述：

（1）肺部感染：由于急进性肾小球肾炎病情进展迅速，常需使用大剂量免疫抑制剂冲击治疗，患者常因免疫力低下发生肺部感染，加速病情进展。一旦发现，应积极治疗。主要为细菌感染，但也可表现为肺念珠菌病，包括念珠菌支气管肺炎和念珠菌肺炎。此外，还需要注意肺部病毒感染，最为严重者是巨细胞病毒（cytomegalovirus，CMV）肺炎，肺部症状多与其他非细菌性肺炎相似，但呼吸困难可能较明显，有发绀及三凹征等。听诊多无异常，与肺部 X 线改变不相平行。X 线胸片可见广泛的条索状纹理增粗和小叶性炎症浸润灶，呈网点状阴影。本病缺乏独特的临床表现，从临床标本中分离出 CMV 病毒或其特异性抗体（呈4倍以上增加或持续抗体滴度升高）有助于确诊。出现 CMV 感染，会对患者的生命造成严重威胁。因此，应积极预防 CMV 肺炎，避免过度使用免疫抑制剂。

（2）肺出血-肾炎综合征和继发于全身血管炎的患者可有肺出血的表现。肺出血可比较轻微，但多数病情严重，甚至是致命的，是决定患者生存的重要指标。临床上要予以足够的重视。对于老年人和有吸烟、吸入碳氢化合物史及有血管炎病史的急进性肾小球肾炎的患者若出现咳嗽、咳血丝痰应首先考虑是否并发有肺出血。此时应立即行胸部 X 线摄片，卧床患者行床边 X 线摄片。出现肺出血者 X 线片可表现为大片的肺实质阴影。肺出血早期，X 线片可以没有明显变化，肺出血者病情进展极为迅速，往往等 X 线片出现明显改变时，病情已不易控制。因此，本病强调早期发现，并积极给予强有力的治疗。一旦急进性肾小球肾炎患者出现肺出血表现，应立即给予血浆置换，并采用甲泼尼龙（MP）0.5～1.0g/d，静脉滴注，每天1次，连续3d进行冲击治疗。血浆置换通常每日或隔日1次，每次置换血浆2～4L，一般需置换10～14次左右。如有可能，尽量用新鲜冰冻血浆进行置换。如果用5%人血清白蛋白作为置换液，则置换后补充新鲜冰冻血浆，以补充凝血因子，防止出血加重。因患者同时使用较强的免疫抑制剂，必要时可适当补充丙种球蛋白预防感染。肺出血者常因肺毛细血管受损，通透性增加伴渗出，导致肺泡弥散功能障碍，常发生急性呼吸窘迫综合征（ARDS）。临床表现除急进性肾炎和肺出血表现，还出现突发性进行性呼吸窘迫、气促、发绀、常伴有烦躁、焦虑、出汗等。早期体征可无异常，或仅闻少量湿啰音；后期多可闻及水泡音，可有管状呼吸音。动脉血气分析（ABG）显示 PaO_2 降低，$PaCO_2$ 降低。应立即给予氧疗，一般需用高浓度给氧，才能使 $PaO_2 > 60mmHg$（1.98kPa）或 $SaO_2 > 90\%$。轻症者可用面罩给氧，但多数患者需用机械通气支持。

（3）肝损害：细胞毒药物易导致肝损害，常发生在用药后的1～4周，临床表现和其他肝炎大致相同，轻者仅转氨酶轻度升高，严重者可有疲乏、食欲不振、恶心、呕吐、尿黄、肝区不适等表现。住院期间每2周查肝功能一次，注意其转氨酶和胆红素情况。一旦发现肝损害，应立即停用细胞毒药物，给予保肝解毒药物治疗，如还原谷胱甘肽等。对于有肝功能不全病史的患者，应尽量选用同类药物中肝毒性较小的免疫抑制剂。泼尼松需经肝脏转化为泼尼松龙才能发挥作用，在肝功能不全时，宜直接使用甲泼尼龙或泼尼松龙，后两者无需经肝脏转化可以直接发挥作用。

（三）治疗方案的选择

1. Ⅰ型抗肾小球基底膜型肾小球肾炎　首选血浆置换。通常每日或隔日1次，每次置换血浆2～4L，直至血清抗 GBM 抗体转阴、病情好转。如无抗 GBM 抗体检测，一般需置换14d。该疗法需配合糖皮质激素及细胞毒药物，以防止反跳，可采用甲泼尼龙加环磷酰胺冲击治疗。在决定细胞毒药物剂量时需结合患者病情、年龄和肾功能综合考虑，年龄60岁以上或肾脏慢性病变显著者，环磷酰胺考虑减少剂量20%。

2. Ⅱ型免疫复合物型急进性肾炎　对于免疫复合物型急进性肾炎一般不用血浆置换，但对于继发于系统性红斑狼疮或冷球蛋白血症的新月体肾炎，血浆置换可以去除血中的自身抗体或冷球蛋白。一般多采用糖皮质激素联合细胞毒药物治疗。但免疫复合物型急进性肾炎多继发于其他免疫复合物肾炎，故糖皮质激素联合细胞毒药物治疗的疗程取决于基础疾病，如系统性红斑狼疮则可能需要终身免疫抑制剂维持治疗。

3. Ⅲ型非免疫复合物型急进性肾炎　对于非免疫复合物型急进性肾炎，无论是局限于肾脏还是继发于全身性血管炎的新月体肾炎，血浆置换主要用于需要透析支持者或有肺出血者。非免疫复合物型急进性肾炎的免疫抑制剂的治疗基本上同 ANCA 相关血管炎：糖皮质激素1.0mg/（kg·d）口服，使用8周后每周减量5mg 至维持剂量 ［0.25mg/（kg·d）］；对于肾脏有显著活动病变（毛细血管祥坏死、新月体形成和大量炎症细胞浸润）并伴有短期肾功能恶化者，给予甲泼尼龙（MP）0.5～1.0g，静脉滴注，每天一次，连续3d；环磷酰胺 0.5～1.0g/m^2，静脉注射，每月注射一次至基本缓解（一般3～6个月）或环磷酰胺 1.5～2.0mg/（kg·d），口服至基本缓解（一般3个月）。需要指出，单用糖皮质激素并不能有效预防血管炎复发，通常需要加用细胞毒药物。

4. Ⅳ型即抗 GBM 肾炎中 ANCA 阳性　治疗方案同Ⅰ型抗肾小球基底膜型肾小球肾炎，但因此型可能较Ⅰ型容易复发，因而免疫抑制剂的疗程可能需要较长。

5. Ⅴ型即非免疫复合物型急进性肾炎中 ANCA 阴性　治疗方案同Ⅲ型非免疫复合物型急进性肾炎，但因 ANCA 阴性，在后期随访过程中病情的判断有一定影响，需根据临床指标及相关检查综合判断疗效。

四、病程观察及处理

（一）病情观察要点

1）患者病情比较严重，查房时需注意有无心率过慢（高钾血症）、心率过快（血容量过多或心功能不全）、呕吐（肾衰竭）、抽搐（低钙血症）、双肺啰音增多和颈静脉怒张（血容量过多或心力衰竭）、呼吸深长（酸中毒）、水肿（水过多）等情况。

2）每周检测尿常规和血生化等，以了解肾脏病变及血生化的变化，特别注意是否有高钾血症、酸中毒、低钙血症和高磷血症等电解质紊乱并给予相应处理。低钠血症常提示患者体内水过多，需行利尿或透析超滤脱水（需排除缺钠所致，前者常有血压升高、水肿等表现）。注意肝酶变化，有肝酶升高者可能需暂停环磷酰胺。

3）定期检测血清抗体，如抗肾小球基底膜抗体（抗 GBM 抗体）、抗中性粒细胞胞浆抗体（AN-CA）、抗核抗体（ANA）和抗双链 DNA（dsDNA）的滴度是否阴转或降低。

4）注意监测血常规：住院期间每2周查血常规一次，如血白细胞计数小于 3.0×10^9/L 或中性粒细胞绝对计数小于 1.5×10^9/L 需停药观察并给予对症处理；了解患者是否有贫血并给予相应处理。贫血可能是血管炎本身和肾衰竭的表现，但突然的血红蛋白下降应注意有无肺出血。

5）注意药物不良反应

（1）糖皮质激素：由于糖皮质激素使用的剂量较大，而患者病情较重（如肾衰竭），容易出现感染、高血压和高血糖等不良反应，注意及时防治。

（2）环磷酰胺：有骨髓抑制和肝损害的不良反应，故要定期监测血常规，还需留意有无脱发、出血性膀胱炎、性腺抑制和感染等不良反应。

（3）MMF：骨髓抑制的不良反应较小，但有时也可出现严重的粒细胞减少。MMF 在肾功能不全患者的毒性增大，主要为贫血和白细胞减少，部分患者可有消化道症状，如腹痛、腹泻、腹胀等。

（二）疗效判断与处理

1. 疗效判断　如下所述：

1）基本治愈：血尿、蛋白尿基本阴转，肾功能基本正常。实验室检查显示血清抗体（如抗 GBM 抗体、ANCA 等）转阴或滴度明显降低。

2）缓解：血尿、蛋白尿减轻，肾功能好转。实验室检查显示血清抗体（如抗 GBM 抗体、ANCA 等）滴度降低。

3）无效：经充分治疗后症状、血尿、蛋白尿、肾功能均无改善。实验室检查显示血清抗体滴度无降低。

2. 处理　如下所述：

（1）有效或缓解者：可以将免疫抑制剂剂量逐渐减少至维持剂量，维持的时间取决于缓解的指标及基础疾病。

（2）无变化：经积极治疗 2 周以上未见疗效者，需重新评估诊断是否正确，治疗方案是否合理及时。

（3）病情恶化：常提示免疫抑制剂治疗强度不足，或病情已进入终末期，也可能是并发了其他并发症如感染，需重新全面评估患者目前的情况并调整治疗方案。

五、随访

1. 定期随访　每月监测血、尿常规、肝肾功能及其他免疫学指标（如 ANCA 或抗 GBM 抗体）。

2. 保护肾功能　避免加重肾脏损害的因素，如感染、劳累及使用肾毒性药物（如氨基糖苷类抗生素等）。

六、预后

患者若能及时诊断和早期强化治疗，预后可得到显著改善。早期强化治疗可使部分患者得到缓解，避免或脱离透析，甚至少数患者肾功能得以恢复。若诊断或治疗不及时，多数患者于数周至半年内进展至不可逆肾衰竭。影响预后的主要因素有：①免疫病理类型：Ⅲ型较好，Ⅰ型最差，Ⅱ型居中。②强化治疗是否及时：临床无少尿、血肌酐小于 $530\mu mol/L$ 或肌酐清除率大于 $15ml/min$、病理尚未显示广泛不可逆病变（纤维性新月体、肾小球硬化或间质纤维化）时即开始治疗者预后较好，否则预后差，血肌酐升高的程度是决定肾存活率的主要指标，早期治疗预后较好。需要透析支持的患者经治疗也有脱离透析的可能。③老年患者预后相对较差。④血清抗 GBM 抗体的滴度和疾病严重程度呈正比。如果抗 GBM 抗体仍然阳性时进行肾移植，将不可避免地出现抗 GBM 病复发。如果能在疾病早期及时给予血浆置换、细胞毒药物和糖皮质激素治疗，患者预后尚可；晚期治疗则疗效很差。

本病缓解后的长期转归，常逐渐转为慢性病变，发展为慢性肾衰竭，故应特别注意采取措施保护残存肾功能，延缓疾病进展和慢性肾衰竭的发生。部分患者可获得长期维持缓解。少数患者可复发，必要时可重复肾活检。复发时部分患者强化治疗仍可有效。

（刘合国）

第三节　慢性肾小球肾炎

一、概述

慢性肾小球肾炎简称慢性肾炎，是指由不同病因、不同病理所构成的一组原发性肾小球疾病。临床上以缓慢进展的肾炎综合征为特点。其基本表现是水肿、高血压、蛋白尿、血尿及不同程度的肾功能损害。病理上双侧肾小球呈弥漫性或局灶性改变，病理改变多样，可表现为系膜增生性肾炎、膜性肾病、系膜毛细血管性肾炎及 IgA 肾病等，所以严格来说慢性肾炎是一组原发性肾小球疾病的总称，而不是一个独立性的疾病，由于临床上未能广泛开展肾组织活检病理检查，临床工作中仍保留慢性肾炎的诊断，并对其进行临床分型以帮助制定治疗方案与预防病情进展和肾功能恶化。临床上部分患者在肾脏慢性损害的过程中病变急性加重和进展，治疗比较困难，并最终出现肾衰竭，预后相对较差。

二、诊断

（一）病史采集要点

1. 起病情况　患者一般无前驱症状，无急性肾炎或链球菌感染病史，难于确定病因。起病方式不一，部分患者起病无明显临床症状，仅于体格检查时发现血压高或血尿、蛋白尿。多数患者有乏力、头痛、水肿、贫血等临床表现；少数患者起病急、水肿明显，尿中出现大量蛋白；也有部分患者始终无症状直至出现尿毒症表现方就诊。因此需耐心分析，以便了解病情和疾病进展情况。

2. 主要临床表现　部分患者无明显临床症状。早期可有乏力、疲倦、腰部酸痛、纳差等一般表现；水肿可有可无，一般不严重；部分患者可有头痛、头晕、失眠等，与高血压、贫血、某些代谢及内分泌功能紊乱等有关；少数患者可出现少尿，肾小管功能损害较明显者可出现尿量增多、夜尿频繁，此类患者水肿不明显甚至可出现脱水表现。此外，部分患者病情常因感染、劳累、使用肾毒性药物等因素呈急性发作或急骤恶化，经及时去除诱因和恰当治疗后病情可有一定程度缓解，但也可能由此而进入不可逆的肾衰竭进程。肾功能严重恶化者可出现各器官系统受累相应的临床表现如贫血、血压增高及消化道症状等。

3. 既往病史　对疾病的诊断和鉴别诊断具有重要意义，特别注意感染史、特殊用药及吸毒史，有无高血压、糖尿病及痛风病史，有无肝炎、寄生虫等传染病史，各种手术史、射线及化学物质及重金属接触史。

（二）体格检查要点

1. 一般情况　慢性病表现。可有精神萎靡，乏力；部分患者如存在感染等诱因可有发热；血压可升高，多为持续中等度的血压升高，尤其以舒张压升高为明显。

2. 皮肤黏膜　皮肤黏膜苍白提示存在贫血。水肿常较轻，眼睑及颜面水肿为主，晨起症状较明显；肢体水肿呈凹陷性。注意皮疹、黏膜溃疡及毛发改变。

3. 浅表淋巴结　如有上呼吸道急性或慢性感染诱因，部分患者可有头颈部浅表淋巴结肿大。部分自身免疫性疾病患者也可出现全身浅表淋巴结肿大。

4. 头颈部　如存在上呼吸道急性或慢性感染，咽部及扁桃体可有相应感染表现，如滤泡增生、黏膜充血、扁桃体肿大及分泌物附着等。注意眼部病变、听力改变、颅内高压及脑水肿眼底改变；高血压常伴有眼底视网膜动脉变细、纤曲和动、静脉交叉压迫现象，少数可见视盘水肿、眼底絮状渗出物和（或）出血。

5. 胸腔、心脏及肺部　少数严重病例可有胸腔积液。如存在肺部感染诱因可出现相应肺部体征。长期严重高血压者可出现相应心脏表现。

6. 腹部　少数严重病例可有腹腔积液，若并发全心衰竭者可有肝、脾肿大。

7. 四肢及关节　注意关节有否红、肿、痛、畸形及活动受限等改变。

（三）门诊资料分析

1. 尿液检查　尿常规检查提示尿比重偏低，多在 1.020 以下，疾病晚期常固定低比重尿。部分患者肾小管间质损伤严重可出现糖尿、氨基酸尿及尿液酸化功能障碍。尿沉渣中常有红细胞及管型（颗粒管型、透明管型）。尿蛋白定性由微量至大量不等。急性发作期有明显血尿或肉眼血尿，蛋白尿也可明显加重。

2. 血常规　常有轻、中度正色素性贫血，红细胞及血红蛋白成比例下降。白细胞计数多正常。

3. 血液生化及肾功能检查　可有低蛋白血症，一般血清电解质及酸碱平衡无明显异常。早期血清尿素氮及肌酐可在正常范围，随着病情发展，肾功能下降者血尿素氮及肌酐可有不同程度的增高。

（四）继续检查项目

1. 尿蛋白定量　尿蛋白定量常在 1~3g/24h，部分患者尿蛋白定量可达到肾病综合征水平。

2. 其他血液学检查 患者血沉常增快。部分大量蛋白尿患者可有低白蛋白血症及高脂血症，部分患者可有免疫球蛋白水平异常，如为系膜毛细血管性肾炎可有补体水平降低。血清蛋白电泳或免疫固定电泳、肿瘤标志物血清学检查、风湿性或自身免疫性疾病血清免疫学检查有助于排除继发于全身性疾病及肿瘤的肾小球肾炎，如狼疮性肾炎、血管炎肾损害、多发性骨髓瘤肾损害等。

3. 肾功能检查 包括肾小球滤过功能和肾小管功能评估。部分患者可有肾小球滤过率、内生肌酐清除率降低，酚红排泄试验、尿浓缩稀释功能及酸化功能均减退。肾功能分期多属代偿期或失代偿期。

4. 影像学检查 超声影像学检查早期可见双肾正常或缩小，肾皮质变薄或肾内结构紊乱。

5. 肾活检病理 对于慢性肾炎患者应强调肾活检以进一步明确诊断，如无肾穿刺活检禁忌证，应对所有慢性肾炎患者行肾活检病理检查。一方面有助于与继发性肾小球肾炎相鉴别；另一方面可以明确肾小球病变的组织学类型，做出正确的临床病理诊断；此外，肾活检尚可明确病理损害的程度及病变活动性，从而指导临床采取正确积极的治疗措施，延缓慢性肾脏病的进展。慢性肾小球肾炎病理改变与病因、病程和类型有关，可表现为弥漫性或局灶节段性系膜增殖、膜增殖、膜性、轻微病变、局灶硬化或晚期肾小球纤维化等。除肾小球病变外，尚可伴有不同程度肾小管间质炎症及纤维化。晚期肾小球硬化及毛细血管襻萎缩，肾小球呈玻璃样变或纤维化，残存肾小球可代偿性增大，肾小管萎缩等。

（五）诊断要点

根据临床表现，尿检查异常，不同程度水肿，高血压及肾功能异常，病程持续达 1 年以上并除外继发性和遗传性肾炎，临床上可诊断慢性肾炎。肾穿刺活检组织病理检查可以确定肾小球疾病性质及病理类型。

（六）鉴别诊断要点

1. 继发于全身疾病的肾小球疾病 不少全身性疾病可引起继发性肾损害，其表现与慢性肾炎相似，如狼疮性肾炎、过敏性紫癜性肾炎、糖尿病肾病、痛风性肾病、多发性骨髓瘤肾损害、肾淀粉样变、感染性心内膜炎、乙型肝炎病毒相关性肾炎等。根据相应的临床表现及实验室检查，一般不难鉴别。肾活检病理检查更有助于进一步的鉴别诊断和确诊。

2. 原发性高血压肾损害 高血压亦可引起肾脏损害，出现尿异常改变和肾功能改变。鉴别原发性高血压肾损害（即良性肾小动脉性肾硬化症）与慢性肾炎所致高血压，病史很重要，前者高血压病史在先，而后者则先有尿液检查异常。高血压肾损害先有较长期高血压，其后再出现肾损害；临床上远端肾小管功能损伤（如浓缩功能减退、夜尿增多）较肾小球功能损伤早；尿沉渣改变轻微，尿蛋白定量较少，仅微量至轻度蛋白尿，可有镜下血尿及管型，罕有持续性血尿及红细胞管型；一般无贫血及低蛋白血症；常伴有高血压其他靶器官（如心、脑等）损伤的临床表现。肾穿刺活检病理检查常有助于进行鉴别诊断。

3. 遗传性肾小球疾病 Alport 综合征为性连锁显性遗传性疾病。临床表现与慢性肾炎相似，但常起病于青少年（多在 10 岁之前），患者有眼（球形晶状体）、耳（神经性耳聋）、肾（血尿、蛋白尿及进行性肾功能损害）异常，并多有阳性家族史。

4. 其他原发性肾小球病 症状轻微的慢性肾炎应与隐匿型肾炎相鉴别，后者主要表现为无症状性血尿和（或）蛋白尿，无水肿、高血压和肾功能减退的临床表现。有前驱感染并以急性发作起病的慢性肾炎需与感染后急性肾炎相鉴别，慢性肾炎急性发作多在短期内（数日）病情急剧恶化，血清补体水平无动态变化有助于与感染后急性肾炎相鉴别；此外，慢性肾炎病程迁延，无自愈倾向，呈慢性进展性，也可与感染后急性肾炎相鉴别。

三、治疗

（一）治疗原则

慢性肾炎的治疗应以防止或延缓肾功能进行性恶化、改善或缓解临床症状及防治严重并发症为主要目标，而不以消除尿中蛋白、红细胞为主要目标，因此临床上着重强调综合性防治措施。

（二）治疗计划

1. 一般治疗　如下所述：

（1）休息：慢性肾炎患者应注意休息，避免过度劳累而加重病情。如患者无明显水肿、高血压，血尿和蛋白尿不严重，无肾功能不全表现，可以从事一般日常生活、工作和劳动。如有明显高血压、水肿或短期内肾功能明显减退，则应卧床休息。

（2）饮食：肾功能不全患者应根据肾功能减退程度控制蛋白质及磷的摄入量，低蛋白饮食已成为非透析疗法的重要组成部分，其疗效已为大量的动物实验和临床研究所证实。对轻度肾功能减退者，蛋白摄入量一般限制在 0.6g/（kg·d）；如患者肾功能减退而又并发大量蛋白尿，则可适当放宽蛋白摄入量，但不宜超过 1.0g/（kg·d），以免加重肾小球高滤过及肾小球硬化；摄入蛋白质以优质蛋白为主（牛奶、蛋、瘦肉等）。对于慢性肾炎、肾功能损害的患者长期限制蛋白质摄入可能导致机体负氮平衡、必需氨基酸缺乏乃至蛋白质营养不良，因此应辅以 α-酮酸（异亮氨酸、亮氨酸、苯丙氨酸、结氨酸及甲硫氨酸的酮酸）和必需氨基酸（赖氨酸、苏氨酸、色氨酸）口服治疗，以补充体内必需氨基酸的不足。在低蛋白饮食时，应适当增加碳水化合物摄入量，以保证机体基本能量需要，防止负氮平衡。有高血压和水肿的慢性肾炎患者应适当限制食盐的摄入，建议小于 3.0g/d，特别应注意食物中含盐的调味品，少食盐腌食品及各类咸菜。对并发高脂血症患者应适当限制脂肪摄入，尤其应限制含有大量饱和脂肪酸的肉类的摄入。

2. 药物治疗　如下所述：

（1）控制高血压：氮质血症和高血压常提示慢性肾炎患者预后不良。持续高血压是加速肾小球硬化、促进肾功能恶化的重要危险因素，因此积极控制高血压十分重要。治疗过程中应力争把血压控制在理想水平：蛋白尿大于等于 1g/d 者，血压应控制在 125/75mmHg（16.6/9.9kPa）以下；尿蛋白小于1g/d 者，血压控制在 130/80mmHg（17.3/10.6kPa）以下。应选择能延缓肾功能恶化、具有肾脏保护作用的降压药，如血管紧张素转换酶抑制剂（ACEI）、血管紧张素 II 受体拮抗剂（ARB）等。治疗过程应使血压平稳下降，避免血压的大幅度波动。

现已公认血管紧张素转换酶抑制剂（ACEI）和血管紧张素 II 受体拮抗剂（ARB）具有降低血压、减少尿蛋白和延缓肾功能恶化的肾脏保护作用。其肾脏保护作用主要通过对肾小球血流动力学的特殊调节起作用，一方面，此类药物扩张入球小动脉和出球小动脉，但对出球小动脉扩张作用强于入球小动脉，从而降低肾小球内高压力、高灌注和高滤过；另一方面，药物通过其非血流动力学作用，如抑制细胞因子、减少尿蛋白和细胞外基质的蓄积等达到减缓肾小球硬化的发展和肾脏保护作用。常用的 ACEI 的口服制剂有：卡托普利 12.5～25.0mg，每日 2～3 次；依那普利 10mg，每日 1～2 次；贝那普利10mg，每日 1～2 次；培朵普利 4mg，每日 1～2 次；西拉普利 2.5mg，每日 1～2 次等。应用该类药物应注意防止高钾血症。肾功能不全患者应用该类药物时应严密监测血清肌酐和尿素氮水平；少数患者服药后有持续性干咳的不良反应。

存在水钠潴留的高血压患者可联合应用利尿剂，肾功能正常者可选用噻嗪类如氢氯噻嗪 12.5～50.0mg/d，单次或分次口服；肾功能较差者应选用祥利尿剂如呋塞米 20mg，每日 2～3 次；利尿药物与ACEI 及 ARB 具有协同效应，但长期应用可导致血液电解质紊乱、高凝状态和加重高脂血症。

此外，也可选用钙通道阻滞剂控制血压，有报道认为部分长效二氢吡啶类钙通道阻滞剂和非二氢吡啶类钙通道阻滞剂具有一定的肾脏保护作用，可延缓肾功能的恶化。钙通道阻滞剂能减少氧消耗，抗血小板聚集，通过细胞膜效应减少钙离子在间质沉积和细胞膜过度氧化，以达到减轻肾脏损伤及稳定肾功能的作用。常用的口服制剂有：氨氯地平 5～10mg，每日 1～2 次；硝苯地平控释片 30～60mg，每日1～2 次；贝尼地平 4～8mg，每日 1 次；非洛地平 5～10mg，每日 1～2 次。

其他可选用的降压药物包括 β 受体阻滞剂，如阿替洛尔 12.5～25.0mg，每日 2 次；美托洛尔 25～50mg，每日 2 次；比索洛尔 2.5mg，每日 1～2 次，但应注意部分 β 受体阻滞剂如阿替洛尔脂溶性低，经肾脏排泄，在肾功能不全时应调整剂量和延长用药时间。也可选用 α 受体阻滞剂，如特拉唑嗪 2～4mg，每日 2～3 次，该类药物对小动脉和小静脉均有扩张作用，主要药物不良反应为直立性低血压，故应小剂量开始逐步增至治疗剂量。高血压控制不理想患者可选用不同类型降压药物的联合应用。

（2）减少尿蛋白：大量研究表明，蛋白尿是慢性肾损害进程中至关重要的独立危险因素，大量尿蛋白可导致肾小管阻塞、肾组织损伤及纤维化，控制蛋白尿可以延缓肾脏疾病的进展。目前研究证实 ACEI 和 ARB 的应用可减少尿蛋白且治疗作用并不单纯依赖于降压作用，因此，有蛋白尿的慢性肾炎患者可使用 ACEI 和（或）ARB 治疗以减少蛋白尿，但应注意这类药物治疗蛋白尿和保护肾脏作用在一定范围内与药物剂量相关，往往需要较大剂量才会有较好的降低蛋白尿和肾脏保护作用。

（3）抗凝和抗血小板药物：对某些类型的肾炎（如 IgA 肾病），抗凝药和抗血小板药有一定的稳定肾功能和减轻肾脏病理损伤的作用，但目前尚无对这类药物使用的统一方案。对有明确高凝状态和容易发生高凝状态的病理类型，如膜性肾病、系膜毛细血管性肾小球肾炎，或肾活检显示为局灶、节段性肾小球硬化而糖皮质激素治疗效果不佳患者可较长时间应用。

常用的抗凝药有口服的华法林，应用时注意个体化并应定期检测凝血功能以防止出血，使用剂量 1~10mg/d，根据凝血功能调整药物剂量。此外，也可使用低分子量肝素皮下注射进行抗凝治疗，临床应用时出血不良反应较少，常用制剂有达肝素钠 5 000U/d 皮下注射；依诺肝素钠 4 000U/d 皮下注射。常用的抗血小板药物包括：双嘧达莫 200~300mg/d，分 3~4 次口服；肠溶阿司匹林 50~100mg/d；氯吡格雷 75mg/d 或盐酸噻氯匹定 250~500mg/d，以上药物除具有血小板解聚作用外，部分还有扩张血管及抗凝作用，有出血倾向者慎用或禁用。

（4）降血脂：脂质代谢障碍引起的肾损害机制还不完全清楚，而氧化脂蛋白和氧化低密度脂蛋白可以导致组织损伤。他汀类调脂药物不仅可以降血脂，更重要的是可以抑制与肾脏纤维化有关的分子活性，减轻肾组织的损伤和纤维化。因此，并发高脂血症的患者应积极控制血脂，如选用普伐他汀 10~20mg/d，辛伐他丁 5~10mg/d 等。调脂药物使用过程中，应注意横纹肌溶解及肝功能损害等不良反应。

（5）糖皮质激素和细胞毒药物的应用：对慢性肾炎患者使用糖皮质激素和（或）细胞毒药物，目前尚无一致的看法。慢性肾炎为一临床综合征，其临床表现、病理类型有所不同，因此应进行综合分析考虑。肾活检病理检查对于诊断和治疗具有重要意义，若无肾穿刺活检禁忌证，应尽可能行活检术以明确病理类型，为糖皮质激素和细胞毒药物的应用提供依据。根据肾穿刺活检病理结果，若为活动性病变为主且伴大量蛋白尿者则应积极治疗，如无用药禁忌证，可选择糖皮质激素如泼尼松 1mg/（kg·d）和（或）细胞毒药物如环磷酰胺 2mg/（kg·d）治疗，并需密切观察临床疗效和肾功能情况，必要时可根据病理分型及临床情况选用其他类型免疫抑制剂如霉酚酸酯、他克莫斯等；若肾穿刺病理结果已提示为慢性病变为主则不考虑使用糖皮质激素等免疫抑制剂治疗；若病理结果表现为活动性病变与慢性病变并存，而临床肾功能损害较轻但伴有大量蛋白尿，在密切监测肾功能改变基础上，也可考虑使用免疫抑制药物治疗。若患者由于各种原因未能行肾活检病理检查，应结合临床情况决定是否使用免疫抑制药物治疗，如患者临床有大量尿蛋白而肾功能正常或轻度损害者，可考虑给予用药，但治疗过程中需密切观察肾功能改变，如肾功损害加重应酌情减量或停药；若肾功能显著减退，则不宜使用免疫抑制药物治疗。

（6）致肾损害加重因素的防治：感染是慢性肾炎患者病情急性加重的最常见因素，应尽可能避免；对已有的感染则应积极治疗，治疗时应避免使用肾毒性药物及易于诱发肾功能损害的药物，如氨基糖苷类、磺胺类抗生素，非甾体类抗炎药等。慢性肾炎患者肾功能减退常伴有高尿酸血症，部分药物如利尿剂、β 受体阻滞剂也可影响血尿酸水平，血尿酸升高可对肾脏造成进一步损害，因此应严格限制富含嘌呤类食物的摄入，必要时给予抑制尿酸合成的药物，如别嘌醇 0.1~0.3g/d 口服，在肾功能受损患者需调整给予药剂量；此外，注意在肾功能受损时应慎重使用促尿酸排泄药物控制高尿酸血症。

四、病程观察及处理

（一）病情观察要点

（1）临床症状的观察和记录需特别注意水肿、血压、尿量以及感染的变化。

（2）治疗期间特别注意尿液常规、尿蛋白定量及尿沉渣细胞学检查、血液电解质、酸碱平衡、肾功能变化以及血尿酸、血脂水平改变；肾功能不全患者采用饮食治疗应定期评估营养学指标如清蛋白、前白蛋白等，同时还应定期（4~8周）复查有关肾性贫血如红细胞计数、血红蛋白水平、铁蛋白及转铁蛋白水平和钙磷代谢指标如血清钙、磷及甲状旁腺激素水平等。

（3）注意药物剂量根据肾功能进行相应调整，同时注意药物的不良反应，如降压药物、抗生素等。

（二）疗效评定标准

1. 完全缓解　尿蛋白阴转，水肿消退，血压正常，肾功能正常。

2. 好转　尿蛋白减少50%或以上，水肿消退，血压正常，血清肌酐水平下降大于50%或以上。

3. 无效　与入院比较临床表现和实验室指标无明显改变。

4. 未治　未经治疗，症状和（或）实验室指标无明显改善。

五、预后

慢性肾炎病情迁延，病变均为缓慢进展，最终将发展至慢性肾衰竭。病变进展速度差异很大，肾脏病理改变是影响疾病进展的重要因素，但也与是否重视肾脏保护，以及并发症和病情加重因素是否得到及时恰当治疗有着密切关系。对短期内进行性加重的肾功能损害应仔细寻找病因并及时去除，在去除诱发因素后，不少病例在相当长时期内尚可保持良好的肾功能。若医疗及监护措施不恰当，慢性肾炎反复急性发作，病情发展将大大加速并迅速发展成终末期肾衰竭。

六、随访

1. 出院带药及医嘱　痊愈患者无需带药。未愈患者仍须间歇性口服利尿剂治疗和（或）使用抗高血压药物治疗，此部分患者需要注意休息和避免剧烈运动，适当低盐饮食，并防止感染等各种加重病情的因素；肾功能未完全恢复患者应注意优质低蛋白饮食或联合 α 酮酸/必需氨基酸口服治疗。

2. 检查项目与周期　对于未痊愈患者，应定期每2~4周复查血压、水肿消退情况、尿量情况，根据实际每2~4周进行血液常规、尿液常规及细胞学、血液电解质、酸碱平衡及肝肾功能检查，必要时可复查营养学指标、24h尿蛋白定量、肾性贫血及钙磷代谢紊乱相关指标。

（邱　君）

第四节　隐匿性肾小球肾炎

一、概述

隐匿性肾小球肾炎又称无症状性血尿和（或）蛋白尿，一般指在体检或偶然情况下尿常规检查发现异常，不伴水肿、高血压和肾功能损害的一组肾小球疾病。临床表现为无症状性血尿或无症状性蛋白尿，或二者均有，但以一种表现更为突出。它是一组病因、发病机制及病理类型不尽相同、临床表现类似、预后各异的原发性肾小球疾病。

二、诊断

（一）病史采集要点

1. 起病情况　本病多见于青少年，男女均较为常见。疾病起病隐匿，无明显起病前驱症状及表现，也无水肿及高血压等肾小球肾炎常见临床症状，多数患者仅从常规体格检查或偶然尿液常规检查中（如升学、婚检、入伍及招工体检）发现此病。

2. 主要临床表现　无明显临床表现。尿常规化验或存在轻度蛋白尿（尿蛋白定量小于1.0g/d，以清蛋白为主），或见镜下血尿（肾小球源性血尿），或二者兼有。尿异常或持续或间断，在感冒、劳累后尿中红细胞常增多，甚至出现肉眼血尿。病情迁延，时轻时重，但大多数患者随访期间无明显临床症状和体征，无水肿、高血压及肾功能减退等表现。

3. 既往病史　对疾病的诊断和鉴别诊断具有重要意义，特别注意感染史、特殊用药及吸毒史、有无肝炎等传染病史、高血压、糖尿病及痛风病史、各种手术史、放射线和化学物质及重金属接触史。

（二）体格检查要点

1. 一般情况　一般状况良好。无疾病表现，无高血压。

2. 皮肤黏膜　无异常表现。应注意皮肤黏膜有无苍白、水肿。注意皮疹、结节、黏膜溃疡及毛发改变。

3. 浅表淋巴结　一般无明显异常。

4. 头颈部　一般无异常发现。应注意咽部及扁桃体有无慢性感染表现，如滤泡增生、黏膜充血、扁桃体肿大及分泌物附着等。注意眼部病变、听力改变、颅内高压及脑水肿眼底改变。注意有否甲状腺病变表现。

5. 胸腔、心脏及肺部　一般无异常发现。应注意心脏、胸腔及肺部病变表现。

6. 腹部　一般无异常发现。应注意有无肝、脾肿大及腹部包块。

7. 四肢及关节　注意关节有否红、肿、畸形及活动障碍等关节改变。

（三）门诊资料分析

1. 尿液检查　尿常规化验或存在轻度蛋白尿，或镜下血尿，或二者兼有。相差显微镜尿红细胞形态学检查及尿红细胞容积分布曲线检查提示为肾小球源性血尿。

2. 血常规　一般无异常发现。

3. 血液生物化学及肾功能检查　一般无异常发现。血清尿素氮、肌酐水平在正常范围。

（四）继续检查项目

1. 尿蛋白定量　无症状蛋白尿患者24h尿蛋白定量一般小于1.0g/24h，部分患者可达1.0～2.0g/24h，以白蛋白为主。

2. 其他血液学检查　主要目的为进行鉴别诊断，特别是早期无明显临床表现疾病的鉴别诊断。患者血小板、出凝血功能正常，血沉、白蛋白、血脂、免疫球蛋白、补体水平正常。如为IgA肾病患者，部分患者血清IgA水平可增高，其他免疫球蛋白正常。血清蛋白电泳或免疫固定电泳、肿瘤标志物血清学检查、风湿性或自身免疫性疾病血清免疫学检查有助于排除继发于全身性疾病及肿瘤的肾小球肾炎，如狼疮性肾炎、血管炎肾损害、多发性骨髓瘤肾损害等。

3. 肾功能检查　包括肾小球滤过功能和肾小管功能评估在正常范围。肾小球滤过率、内生肌酐清除率正常，酚红排泄试验、尿浓缩稀释功能及酸化功能均在正常范围。

4. 影像学检查　超声影像学检查早期可见双肾正常，肾皮质或肾内结构正常。同位素显像、膀胱镜检查及静脉肾盂造影均可无异常发现。

5. 肾活检病理　对于隐匿性肾小球肾炎患者，肾活检可帮助进一步明确诊断。对于肾穿刺活检的指征，目前意见不一致。部分学者认为蛋白尿明显，特别是尿蛋白定量大于1.0g/24h应考虑进行肾穿刺活检，明确病理类型；随访过程中如发现尿蛋白增加，和（或）出现血尿、蛋白尿，和（或）出现水肿、高血压、肾功能损害等肾脏病表现，也应及时行肾活检以帮助明确病理类型及病变程度，并制定相应治疗措施。病理活检可呈多种病理类型表现，但病变程度多较轻，如肾小球轻微病变（肾小球节段性系膜细胞及基质增生）、轻度系膜增生性肾小球肾炎及局性节段性肾小球肾炎（病变肾小球节段性内皮细胞及系膜细胞增生）。根据免疫病理表现，又可将系膜增生性肾小球肾炎分为IgA肾病和非IgA系膜增性肾小球肾炎。

（五）诊断要点

本病诊断要点：患者呈轻度蛋白尿（一般小于1.0g/24h，清蛋白为主）和（或）肾小球源性血尿；无高血压、水肿及肾功能损害等临床表现；并已排除生理性蛋白尿、功能性血尿、继发性及遗传性肾小球疾病。

（六）临床类型

1. 无症状性血尿　此型以持续性镜下血尿和（或）反复发作性肉眼血尿为共同临床表现，大部分患者为青年人，无临床症状和体征，多于体检时发现肾小球源性血尿，呈持续性或反复发作性，部分患者于剧烈运动、感染、发热等情况时出现一过性肉眼血尿。此型患者无水肿、高血压、蛋白尿及肾功能损害。

2. 无症状性蛋白尿　多发生于青年人，蛋白尿呈持续性，偶有波动。尿蛋白定量通常在 1.0g/24h 以下，以清蛋白为主。尿沉渣检查正常，无水肿、高血压及肾功能损害。无症状性蛋白尿患者预后不一，部分预后良好。病理组织学检查可为不同类型的肾小球疾病，如膜性肾病、系膜增生性肾炎、微小病变肾病、局灶节肾段肾小球硬化或某些早期 IgA 肾病。

3. 无症状性血尿和蛋白尿　临床上同时存在血尿和蛋白尿，尿蛋白定量通常在 1.0～2.0g/24h，无高血压、水肿和肾功能损害表现。由于无明显临床症状及体征，容易被患者和医生忽略致漏诊。因部分患者其实为进展性肾小球疾病，预后通常较单纯血尿者差。

（七）鉴别诊断要点

1. 无症状性血尿型隐匿性肾炎　以血尿为主要表现的隐匿性肾炎应与以下常见疾病相鉴别：

（1）IgA 肾病：IgA 肾病患者几乎皆有血尿，表现为单纯性血尿者约占 50%，肉眼血尿约占 60%。镜下血尿患者中约 60% 由 IgA 肾病所引起。鉴别诊断主要依赖肾活检病理检查，病理改变主要为肾小球系膜细胞和系膜基质增生；免疫病理检查提示 IgA 为主的免疫球蛋白和补体 C3 在系膜区沉积，系膜区可有免疫复合物。部分患者可有血清 IgA 水平升高。

（2）非 IgA 系膜增生性肾小球肾炎：非 IgA 系膜增生性肾小球肾炎在我国发病率也较高。表现为单纯性血尿者约占 40%，30% 患者有肉眼血尿。镜下血尿患者中约 30% 由此病引起。鉴别诊断主要依赖肾活检病理检查，其病理改变主要为肾小球系膜细胞和系膜基质增生；系膜区可有免疫复合物沉积，免疫病理检查有 IgG 和（或）IgM 为主的免疫球蛋白和补体 C3 沉积。

（3）局灶性肾小球肾炎：局灶性肾小球肾炎为病理学诊断，是一组不同致病因素和不同发病机制引起的组织病理改变近似的局灶、节段性肾小球炎。临床特征为反复发作性血尿（常为肉眼血尿）。它可以是原发性肾小球疾病的一种病理类型，也常继发于过敏性紫癜性肾炎、狼疮性肾炎、感染性心内膜炎等多种系统性疾病，鉴别诊断主要依赖肾活检病理检查并结合临床表现和实验室检查。

（4）薄基底膜肾病：薄基底膜肾病的主要表现为持续镜下血尿，偶发肉眼血尿，部分患者伴轻度蛋白尿，无水肿及高血压，肾功能持续正常，预后良好，既往又称良性家族性血尿。薄基底膜肾病的诊断需行肾穿刺活检病理电镜检查，电镜下肾小球基底膜弥漫性变薄，但光镜下肾小球正常或基本正常。

2. 无症状性蛋白尿型隐匿性肾炎　多次检测尿蛋白对诊断尤为重要，以确定持续性蛋白尿的存在。首先，临床上需确定尿蛋白性质，需行尿蛋白电泳以排除肾小管性蛋白尿、组织性蛋白尿或溢出性蛋白尿；肾小管性蛋白尿主要见于肾小管损伤性疾病如重金属中毒、药物或毒物中毒等；组织性蛋白尿主要见于肾脏和尿路的肿瘤及炎症性疾病；溢出性蛋白尿可见于多发性骨髓瘤、巨球蛋白血症、淀粉样变、轻链病、淋巴瘤及白血病等。其次，临床上需排除生理性蛋白尿，包括功能性蛋白尿（见于剧烈运动、发热或寒冷）及体位性蛋白尿（直立腰椎前凸时出现，卧床后消失，多见于青少年，部分人是由"胡桃夹现象"引起，系站立时腹主动脉及肠系膜上动脉夹角压迫左肾静脉淤血致蛋白尿），后者需行影像学检查，如超声、计算机断层扫描、磁共振成像及血管造影检查以明确诊断，临床鉴别诊断困难时常需行肾穿刺活检病理检查。最后，需排除部分疾病早期的肾脏损害，如糖尿病肾病早期可以很长时间表现为微量白蛋白尿，肾淀粉样变的早期，亦可表现为单纯性蛋白尿，鉴别诊断需结合临床表现及实验室检查，必要时需行肾活检病理检查以明确诊断。

3. 无症状性血尿和蛋白尿型隐匿性肾炎　如下所述：

（1）大量血尿造成的假性蛋白尿：泌尿系统局部出血使血浆成分进入尿液可导致尿蛋白假阳性，如泌尿系统肿瘤、结石、血管畸形等，应注意进行鉴别。必要时需进行相关影像学检查。

（2）泌尿系统炎症所致血尿伴蛋白尿：泌尿系统存在炎症如细菌感染、真菌感染或泌尿系结核时，炎症渗出可导致尿液中出现血尿及蛋白尿，但一般伴有白细胞尿，并有相应的尿路刺激症状，尿病原学检查阳性有助于确诊。

（3）继发性及遗传性肾小球疾病：部分继发性肾小球疾病患者，早期可呈无症状性血尿和蛋白尿，如过敏性紫癜性肾炎、狼疮性肾炎、乙肝病毒相关性肾炎等，但患者通常伴有血清免疫学检查异常，必要时需行肾穿刺活检病理检查加以鉴别，少数诊断困难患者需长期密切随访观察才能明确诊断。其他遗传性肾炎如 Alport 综合征早期亦可呈血尿伴蛋白尿表现，但阳性家族史、青少年起病、并发眼（球形晶状体）及耳（神经性耳聋）异常等可加以鉴别，诊断困难者肾穿刺活检有助于明确诊断，病理组织电镜检查可见肾小球基底膜广泛变厚、分层且与变薄的基底膜相间。

三、治疗

（一）治疗原则

隐匿性肾小球肾炎无特殊治疗方法。临床上以长期随访观察、预防和治疗诱发疾病加重因素、减少尿蛋白和勿用肾毒性药物为治疗原则。

（二）治疗计划

（1）注意保养，防止感冒和过度劳累，如有反复发作的慢性扁桃体炎，待急性期过后可行扁桃体摘除术。

（2）定期门诊密切随访，监测血压、尿常规、尿蛋白定量及肾功能变化；女性患者在妊娠及分娩过程中需加强监测及进行产后随访。

（3）保护肾功能，避免各种肾损伤的因素，特别避免使用肾毒性药物。

（4）尿蛋白阳性者可尝试使用 ACEI 和（或）ARB 治疗。

四、病程观察及处理

（一）病情观察要点

监测血压、尿常规、尿蛋白定量及肾功能变化；及时发现和治疗诱发疾病加重的因素；使用 ACEI 和（或）ARB 治疗者须注意药物剂量调整和药物不良反应。

（二）疗效评定标准

因病情漫长，且无临床症状，实际疗效难于估计。

五、预后

隐匿性肾小球肾炎病情可长期迁延，大多数患者的肾功能可长期维持正常，尿液检查也可时轻时重（劳累或感冒常使尿蛋白及血尿一过性增加）。少数患者尿蛋白渐多、出现高血压和肾功能减退而呈慢性肾炎表现。其预后与随访及治疗措施是否合理密切相关。

六、随访

1. 出院带药及医嘱　患者需要注意休息、避免剧烈运动和过度劳累，并防止感染等各种加重病情的因素；使用 ACEI 和（或）ARB 治疗者须注意血压以及药物不良反应。

2. 检查项目与周期　患者应定期随访检查（至少每 3～6 个月 1 次），复查尿常规、尿蛋白定量、肾功能和血压变化，女性患者在妊娠及其过程中需加强监测，产后长期随访。

（邱　君）

第五节　系膜增生性肾小球肾炎

系膜增生性肾小球肾炎（MSPGN）是一组以光镜下肾小球呈弥漫性系膜细胞增生和（或）系膜基质增多为主要病理特征的肾小球肾炎。依据免疫病理系膜区免疫球蛋白沉积，可分为 IgA 肾病（以 IgA 沉积为主）和非 IgA 肾病［IgM 肾病、非 IgA、寡免疫复合物肾病（即免疫复合物阴性的 MSPGN）］，本节重点介绍非 IgA 肾病中的 IgM 肾病。

一、病因

按病因 MSPGN 可分为原发性和继发性两大类，原发性 MSPGN 原因未明，继发性 MSPGN 可见于狼疮肾炎、紫癜性肾炎、遗传性肾炎、类风湿关节炎、青霉胺肾损害、中毒性肾病、多种感染性疾病（如传染性单核细胞增多症、病毒性肝炎、结核及疟疾）以及风湿热等。由于 IgA 肾病相对较多，约占 PGN 39.55%，通常把 IgA 肾病单独分出来，而把后三者统称为 non - IRMSPGN，即在肾小球系膜区看不到 IgA 沉积的 MSPGN。系膜增生性肾小球肾炎在欧美比较少见，占原发性肾小球疾病（PGN）的 2%~10%，我国本病是常见病理类型，占成人 PGN 活检病例的 20.3%~24.7%。

二、发病机制

（1）系膜增生性肾小球肾炎发病存在明显地区差异，提示本病的发病可能与遗传因素有关，发病率在某些国家（我国与澳大利亚）较高，欧美少见，可能与环境因素，尤其是与感染有关，我国 40%~50% 的本病患者起病前有感染史，以上呼吸道感染居多，病原菌不明确，支持其发病与感染有关。

（2）免疫发病机制：大部分系膜增生性肾小球肾炎是免疫复合物性肾炎，肾小球系膜区可见免疫球蛋白 IgG、IgM 及补体 C3 沉积，提示免疫复合物有致病的可能。一般认为多价抗原与其高亲和力的抗体在接近等量情况下结合成较大难溶的免疫复合物沉积于系膜区，致系膜细胞增殖。若系膜功能低下或受抑制，免疫复合物难以被清除则更易致病。动物实验表明，由抗胸腺细胞抗体诱发大鼠系膜损伤可造成系膜增生性肾炎模型，肾小球中有免疫复合物沉积，提示原位免疫复合物引起致病的可能，此外，慢性血清病肾炎家兔模型所致的 MSPGN 改变，为循环免疫复合物沉积于系膜区，引起系膜细胞增殖，支持该型肾炎由免疫复合物致病。而免疫病理检查阴性的系膜增生性肾小球肾炎的发病机制尚不明确。

（3）非免疫发病机制：本病属免疫炎症反应，虽然免疫反应是系膜增生性肾小球肾炎的始动因素，但肾小球系膜细胞在免疫介导性炎症致病过程中不仅是被动受害者，还是主动参与者，炎症介质刺激系膜细胞增生后产生并释放炎症介质，如白介素-1、白介素-6 等，这些因子又作用于系膜细胞分泌更多的细胞因子，形成恶性循环。此外，肾小球的高滤过、高压、高灌注及纤溶系统异常等，也对本病的发生发展起促进作用。

三、临床表现

本病可发生于任何年龄，以青少年最多见，男性多于女性，起病隐匿。40%~50% 的患者有前驱感染史，以上呼吸道感染多见，可呈急性发病。部分患者隐袭起病，无诱发因素和感染证据。本病临床表现多样，以无症状蛋白尿和（或）血尿最为常见，25%~27% 以肾病综合征表现起病，急性肾炎综合征起病者占 20%~25%，血尿的发生率较高 70%~90%，其中约 30% 患者表现为反复发作的肉眼血尿。20%~40% 的患者就诊时已有高血压，10%~25% 出现肾功能减退。

四、实验室检查

血清 IgA 一般正常，表现为肾病综合征者血清 IgG 降低，血清补体成分正常，IgM 肾病患者血清 IgM 可升高。不同程度的肾小球性血尿、蛋白尿，重症患者可伴有血肌酐升高、浓缩功能减退和正细胞正色素性贫血。

五、病理

（一）免疫荧光

IgM 肾病患者，IgM 在系膜区弥漫沉积，有时伴血管壁沉积。

（二）光镜

系膜细胞和系膜基质轻度、中度及中度增生。肾小球病变重者，可出现不同程度肾小管萎缩，间质纤维化和间质淋巴、单核细胞浸润。可有小动脉内膜增厚和内膜下嗜复红蛋白沉积。

（三）电镜表现

电镜下，可见系膜细胞、系膜基质单独或系膜细胞伴有系膜基质不同程度增生，部分病例系膜区伴有低密度的电子致密物，免疫电镜证实主要是 IgM。部分病例则无电子致密物沉积，毛细血管基膜基本正常，若出现大量蛋白尿，则上皮细胞足突可广泛融合。

六、诊断和鉴别诊断

（一）诊断

青少年患者，隐匿起病或前驱上呼吸道感染后急性发病，有蛋白尿、血尿、NS、不同程度高血压或肾功能减退，血清 IgA、C3 补体正常，IgM 可升高，肾活检示系膜增生性肾小球炎，免疫病理除外 IgA 肾病。同时还需除外以弥漫性系膜增生为主的继发性肾小球肾炎如狼疮肾炎、紫癜性肾炎等，才可确诊为系膜增生性肾小球肾炎。

（二）鉴别诊断

1. IgA 肾病　常于上呼吸道感染后数小时至 3d 内出现咽炎同步血尿，肾病综合征发生率较低，肉眼血尿发生率较高，部分患者血清 IgA 升高，血清 IgA 免疫复合物含有异常糖基化的 IgA1，肾活检免疫病理以系膜区 IgA 沉积为主。

2. 急性肾炎消散期　患者有典型急性肾炎病史（感染后 1～3 周起病，呈典型急性肾炎综合征表现，病初 8 周血清 C3 降低），肾活检肾免疫病理常见 IgG 及 C3 沉积为主。症状不典型者，应予追踪随访。

3. 局灶性节段性肾小球硬化　FSGS 与重度系膜增生性肾小球肾比较，两者均可表现为重度蛋白尿，镜下或肉眼血尿，高血压或肾功能减退，对治疗反应差，光镜下本病表现为弥漫系膜细胞、系膜基质增生；FSGS 主要表现为局灶、节段性病变，经典 FSGS 免疫病理于病变受累节段可见 IgM 及 C3 呈团块状沉积。

4. 狼疮肾炎（LN）　Ⅱ型 LN 为系膜增生性，与本病肾组织病变相似，但 LN 在临床上伴有多系统损害，如发热、关节炎、皮疹、口腔溃疡、面部红斑、浆膜炎及神经系统症状等，实验室检查有 ANA（＋），AdsDNA（＋）等多种自身抗体阳性，活动期血清 IgG 升高，补体 C3 降低等特征可资鉴别；病理方面 LN 病理有多样性特点，可见新月体、白细胞浸润、多部位嗜复红蛋白沉积、白金耳样改变及苏木精小体等，免疫病理呈现多种免疫复合物多部位沉积的特征。

5. 紫癜性肾炎　病理表现常为弥漫系膜增生，但临床上有过敏性紫癜病史，如四肢远端、臀部和下腹部对称性出血点，有时伴非游走性、多关节肿痛和（或）腹痛、黑便等胃肠道症状，血清 IgA 升高，免疫病理以 IgA 沉积为主，不难鉴别。

6. 糖尿病肾病　糖尿病史一般在 10 年以上，血尿少见，肉眼血尿更是罕见，眼底检查可见特征性糖尿病眼底改变微血管瘤；神经源性膀胱，末梢神经炎等。光镜病理显示系膜基质增多，晚期呈结节状或弥漫毛细血管壁增厚，几乎不伴系膜细胞增生。免疫病理阴性或非特异性 IgG 沿肾小球毛细血管壁、肾小管基膜及肾小囊线状沉积。

七、治疗

（1）去除诱因、积极寻找感染灶。对有上呼吸道感染等前驱症状者，可用青霉素治疗 10~14d；对反复发作伴慢性扁桃体炎者，宜行扁桃体摘除术。

（2）对无症状性蛋白尿、孤立性血尿及非肾病范围蛋白尿和（或）并发血尿患者，应去除诱因，如上呼吸道感染，控制高血压，应用血管紧张素转化酶抑制药（ACEI）和（或）血管紧张素转化酶受体拮抗药、抗凝剂如双嘧达莫等。以减少蛋白尿，控制高血压，保护肾功能。

（3）对肾病综合征或尿蛋白高于 3.5g/d 的患者，如肾病理示轻度系膜增生性肾小球肾炎、肾功能正常，可按微小病变型肾病治疗方案进行治疗。对激素无效、依赖或反复发作的患者，宜加用细胞毒药物，如环磷酰胺口服 2mg/（kg·d），静脉推注（200mg/d，隔天 1 次）或 CTX 静脉冲击（0.6~1.2g，每个月 1 次），总量低于 150mg/kg，以期增加缓解和减少复发。亦可加用骁悉（吗替麦考酚酯）初始剂量为 1.0~1.5g/d，分 2 次口服，治疗 3~6 个月后减量，疗程至少 1 年。如肾病理提示中-重度系膜增生性肾小球肾炎、肾功能基本正常的肾病综合征患者，可考虑用激素合并细胞毒药物，但激素应采用中等剂量，这类患者试用激素 8 周后，无效应逐渐减量。肾脏病理类型重且伴肾功能不全者，可用 ACEI、血管紧张受体拮抗药、抗凝剂等药物治疗。

雷公藤能通过抑制 T 细胞的增殖、白介素-2 产生、诱导 T 细胞凋亡而产生免疫抑制作用，既往认为雷公藤多贰只适于辅助治疗或用激素有禁忌的患者，近年有学者认为雷公藤多苷可以作为首选药物，86 例轻至中度原发性系膜增生性肾炎患者，发现 8 周内临床总有效率达 87.22%，13 例激素治疗无效或在激素减量过程中复发的病例，用雷公藤多苷治疗仍有 52.33% 的患者完全缓解。

八、预后

系膜增生性肾小球肾炎患者预后与病理轻重、药物敏感性及肾功能状态等密切相关。

（1）患者肾病理提示病变轻微、系膜细胞及系膜基质轻度增生，对糖皮质激素敏感者，预后良好，但伴有肾小球节段性硬化病变者，10 年存活率明显下降。肾病理提示中度至重度弥漫性系膜增生或伴球囊粘连、肾小球硬化、肾小管萎缩和间质纤维化者，常对糖皮质激素反应差，易出现持续性蛋白尿并逐渐出现肾功能减退，最终进展为终末期肾衰竭。近年认为间质病变比肾小球病变更能决定其转归，并发现肾间质细胞浸润和纤维化可较为准确地预测 5 年或更长时间以后肾功能恶化的情况。

（2）以孤立性血尿或轻度蛋白尿（小于 1g/d）伴血尿为主要临床表现者，能长期维持正常肾功能状态，预后良好，以肾病综合征或肾病范围蛋白尿（大于 3.5g/d）为主要临床表现者，如对激素及细胞毒药物敏感者预后较好，即使病程中多次复发，但再治疗仍有效者，预后也好，如对激素及细胞毒药抵抗者，预后差。

（3）持续大量蛋白尿、高血压、肾小球滤过率降低，系膜细胞及系膜基质明显增多并伴球囊粘连、肾小球硬化、肾小管萎缩和间质纤维化者预后更差。

（邱 君）

第六节 膜增生性肾小球肾炎

膜增生性肾小球肾炎（MPGN），亦称系膜毛细血管性肾炎，是一病理形态学诊断名称，为小儿肾病综合征常见的病理类型之一，也是发生在年长儿童及青年人最常见的原发性慢性进行性肾炎。男女发病相等。MPGN 不是一个独立的疾病，而是一组临床病理证候群。其病变的共同特点为肾小球基膜增厚，系膜细胞增生及系膜基质扩张，临床常伴有持续性低补体血症，最终多发展为慢性肾衰竭而死亡。

一、病因及发病机制

MPGN 可见于原发性肾小球疾病，亦可见于继发性肾小球损害（表 4-1）。

表 4-1 膜增生性肾小球肾炎的病因分类

原发性	
Ⅰ型	内皮下和系膜区电子致密物沉积及 C3 和免疫球蛋白的颗粒状分布
Ⅱ型	基膜内和系膜区电子致密物沉积及 C3 的线性分布
Ⅲ型	上皮下电子致密物沉积的形态学特征及 C3 和免疫球蛋白沿肾小球毛细血管壁和系膜区呈颗粒状分布
继发性	
系统性免疫复合物性疾病	系统性红斑狼疮、混合型冷球蛋白血症、干燥综合征
感染性疾病	亚急性感染性心内膜炎、获得性免疫缺陷综合征（AIDS）
肿瘤	白血病、淋巴瘤
慢性肝病	慢性活动性肝炎（HBV、HCV）、肝硬化
其他	脂肪营养不良（Ⅱ型），药物（海洛因、喷他佐辛）、结节病、镰状细胞病等

MPGN 的发病机制尚不完全清楚，原发性及继发性的 MPGN 均认为是由免疫复合物介导致病，其主要依据有以下几方面。

（1）肾小球内有免疫反应物的沉积（各种补体成分及较少程度的免疫球蛋白）。

（2）原发性与继发性 MPGN 的多数患者循环免疫复合物水平增高。

（3）MPGN 患者长期存在与感染相关的抗原血症。

（4）补体系统的激活（旁路途径及经典途径）导致血中补体水平的降低，是原发性 MPGN Ⅰ型、Ⅱ型病变的特征。

此外，补体水平的降低也发生在继发性 MPGN 病例中，如系统性红斑狼疮（SLE）、混合型冷球蛋白血症、遗传性补体成分缺陷。

二、病理

原发性 MPGN 具有一些明显的病理形态学和免疫病理学特征（表 4-2）。

表 4-2 MPGN 临床表现与补体水平

类型	临床表现	补体
Ⅰ型	肾病综合征或尿检异常	C3 降低；C1q、C4 轻度降低
Ⅱ型	发病年龄较小，急性肾炎综合征或发作性肉眼血尿	C3 降低；C1q、C4 正常；C3NeF 阳性
Ⅲ型	肾病综合征	50% 患者 C3 水平降低

本病基本病变部位在肾小球基膜及系膜。根据电子致密物的沉积部位及基膜病变的特点可分为 3 种亚型。

（一）Ⅰ型

（1）光镜下肾小球呈弥漫性肿大，由于系膜细胞和基质的增多，系膜区增宽而常使整个毛细血管球呈明确的分叶状结构。因增生的系膜组织沿内皮下间隙插入外周部毛细血管襻而使管壁增厚、管腔狭窄，PASM 染色可见基膜呈双轨结构。有时可伴有毛细血管襻坏死、粘连或新月体形成。晚期常有小管萎缩、间质炎症和纤维化。

（2）电镜下可见内皮下电子致密物的沉积，外周毛细血管系膜插入，不同程度的系膜增生和（或）硬化，以及内皮细胞下新形成的基膜。内皮细胞常肿大，上皮细胞肥大，足突消失。基膜内、系膜区、上皮细胞下也可见沉积物。

（3）免疫荧光检查可见 IgG、IgM、C3 呈颗粒状弥漫性分布于肾外周毛细血管。系膜区亦有沉积。

（二）Ⅱ型

又称致密物沉积病（DDD），以基膜内大量、大块电子致密物呈条带状沉着为特点。

（1）光镜下系膜细胞及基质增多较Ⅰ型轻。由于致密物在基膜中沉积，使基膜增厚，呈折光性，PAS阳性，嗜银染。毛细血管和肾小囊粘连，偶见肾小球硬化，部分病例有新月体形成。小管间质病变无特异性。

（2）电镜下可见基膜致密层中均质、浓密的电子致密物，形如缎带状。系膜区、肾小管及肾小球囊基膜也有类似的沉积，并有上皮细胞肿胀，足突融合等变化。

（3）免疫荧光检查以C3沉积为主，呈不连续线性或稀疏的结节状弥漫分布于毛细血管襻和系膜中。系膜内沉积在致密物周边呈环状改变，称系膜环。免疫球蛋白沉积较少见。

（三）Ⅲ型

本型是在Ⅰ型病变的基础上，伴有与膜性肾病一样的上皮下免疫复合物沉积，基膜钉状突起，称为膜性肾病与增生性肾炎的混合型。

（1）光镜下兼有Ⅰ型MPGN和膜性肾病的特征。但本型系膜增殖的程度较其他两型轻，并常见呈节段性增殖。小管间质改变类似Ⅰ型，但程度较轻。

（2）电镜下可见系膜细胞数增多，内皮下系膜基质插入，上皮下可见较多电子致密物沉积。基膜破裂及不规则增厚。沉积物可插入基膜内，有的基膜出现分层和网状结构。

（3）免疫荧光检查可见已呈颗粒状弥漫分布于毛细血管壁和系膜中，伴或不伴IgG及IgM的沉积。

三、诊断

凡临床呈持续性非选择性蛋白尿（或肾病综合征）伴肾性血尿，并有持续性低补体血症者应怀疑本病。确诊依靠肾活检病理检查。

（一）临床表现

本病呈急性或隐匿起病，部分病例起病前有上呼吸道感染史。各型病理类型的临床表现无明显差别，均以蛋白尿及持续性镜下血尿或肉眼血尿同时存在为特点。蛋白尿为非选择性。Ⅰ型MPGN多以肾病综合征起病，少数以无症状蛋白尿伴有肉眼血尿的急性肾炎起病。Ⅱ型MPGN多表现为急性肾炎综合征或发作性肉眼血尿。Ⅲ型MPGN的临床过程类似Ⅰ型。多数患者有水肿、高血压，或起病时伴一过性高血压和（或）肾功能减退。个别患者可无任何临床症状，只在尿检时发现异常。

继发性MPGN尚有原发病的临床表现。晚期患者高血压和肾功能不全平行出现，迅速发展为终末期肾功能衰竭。

（二）实验室检查

1. 血常规　患者可有明显的正细胞、正色素性贫血。贫血的程度与肾功能减退程度不成比例，可能与红细胞表面补体激活有关。

2. 尿常规　蛋白尿呈非选择性，尿盘状电泳呈混合性蛋白尿。相差显微镜检查可见形态多样、严重变形的红细胞。

3. 血液生化检查　血尿素氮和肌酐可增加，C3肾炎因子（C3NeF）常呈阳性。循环免疫复合物及冷球蛋白可为阳性。补体水平的变化在Ⅰ型与Ⅱ型之间有所不同。

四、鉴别诊断

（一）急性链球菌感染后肾炎

起病前1~3周有前驱感染史，临床表现有水肿、血尿、高血压。血清补体C3、CH50明显降低，但于6~8周后恢复正常。肾活检病理检查有助鉴别。

（二）乙型肝炎病毒相关性肾炎

乙型肝炎病毒相关性肾炎病理类型多见膜性肾炎，其次为膜增生性肾炎。但乙型肝炎病毒相关性肾炎患者血清HBV抗原阳性，肾组织切片中找到HBV抗原有助于与MPGN鉴别。

五、治疗

目前对原发性 MPGN 的治疗尚无成熟的方案。综合文献对 MPGN 的治疗步骤（图 4-1）及治疗效果的评价，其推荐方案有几种。

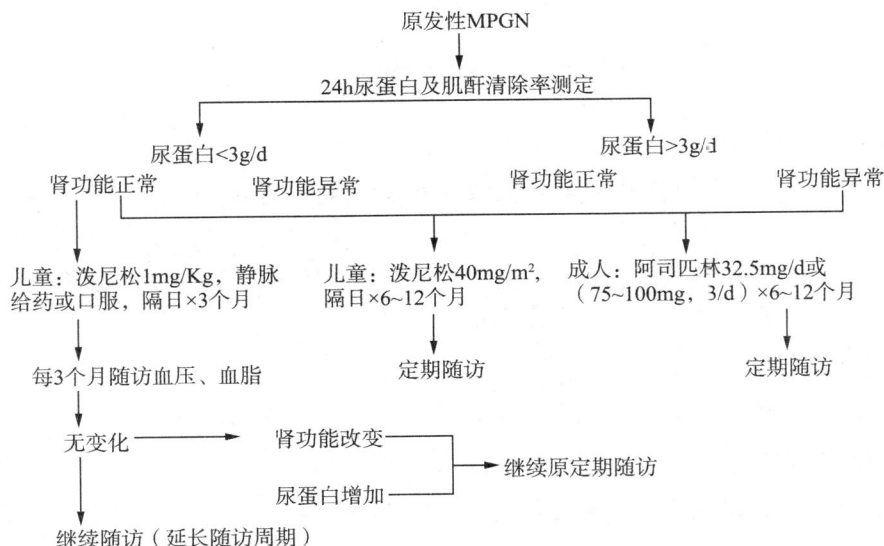

```
                           原发性MPGN
                              │
                    24h尿蛋白及肌酐清除率测定
          ┌──────────────────┴──────────────────┐
      尿蛋白<3g/d                            尿蛋白>3g/d
   ┌──────┴──────┐                      ┌──────┴──────┐
肾功能正常    肾功能异常              肾功能正常      肾功能异常
   │              │                      │              │
儿童：泼尼松   儿童：泼尼松40mg/m²，   成人：阿司匹林32.5mg/d或   
1mg/Kg，静脉   隔日×6~12个月         （75~100mg，3/d）×6~12个月
给药或口服，                          
隔日×3个月                            
   │              │                      │              │
每3个月随访血压、血脂   定期随访          定期随访
   │
┌──┴──┐
无变化  ──────→  肾功能改变
                 尿蛋白增加  ──→ 继续原定期随访
   │
继续随访（延长随访周期）
```

图 4-1　MPGN 治疗与随访步骤

（一）激素和环磷酰胺

对于儿童原发性 MPGN，激素治疗确有一定疗效。建议对肾病综合征和（或）肾功能损害者采用激素大剂量隔日疗法（40mg/m²），维持 6~12 个月，无效则停用。

taka 报道 41 例患儿，采用 3 种激素治疗方案：小剂量、大剂量隔日服后改小剂量、仅大剂量隔日服，疗程 8 年。结果以大剂量隔日服者效果好。

Emre 报道 15 例患儿，甲泼尼龙 30mg/kg，隔日静脉冲击 9~15d；然后改泼尼松 1mg/kg 口服 1 个月，逐渐减量 1 个月，疗程 6~84 个月（平均 27 个月）。结果 9/15 例患儿尿蛋白明显减少。

Arslap 报道 96 例患儿，泼尼松或环磷酰胺联合甲泼尼龙静脉冲击，随访 10 年。结果，泼尼松治疗无效时，用环磷酰胺联合甲泼尼龙静脉冲击，使 50% 病例缓解，10 年存活率达 61%~81%。

Tarshish 随机对照研究了 80 例患儿，采用泼尼松 40mg/m² 隔日疗法，平均治疗 130 个月，结果 61% 的患儿（Ⅰ型）保持肾功能稳定。

（二）抗凝治疗及血小板抑制剂

双嘧达莫可能对保护肾功能、延长肾存活时间有一定效果。

（三）对症治疗

对于激素治疗无效，或表现为无症状蛋白尿的患者，均应密切随访，监测肾功能、蛋白尿、高血压及代谢紊乱的变化，并予相应的处理。

六、预后

本病为原发性肾小球疾病中引起少年和青年肾衰竭的主要原因。据统计，MPGN 肾脏 10 年存活率为 50%~65%。影响预后的因素有：①以肾病综合征或重度蛋白尿起病者预后差。②Ⅱ型者预后不如Ⅰ型和Ⅲ型，儿童自发病至终末期肾衰竭平均时间分别为 8.7 年（Ⅱ型）、15.3 年（Ⅰ型）、15.9 年（Ⅲ型）。③伴有肾小管及间质损害是预后不良的重要病理指征。④高血压及肾功能损害均为预后不良的指标。⑤C3NeF 无预后价值。

（邱　君）

第七节 微小病变型肾小球病

微小病变（MCD）型肾小球病是一组病理以肾小球上皮细胞足突融合为特点，临床以单纯肾病综合征为表现的肾小球疾病。

一、病理改变

（一）光学显微镜检查

肾小球基本正常，偶见上皮细胞肿胀，空泡样变性及轻度的节段性系膜细胞和基质增生。老年患者偶可见肾小球硬化，但不超过肾小球总数的 5% ~ 10%。肾小管上皮细胞尤其是近端小管上皮细胞可呈现脂肪变性或空泡变性，细胞内可见含有双折光的脂滴。肾小管可伴有小灶状萎缩，间质无明显病变，在成年特别是老年患者中可见到小血管壁内膜增厚。

（二）免疫荧光检查

一般为阴性，有时可见到少量 IgM 在系膜区沉积。

（三）电子显微镜检查

上皮细胞足突广泛融合以及假绒毛样变性，也可有空泡变性及脂肪变性。肾小球基膜正常，沿基膜两侧无电子致密物沉积。

二、临床表现

微小病变型肾小球病占儿童原发性肾病综合征的 80% ~ 90%，占成人原发性肾病综合征的 20% ~ 25%。男女比例约为 2：1，好发于儿童，成人发病率较低，但老年人发病率又呈上升趋势。大部分患者突然起病，无任何诱因，水肿为首发症状，呈颜面及体位性水肿，严重者出现浆膜腔积液；大量蛋白尿，肉眼血尿极罕见，1/3 患者有镜下血尿；高血压在成年患者相对较多；本型较其他类型更易并发特发性急性肾衰竭，尤其是年龄在 50 岁以上的老年患者。

三、治疗

（一）一般治疗

一般治疗包括适度休息和运动、控制饮食、利尿、降压、调脂及抗凝治疗等。

（二）免疫抑制剂治疗

微小病变型肾小球病大多数对糖皮质激素敏感，往往单用糖皮质激素治疗即可取得较为满意的效果，故为治疗本病的首选药物。

儿童常规诱导缓解期常用泼尼松或泼尼松龙 60mg/（m² · d）或 2mg/（kg · d），每日最大量不宜超过 80mg，连续应用 4 ~ 6 周，随后改维持量，即隔日剂量为 40mg（m² · d），维持 4 ~ 6 周，总疗程 8 ~ 12 周，以后泼尼松剂量每隔日递减 5 ~ 10mg 至停用。糖皮质激素的用法、用量和疗程很不一致，但成功的关键在于起始剂量要足，逐渐减量要缓，维持时间要长。减量过程中出现复发，应立即加量到能维持缓解水平的剂量。

对于成年患者，常规诱导缓解期剂量为泼尼松或泼尼松龙 1mg/（kg · d），最大量一般不超过 60mg/d。因成人糖皮质激素治疗肾病综合征的缓解率明显低于儿童患者，故诱导缓解期较儿童长，常需 6 ~ 8 周，也有主张 8 ~ 12 周。以后逐渐减量，每 2 ~ 3 周减少原用量的 5% ~ 10%，维持治疗 6 个月，减至每日 10 ~ 15mg，改为隔日顿服，继续减量至最小有效量，维持 6 ~ 12 个月。微小病变型肾小球病在初治取得缓解后易复发。对于偶尔复发者，可重复初治方案进行治疗。对于复发频繁或在初治 6 个月内即复发者需将其他免疫抑制剂与糖皮质激素联合应用，以达到减少复发、增强疗效的目的。

四、预后

微小病变型肾小球病长期预后甚佳，50%可在数月内自发缓解，90%对激素治疗有效，10年存活率超过95%，死亡者大多为老年人，多是由于不妥善地使用激素和细胞毒药物，发生感染而死亡。若反复发作或长期大量蛋白尿得不到控制，可转变为系膜增生性肾小球肾炎，进而为FSGS，最终发展为尿毒症者约为3%。

（辛光大）

第八节　肾病综合征

肾病综合征（nephrotic syndrome，NS）是由一组具有类似临床表现、不同病因、不同病理改变的肾小球疾病构成的临床综合征，其基本特征是大量蛋白尿、低白蛋白血症、水肿和高脂血症。其中大量蛋白尿是肾病综合征的特征性表现和始动因素。一般认为，尿蛋白量在成年人大于等于3.5g/d，儿童大于等于50mg/（kg·d），或将随机尿的尿白蛋白/肌酐（ACR）作为标准，ACR大于等于2 200mg/g定为大量蛋白尿的衡量标准。肾病综合征作为一个临床诊断，可以涉及多种不同疾病，既可为某种原发性肾小球疾病，也可为全身疾病的肾脏表现。因此，在诊断肾病综合征之后必须进一步明确其病因和病理类型，进而寻求有针对性的治疗方案。

一、流行病学

肾病综合征作为包括一组疾病的临床综合征，鲜有直接统计其患病率的数据资料，而有关临床表现为肾病综合征的各种原发疾病患病率的分析较为多见。肾病综合征在原发性肾小球疾病中占据重要地位，国外报道原发性肾小球疾病表现为肾病综合征者在34.0% ~49.5%，国内报道为40%左右。其疾病谱存在很大的地区差异性，可能与环境、种族和肾活检指征有关。例如来自美国的报道认为，膜性肾病和局灶性节段性肾小球硬化各占原发性肾病综合征的1/3，微小病变和IgA肾病约占1/4，膜增生性肾小球肾炎很少见。日本的一项研究显示IgA肾病占1/3以上，局灶性节段性肾小球硬化仅占10%。我国的研究显示，原发性肾病综合征中膜性肾病占到29.5%，微小病变肾病25.3%，IgA肾病20%，系膜增生性肾小球肾炎12.7%，局灶性节段性肾小球硬化6%，膜增生性肾小球肾炎1.5%。目前尚无确切数据显示原发性肾病综合征与继发性肾病综合征的比例，据报道，目前继发性肾病综合征中糖尿病肾病所占比例最高，淀粉样变性肾病也较为常见。

儿童肾病综合征相对单纯，其原发性占95%以上，最常见病理类型为微小病变肾病，占到80%以上，其次是局灶性节段性肾小球硬化和膜性肾病。继发性因素以系统性红斑狼疮、过敏性紫癜、肝炎病毒感染等为主。

二、病因

一般而言，凡能引起肾小球滤过膜损伤的因素都可导致肾病综合征，遗传、免疫、感染、药物以及环境均可参与其中。根据病因首先可将肾病综合征分为原发性和继发性，其中原发性肾病综合征占主要地位，常见于微小病变、局灶性节段性肾小球硬化、系膜增生性肾小球肾炎、膜性肾病及膜增生性肾小球肾炎等病理类型；继发性肾病综合征指继发于其他系统疾病，肾病综合征仅为原发病的部分临床表现，可见于感染性、药物或毒物损伤、过敏性、肿瘤、代谢性、系统性及遗传性疾病等。其疾病谱也和年龄、地域、人种关系密切。例如西方尤其是黑种人局灶性节段性肾小球硬化所占比例可达1/3以上，而亚洲人种则以IgA肾病高发；儿童以微小病变肾病为主，老年人则以膜性肾病多见（表4-3）。除外继发性肾病综合征，方可诊断原发性肾病综合征。

表 4 - 3   肾病综合征的好发年龄、分布及常见病因及病理类型

人群分布	原发性肾病综合征	继发性肾病综合征
儿童	微小病变性肾病	过敏性紫癜肾炎 乙型肝炎病毒相关性肾炎 系统性红斑狼疮肾炎 先天性或遗传性肾炎
青少年	系膜增生性肾小球肾炎 膜增生性肾小球肾炎 局灶性节段性肾小球硬化	系统性红斑狼疮肾炎 过敏性紫癜肾炎 乙型肝炎病毒相关性肾炎
中老年	膜性肾病	糖尿病肾病 肾淀粉样变性 骨髓瘤性肾病 淋巴瘤或实体肿瘤性肾病

三、发病机制

由于肾病综合征的病因与病理类型各不相同，发病机制也有所差异，很多引起肾病综合征的疾病本身的发病机制也未完全阐明。但不论原发病如何，肾病综合征的基本病理改变均为肾小球滤过屏障受损，对蛋白通透性增加导致大量蛋白尿的发生。以下仅就蛋白尿的发病机制进行讨论。

大量蛋白尿是肾病综合征最主要的临床特征。任何引起肾小球滤过膜通透性增高的疾病均可引起蛋白尿，即电荷屏障（如足细胞足突病变导致负电荷减少）和孔径屏障（滤过膜病变致其本身孔径变大）的异常，致部分带负电荷的清蛋白或血浆蛋白自肾小球滤过膜滤出，进而导致肾病综合征。

肾小球滤过膜由毛细血管内皮细胞、基底膜和脏层上皮细胞即足细胞构成。三层结构共同维持着肾小球的选择通透性，即对水、小分子物质、离子的通透性极高，而对清蛋白或分子量更大的蛋白分子通透性很低的屏障特性。

1. 足细胞   近年研究发现，足细胞是肾病综合征肾组织病变形成的主要受损靶细胞。它不仅参与构成滤过膜的机械屏障和电荷屏障，而且在维持肾小球毛细血管襻的正常开放、缓解静水压、合成肾小球基底膜基质及维持其代谢平衡中起重要作用。因此，足细胞损伤不仅导致自身功能及结构异常，还将影响滤过膜其他组成部分的结构和功能，最终导致肾小球病变进展。足细胞在基底膜上稳定附着和发挥正常功能需要一组足细胞相关蛋白来维持。根据蛋白的分布部位将其分为：裂孔隔膜蛋白、顶膜蛋白、骨架蛋白和基底膜蛋白。由足细胞延伸出来的足突构成的裂孔隔膜，在肾小球滤过屏障中起重要作用。裂孔隔膜蛋白构成的裂孔膜复合体（该组蛋白包括 nephrin、podocin、Neph1、CD2AP、ZO - 1 等）形成的拉链结构保证了这一屏障作用。任何一种裂孔隔膜表达异常都将导致裂孔隔膜缺陷和病变，从而引起大量蛋白尿。顶膜蛋白多为带负电荷的分子，包括 podocalyxin、GLEPP1 等，是构成电荷屏障的主要部分，其表达异常可导致足突融合；骨架蛋白在维持足细胞正常结构中起关键作用，主要包括 actin、α - actinon - 4 和 synaptopodin。在肾病综合征的常见病理类型微小病变、局灶节段性肾小球硬化、膜性肾病患者，足细胞 synaptopodin 表达均明显减少；基底膜蛋白包括 $\alpha_3 \beta_1$ integrin、$\alpha\beta$ dystroglycan，是足细胞在基底膜上的铆钉性。四部分蛋白虽功能各异，但又相互影响。任何一个部位的蛋白表达及功能异常均可导致足细胞病变。

2. 基底膜   基底膜含有大量带硫酸肝素链的蛋白多糖，携带大量负电荷，能阻止带负电荷的蛋白通过，是构成电荷屏障的主要成分之一。

3. 肾小球内皮细胞   在细胞腔侧表面也覆有带大量负电荷的蛋白多糖，如唾液酸糖蛋白和 podocalyxin，其构成的电荷选择性在肾小球选择通透性上也发挥了重要作用。

总之，肾病综合征时，肾小球局部和（或）全身免疫、炎症异常反应如膜性肾病时足细胞表面膜攻击复合物 C5b - 9 的形成，亦或局灶性节段性肾小球硬化时，循环通透因子的影响，最终均导致肾小球

滤过膜电子屏障和孔径屏障的损伤，使其出现选择通透性异常，导致大量蛋白尿形成。

四、病理生理

（一）大量蛋白尿

正常成年人每日尿蛋白排泄量小于150mg。24h尿蛋白定量大于等于3.5g即可定义为大量蛋白尿。肾病综合征患者尿中出现大量蛋白，使尿液表面张力增高而导致尿中泡沫增多。在正常生理情况下，肾小球滤过膜具有电荷屏障和孔径屏障作用，大于70kD的血浆蛋白分子不能通过滤过膜。当发生病变尤其是电荷屏障受损时，肾小球滤过膜对血浆蛋白（多以白蛋白为主）的通透性增加，致使原尿中蛋白含量增多，超过近曲小管回吸收能力而出现蛋白尿。此外，尿蛋白量还受肾小球滤过率、血浆蛋白浓度、蛋白摄入量、高血压、药物（如非甾体类抗炎药、血管紧张素转化酶抑制药）等因素影响。例如，血浆白蛋白明显降低时，尽管肾小球滤过膜病变并无改变，但尿蛋白排出量也可降低。相反，当蛋白摄入量增加或静脉输注白蛋白时，尿蛋白排出量可一过性增加。

通常尿蛋白的排泄量可通过收集24h尿液进行检测，也可收集随机尿通过检测尿蛋白和肌酐的比值来进行评估。尿蛋白电泳或尿蛋白免疫电泳可检测尿蛋白的分子量大小，进而判断尿蛋白的选择性，对疾病的鉴别具有一定临床价值。例如低张血尿可导致红细胞溶解破坏，血红蛋白漏出造成假性蛋白尿；多发性骨髓瘤尿中排出大量轻链蛋白导致的蛋白尿等均可通过上述检查加以鉴别。

（二）低白蛋白血症

低白蛋白血症是肾病综合征第二个重要特征，主要是白蛋白从尿中漏出的结果。一般蛋白尿程度越重，血浆白蛋白水平越低，但两者并不完全平行。由于血浆白蛋白水平还与肝合成、肾小管重吸收及降解、饮食中蛋白质摄入等因素有关，因此对于多数患者来说，低白蛋白血症不能单用尿蛋白丢失来解释。一般情况下，大量清蛋白从尿中丢失时，肝脏对白蛋白合成代偿性增加，当增加程度不足以补偿尿中丢失，就会出现低白蛋白血症。例如合并肝脏受累，或是由于肾小管从原尿中摄取肾小球滤过的白蛋白并进行分解的能力增强，导致检测的尿蛋白定量低于实际丢失量。近期有学者提出，肾病综合征时血管壁对清蛋白的通透性增加，致白蛋白漏至组织间隙。此外，肾病综合征患者胃肠道黏膜水肿，食欲缺乏，蛋白摄入不足。还有学者指出消化道也可丢失白蛋白。上述原因均可导致血浆白蛋白水平下降。

低白蛋白血症时，组织间隙的白蛋白浓度下降更明显，以维持毛细血管胶体渗透压梯度差，此时患者血容量可正常，但对任何引起血容量减少的因素（如外科手术或应用利尿药等）敏感性明显增高，可导致肾前性氮质血症甚至低血容量性休克；低白蛋白血症对于以白蛋白结合形式存在于血液的药物药动学有一定影响，此时如常规剂量给药，将使血中游离药物浓度升高，易导致中毒；低白蛋白血症还可导致血小板聚集性增强。

除血浆白蛋白减少外，血浆的其他成分如免疫球蛋白、补体、抗凝血及纤溶因子、金属结合蛋白及内分泌激素结合蛋白也可不同程度地减少，引起患者发生感染、高凝血、微量元素缺乏、内分泌紊乱和免疫功能低下等。例如，少数肾病综合征患者出现甲状腺功能减退，随着糖皮质激素治疗后病情好转而得到纠正。部分患者出现血清1，25-$(OH)_2D_3$水平下降，血清促红细胞生成素下降，凝血系统异常，低锌血症等表现。

（三）水肿

水肿的产生系由于血管内液体经毛细血管壁转移至组织间隙，并在组织间隙积聚所致。传统观点认为，低白蛋白血症时，血浆胶体渗透压下降，使水分从血管腔内进入组织间隙，导致水肿发生，此时患者血液和血浆容量减少，即"充盈不足"学说。同时，由于血容量相对不足，刺激心房和动、静脉等处的压力及容量感受器，反射性地引起交感神经兴奋性增高，肾素-血管紧张素-醛固酮（RAAS）系统及抗利尿激素分泌增加，心房钠尿肽（心钠素，ANP）分泌减少，促使肾脏对钠、水重吸收，进一步加重水肿。近年研究表明，事实上50%以上的患者血容量并不减少，血浆肾素活性正常或下降，因此，现在观点即"充盈过度"学说认为，肾小球滤过率下降及肾小管重吸收增加引起的钠水潴留是导致肾病综合征水肿的重要因素。水肿的形成是一个动态过程，以上两种学说可能均起一定作用。肾病综合征性水肿呈指凹性，与体位有关，以组织疏松及低垂部位明显，随重力作用而移动，卧位时以眼睑、枕部或骶部水肿为著，起床活动后则以下肢水肿明显，严重时可引起胸腔、腹腔、心包及纵隔的积液，甚至急性肺水肿。

（四）高脂血症

多数肾病综合征患者可出现高脂血症，一般以胆固醇升高最早，三酰甘油在血浆白蛋白低于 10 ~ 20g/L 时开始升高，并随肾病综合征进展而逐步加重。低密度脂蛋白、中间密度脂蛋白和极低密度脂蛋白在肾病综合征早期即可见升高，但高密度脂蛋白水平可正常、增高或降低。肾病综合征的高脂血症是否增加心血管并发症的危险性取决于高脂血症持续时间以及高密度脂蛋白胆固醇水平或是后者与低密度脂蛋白胆固醇的比值。一般认为，高脂血症是脂蛋白合成速度加快、清除减少或脂肪动员增加等综合因素的结果，例如低白蛋白血症致肝代偿性增加白蛋白合成的同时，脂蛋白合成也增加；肾脏对胆固醇中间代谢产物甲羟戊酸分解减少，使胆固醇前体物质增加，而肝中胆固醇合成限速酶羟甲基戊二酰辅酶 A 还原酶活性增加，加速了胆固醇合成；脂质降解酶如脂蛋白脂酶（LPL）活性下降，低密度脂蛋白受体数目减少致脂质分解受抑等。

高脂血症可引起局灶性肾小球硬化，其机制与肾小球及肾小管间质内脂蛋白沉积、氧化修饰的低密度脂蛋白毒性作用、刺激炎症介质产生、凝血、纤溶功能障碍以及增加基质合成等因素有关。

五、病理类型及临床表现

引起原发性肾病综合征的肾小球疾病主要病理类型包括：微小病变性肾病、局灶性节段性肾小球硬化（FSGS）、系膜增生性肾小球肾炎、膜性肾病及膜增生性肾小球肾炎。现就其不同病理改变和临床特点分别予以介绍。

（一）微小病变性肾病

光镜检查显示，肾小球基本正常，偶见上皮细胞肿胀，空泡样变性及轻度的节段性系膜细胞和基质增生。老年患者偶见肾小球硬化，但不超过肾小球总数的 5% ~ 10%。肾小管上皮细胞尤其是近曲小管上皮细胞可呈现脂肪变性或空泡变性，细胞内可见含有双折光的脂滴。肾小管可伴有小灶状萎缩，间质无明显病变，在成年特别是老年患者中可见到小血管壁内膜增厚。免疫荧光检查一般为阴性，有时可见到少量 IgM 在系膜区沉积。电镜检查显示的是本病特征性改变，即上皮细胞足突广泛融合与假绒毛样变性，也可有空泡变性及脂肪变性。肾小球基底膜正常，沿基膜两侧无电子致密物沉积。

微小病变性肾病占儿童原发性肾病综合征的 80% ~ 90%，占成年人原发性肾病综合征的 20% ~ 25%。男女比例约为 2：1，好发于儿童，成年人患病率降低，但老年人患病率又呈上升趋势。大部分患者突然起病，无明显诱因，水肿为首发症状，呈颜面及体位性水肿，严重者出现浆膜腔积液，大量蛋白尿；肉眼血尿极罕见，1/3 患者有镜下血尿；高血压在成年患者相对较多；本型较其他类型更易并发特发性急性肾衰竭，尤其是年龄在 50 岁以上的老年患者。本病 90% 的患者对糖皮质激素治疗敏感，但治疗缓解后复发率高达 60%。成年人治疗缓解率和缓解后复发率均低于儿童患者。

（二）局灶性节段性肾小球硬化

本型光镜检查特征为肾小球病变呈局灶性、节段性分布，表现为部分肾小球或肾小球的部分节段硬化，未受累的肾小球基本正常或仅轻度系膜增生。一般肾皮质深部或皮髓交界处的肾小球首先受累，仅侵及肾小球的 1 ~ 3 个血管襻。脏层上皮细胞增生、肿胀，严重时形成"假新月体"，见于本病的早期。随病变进展，硬化的肾小球逐渐增多，出现球性硬化，其余相对完好的肾小球代偿性肥大。肾小管 - 间质病变较常见，可表现为灶状肾小管萎缩、扩张伴间质纤维化和炎细胞浸润，小动脉管壁可增厚。免疫荧光检查显示，IgM 和 C3 呈粗颗粒状或团块状沉积于受累肾小球的病变部位，无病变的肾小球一般呈阴性或 IgM 和 C3 在系膜区沉积，IgG 和 IgA 沉积少见。电镜下肾小球脏层上皮细胞出现广泛的足突融合，并与肾小球基底膜脱离为本病的早期病变。受累肾小球内皮细胞下和系膜区有电子致密物沉积，在硬化的部位，有毛细血管的萎陷及电子致密物沉积。根据光镜下肾小球病变不同，局灶性节段性肾小球硬化可分为以下几型，如表4-4所示。

表4-4　局灶性节段性肾小球硬化病理分型

病理类型	病理表现
经典型	早期多累及髓旁肾小球，节段病变可位于近血管极或周边襻，或两者同时出现，其中周边襻节段硬化以儿童型FSGS较常见，部分病例可伴球性硬化
门部型	近血管极处襻出现节段硬化和透明变性，其累及程度超过丝球体的50%。与门部硬化相连的入球动脉常见透明变性。足细胞肥大和增生较其他类型少见
细胞型	节段性内皮细胞增生，单核细胞、巨噬细胞、淋巴细胞和中性白细胞浸润，致毛细血管襻腔塌陷、闭塞，可累及肾小球的任何部位，如门部和周边部。足细胞增生、肥大、空泡变性，甚至形成"假新月体"
顶端型	节段性病变位于尿极，可见肾小球毛细血管襻与尿极粘连，内皮细胞及足细胞增生，壁层上皮细胞伸入尿极近端小管中，非顶部病变的肾小球可表现为细胞型或经典型病变，部分病例见球性硬化
塌陷型	肾小球基底膜扭曲、塌陷、皱缩，毛细血管襻腔狭小，以球性塌陷较节段塌陷常见，单纯累及血管极少见，无内皮细胞、系膜细胞及基质增生，但足细胞肥大、增生、空泡变性或脱落至肾小囊腔，形成"假新月体"

　　局灶性节段性肾小球硬化可发生于任何年龄，但儿童及青少年多见，平均发病年龄为21岁，男性略多于女性。临床主要表现为肾病综合征，占原发性肾病综合征的5%～10%，10%～30%的病例可为非肾病性蛋白尿。镜下血尿和高血压多见，随病情进展逐渐出现骨功能受损，少数病例在起病时即有肾功能减退，可见肾性糖尿、氨基酸尿、肾小管性酸中毒等肾小管功能异常的表现。上呼吸道感染或预防接种可使临床症状加重。实验室检查为非选择性蛋白尿，免疫学检查血清补体正常，血IgG可降低，与大量蛋白尿从尿中丢失有关。

（三）系膜增生性肾小球肾炎

　　光镜检查显示，肾小球系膜细胞和系膜基质弥漫增生，按照增生程度可分为：轻、中、重度。轻度增生指增生的系膜宽度不超过毛细血管襻的直径，管腔开放良好；中度增生指增生的系膜宽度超过毛细血管襻的直径，管腔不同程度受压；重度增生指系膜在弥漫性指状分布的基础上呈团块状聚集，伴肾小球节段性硬化。中、重度系膜增生性肾小球肾炎可见节段性系膜插入现象。肾小管-间质改变与肾小球病变平行，中、重度系膜增生性肾小球肾炎常伴有灶状肾小管萎缩和间质纤维化。免疫荧光检查根据肾小球系膜区沉积的免疫复合物不同分为IgA肾病和非IgA系膜增生性肾小球肾炎。前者以IgA沉积为主，后者常有IgM、IgG的沉积，均常伴有补体C3的沉积。呈弥漫性分布于整个肾小球。少数患者仅有C3沉积，极少数免疫荧光检查阴性。电镜检查可见肾小球系膜细胞及基质增生，电子致密物在系膜区和（或）内皮下细颗粒样沉积，肾小球基底膜一般正常，有时可见不规则增厚伴节段性足突融合。

　　本组疾病在我国患病率高，约占原发性肾病综合征的30%。多见于青少年，男性多于女性。临床表现多样，常隐匿起病，可表现为无症状性血尿和（或）蛋白尿、慢性肾炎综合征、肾病综合征等，有前驱感染史者可呈急性起病，甚至表现为急性肾炎综合征。据报道IgA肾病患者约15%表现为肾病综合征，几乎所有患者均有血尿，而非IgA系膜增生性肾小球肾炎约30%表现为肾病综合征，约70%伴有血尿，常为镜下血尿。

（四）膜性肾病

　　光镜病理特点是上皮下免疫复合物沉积，肾小球基底膜弥漫增厚，免疫荧光检查显示，IgG和C3呈弥漫性颗粒状沿肾小球毛细血管壁沉积，很少有IgM和IgA沉着，特发性膜性肾病几乎无系膜区沉积。早期可仅有IgG沉积，晚期可呈阴性，C1q或C4阳性提示补体经典途径激活。随着疾病进展，免疫荧光染色强度减低，逐渐变浅甚至阴性。一般无内皮细胞、系膜细胞及基质或上皮细胞增生，亦无炎细胞浸润。根据病变进展程度分为四期（表4-5）。

表 4 – 5　膜性肾病病理改变及分期

分期	光学显微镜检查	电子显微镜检查
I 期	肾小球基底膜空泡变性，Masson 染色可见上皮下嗜复红蛋白沉积	肾小球基底膜基本正常，可见较小而分散的电子致密物沉积，主要位于足突间隙
II 期	肾小球基底膜不均匀增厚，钉突样改变，上皮下嗜复红蛋白沉积，颗粒大而弥漫	多数电子致密物沉积于上皮下及基底膜内，上皮细胞足突广泛融合
III 期	肾小球基底膜明显增厚，链环状结构形成，上皮下多数嗜复红蛋白沉积	肾小球基底膜高度增厚，多数电子致密物沉积，系膜基质增生，上皮细胞足突广泛融合
IV 期	肾小球基底膜不规则增厚，管腔狭窄，系膜基质增多，节段性或球性硬化	肾小球基底膜重塑，三层基本结构消失，电子致密物吸收使基底膜呈虫蚀样，系膜基质增多，血管腔闭塞，最终发展为肾小球硬化
V 期	肾组织病变基本恢复正常	

在成年人原发性肾病综合征中膜性肾病占 25% ~30%，可发生于任何年龄，30 ~50 岁为高发，男性多于女性。常隐袭起病，85% 表现为肾病综合征，20% ~25% 呈无症状性蛋白尿，30% ~50% 有镜下血尿，20% ~40% 有不同程度的高血压及肾功能受损，但约有 25% 的患者可完全自发缓解，缓解大多出现在发病的前 3 年。蛋白尿程度及持续时间是影响自然病情发展的重要因素。本病患者易发生血栓栓塞并发症，尤其是肾静脉血栓形成，发生率在 50% 左右，可为单侧或双侧、急性或慢性起病。

（五）膜增生性肾小球肾炎

光镜下基本病理改变为肾小球系膜细胞及基质弥漫增生并沿内皮细胞下插入、基底膜弥漫性增厚呈"双轨征"，免疫荧光示 IgG（或 IgM）和 C3 呈颗粒样在系膜区及毛细血管壁沉积，电镜下可见电子致密物在系膜区、内皮下或上皮下沉积，根据电子致密物的沉着部位及基底膜病变的特点可分为三型，见表 4 – 6。

表 4 – 6　原发性膜增生性肾小球肾炎的病理分型及特点

	I 型	II 型	III 型
光学显微镜检查	系膜增生最严重，可分隔肾小球呈分叶状，内皮下有嗜复红蛋白沉积，可使毛细血管闭塞	与 I 型相似，但系膜插入现象较轻	与 I 型相似，但内皮下和上皮下均有嗜复红蛋白沉积，并可见基底膜钉突形成
免疫荧光检查	IgG 和 C3 颗粒样或团块样沉积于系膜区和毛细血管壁，肾小球呈花瓣样	以 C3 为主，团块或细颗粒样沉积于系膜区和毛细血管壁 C3 伴或不伴 IgG 及 IgM 主要在	毛细血管壁也可在系膜区沉积
电子显微镜检查	内皮下可见插入的系膜细胞和系膜基质并伴大块电子致密物沉积，襻腔狭窄，足突融合	电子致密物沿肾小球基底膜致密层和系膜区沉积，偶见上皮下呈驼峰状沉积	与 I 型相似，但内皮下和上皮下均可见电子致密物沉积

本病占原发性肾小球疾病的 10% ~20%，主要见于儿童及青少年，5 岁以下及 60 岁以上的患者少见。50% ~60% 患者表现为肾病综合征，常伴镜下血尿；20% ~30% 患者有上呼吸道前驱感染，表现为急性肾炎综合征，II 型更多见；其余病例可为无症状性血尿和（或）蛋白尿。据报道，起病时 30% 的患者有轻度高血压，20% 出现肾功能损害。病情多持续进展，在导致终末期肾衰竭的肾小球肾炎中，本病占 25% 以上。

六、并发症

（一）感染

感染是肾病综合征的常见并发症，多隐匿起病，临床表现不典型，是导致肾病综合征复发或疗效不佳的主要原因之一，与患者免疫功能紊乱、全身营养状况下降以及应用糖皮质激素治疗有关。常见感染部位为呼吸道、泌尿道、消化道及皮肤。常见的致病菌有肺炎球菌、溶血链球菌和大肠埃希菌等。其他如结核杆菌、病毒（疱疹病毒等）、真菌的感染机会也明显增加。在严重肾病综合征伴大量腹腔积液时，易在腹腔积液的基础上发生自发性细菌性腹膜炎（spontaneous bacterial peritonitis，SBP）。其发生率在儿童明显高于成年人。严重者可导致死亡，应予高度重视。

导致感染的相关因素有以下几个方面：①血浆 IgG 水平降低，在非选择性蛋白尿时，IgG 从尿中丢失，在肾小管上皮细胞重吸收后分解代谢增加，由淋巴细胞合成 IgG 减少。②补体成分如 B 因子及 D 因子下降，血浆调理素水平下降。③细胞免疫异常，血浆中 T 细胞活力下降，白细胞趋化能力下降。④低锌血症导致淋巴细胞功能及胸腺素水平下降。⑤浆膜腔及皮下积液导致对感染的易感。⑥糖皮质激素和免疫抑制药的应用加重了对细菌与病毒的易感性。

（二）血栓栓塞

血栓栓塞是肾病综合征最严重的、致死性并发症之一，其发生与血液浓缩、高脂血症造成的血液黏稠度升高以及肝脏合成纤维蛋白原和部分凝血因子增加等因素有关，而且肾病综合征时血小板功能亢进，应用强利尿药及长期大量糖皮质激素均加重高凝血状态。肾病综合征常见的血栓栓塞部位是肾静脉，可为单侧或双侧，膜性肾病者发生率最高，可达 50%，大多数为亚临床型，无临床症状，但也可发生严重的蛋白尿、血尿甚至肾衰竭。肾静脉血栓有急、慢性之分。急性肾静脉血栓临床表现为：单侧腹部绞痛、肉眼血尿、尿蛋白增多、肾功能急剧恶化；而慢性肾静脉血栓症往往没有任何症状。肾静脉血栓的诊断以肾静脉造影最为确切，无创伤性的超声检查适用于临床一般性无症状患者的筛查。此外，肾病综合征患者还可出现下肢深静脉血栓，在成年人发生率为 6%，表现为两侧肢体不对称性肿胀。腋静脉、锁骨下静脉血栓较为少见。动脉栓塞更为少见，但可累及全身各处大、小动脉，有时可引起严重后果，如心肌梗死、肢体坏死或脑梗死等。文献报道肺栓塞的检出率为 10%～20%，但多数患者呈亚临床型。

肾病综合征的血栓倾向可能与以下几方面因素有关：①凝血与纤溶系统失衡：促血栓形成因素增高，如纤维蛋白原水平，凝血因子 Ⅱ、Ⅴ、Ⅶ、Ⅷ、Ⅹ 水平升高，抗血栓物质减少，抗凝血酶Ⅲ（AT-Ⅲ）减少，蛋白 C 和 S 水平下降。纤溶酶原水平下降，纤溶酶与纤维蛋白的交互作用受损。②血液黏滞度增加，血管内皮损伤。高脂血症、血小板增生及黏附度增加，血容量不足，均可进一步加重内皮细胞损伤，使血栓风险增加。

（三）急性肾衰竭

1. 肾前性急性肾衰竭　肾病综合征时可因有效血容量不足而致肾灌注减少，导致肾前性氮质血症，经扩容利尿后可恢复。或应用血管紧张素转化酶抑制药类药物导致肾小球灌注压降低。

2. 特发性急性肾衰竭　少数病例可出现急性肾衰竭，表现为无明显诱因的少尿或无尿，扩容利尿无效，多见于微小病变性肾病，可能与一方面肾间质高度水肿压迫肾小管，大量蛋白管型阻塞肾小管腔，管腔内高压引起肾小球滤过率骤然减少，另一方面肾小管上皮细胞缺血和大量重吸收、分解白蛋白而出现重度脂肪变性导致急性肾小管坏死有关。称之为特发性急性肾衰竭，多见于中老年患者。

3. 其他　肾病综合征患者并发感染或用药导致急性肾小管坏死；并发双侧急性肾静脉血栓引起急性肾衰竭；呈肾病综合征表现的急进性肾小球肾炎或病理类型发生转型等导致的急性肾衰竭等。

七、诊断与鉴别诊断

（一）确定是否为肾病综合征

诊断标准：尿蛋白定量大于等于 3.5g/24h；血浆白蛋白小于等于 30g/L；水肿；高脂血症。其中前两项为必备条件。

（二）确认病因

除外继发性和遗传性疾病后才能诊断为原发性肾病综合征，为及时明确诊断，在无禁忌证的情况下应积极行肾活检以明确病理类型，指导治疗，评估预后。

（三）判断有无并发症及肾功能情况

肾病综合征可为原发性和继发性。如考虑为继发性应积极寻找病因，在排除继发性肾病综合征之后才能诊断为原发性肾病综合征。在儿童应着重除外遗传性疾病、过敏性紫癜肾炎、乙型肝炎相关性肾小球肾炎等；中青年患者应注意除外结缔组织病、感染、药物引起的继发性肾病综合征，如狼疮肾炎等；老年人则应着重除外代谢性疾病、肿瘤继发的肾病综合征，如糖尿病肾病、骨髓瘤肾病等。原发性肾病综合征也并非独立疾病，在肾活检基础上完善病理类型的诊断对于指导治疗，评估预后尤为重要。原发性肾小球肾炎所致的肾病综合征常见病理类型包括：微小病变性肾病、局灶节段性肾小球硬化、系膜增生性肾小球肾炎、膜性肾病、膜增生性肾小球肾炎。

通常一些特异性实验室检查可高度提示特定疾病，有助于肾病综合征的病因诊断。例如一些免疫学指标（抗核抗体、抗双链 DNA、ANCA、免疫球蛋白等）检测对系统性疾病的鉴别意义很大。肿瘤标志物（CEA、AFP、NSE，PSA 等）的检查有助于老年患者实体肿瘤的筛查。病毒指标（HBV、HCV、HIV 等）的检测可除外一些感染相关性肾病。血清及尿液免疫固定电泳、骨髓穿刺活检对血液系统疾病导致肾病的鉴别具有重要意义。如骨髓瘤肾病的尿中轻链蛋白增多，尿液免疫固定电泳可提示异常 M 蛋白。另外，尿蛋白电泳分析尿蛋白性质对推测肾小球滤过膜病变部位具有参考价值，如微小病变性肾病多为选择性蛋白尿，以清蛋白漏出为主，提示主要为电荷屏障受损；而膜性肾病则为非选择性蛋白尿，尿中除白蛋白，还有 IgG 等大分子的蛋白成分，提示滤过膜孔径屏障的损伤。尿常规检测是否并发血尿对病理类型的鉴别亦有帮助，如系膜增生性肾小球肾炎、膜增生性肾小球肾炎常并发血尿。因此，详细的询问病史、查体和实验室检查对于肾病综合征的诊断和鉴别具有重要意义。临床上常见的继发性肾病综合征有以下几种，应积极加以鉴别。

过敏性紫癜：好发于青少年，有典型的皮肤紫癜，可伴关节痛、腹痛及黑粪，多在皮疹出现后 1～4 周出现血尿和（或）蛋白尿，典型皮疹有助于鉴别诊断。

狼疮肾炎：好发于青中年女性，根据多系统受损的临床表现和免疫学检查可检出多种自身抗体，一般不难明确诊断。

糖尿病肾病：好发于中老年，表现为肾病综合征，患者糖尿病病史常达 10 年以上，有高血压及糖尿病眼底病变，病史及眼底病变有助于鉴别诊断。

肾脏淀粉样变性：肾淀粉样变性是全身多器官受累的一部分，好发于中老年。原发性患者病因不明，主要累及心、肾、消化道、皮肤和神经；继发性患者常继发于慢性化脓性感染、结核、恶性肿瘤等疾病，主要累及肾、肝和脾等器官。肾受累时体积增大，常表现为肾病综合征，需行肾活检确诊。

骨髓瘤肾病：好发于中老年，男性多见。患者可有多发性骨髓瘤的特征性临床表现，如骨痛，血清单株蛋白增高，蛋白电泳 M 带及尿本周蛋白阳性，骨髓象显示浆细胞异常增生达 15% 以上，此类患者可呈肾病综合征，典型的影像学检查有溶骨破坏或病理性骨折等，可助鉴别诊断。

八、治疗

肾病综合征治疗包括特异性（即糖皮质激素、细胞毒药物或其他免疫抑制药）治疗及非特异性治疗，特异性治疗是降低蛋白尿，治疗肾病综合征的核心环节，需根据不同的临床、病理类型制定相应的治疗方案。非特异性治疗包括一般治疗、对症治疗和并发症治疗。

（一）一般治疗

1. **休息** 肾病综合征患者立位时肾素 - 血管紧张素 - 醛固酮系统和交感神经系统兴奋，可加重水钠潴留，而卧位时肾血流量增加，有利于利尿，故宜卧床休息，但应保持适度床上及床旁活动，以防肢体血管血栓形成。水肿消失，一般情况好转后可起床活动。

2. **饮食治疗** 肾病综合征患者常伴胃肠道水肿及腹腔积液，影响消化吸收，应进食易消化、清淡、高热量、高维生素食物。

3. **钠盐摄入** 肾病综合征患者水肿时严格限制钠盐的摄入量，食盐以每日 2～3g 为宜。应用利尿药尤其是襻利尿药时应注意预防低钠血症的发生。

4. 蛋白质摄入　研究表明高蛋白饮食可加重肾小球高滤过状态，加速肾小球硬化和肾小管－间质纤维化，但对于肾病综合征患者是给予高蛋白饮食纠正低蛋白血症还是给予低蛋白饮食保护肾功能，目前尚有争议。一般主张，在肾病综合征早期及肾功能正常时，蛋白摄入以 $0.8 \sim 1.0g/$（$kg \cdot d$）为宜，对于慢性肾病综合征患者，蛋白摄入应控制在 $0.6 \sim 0.8g/$（$kg \cdot d$），但均应以优质蛋白为主。

5. 脂肪摄入　对高脂血症患者应给予低脂饮食，即胆固醇摄入不超过 $200mg/d$，脂质供热应少于总热量 $30 \sim 35kcal/$（$kg \cdot d$）的 30%，但由于不饱和脂肪酸体内不能合成，且其代谢产物（如 PGE_2、PGI_2、TXA_2）具有血管活性作用，故脂质摄入中不饱和脂肪酸含量应达到总热量的 10%。植物油脂含不饱和脂肪酸较多，胆固醇及饱和脂肪酸较低，深海鱼油富含亚麻酸（不饱和脂肪酸），适合于肾病综合征患者食用。另外，还要多食富含植物纤维的食物，尤其是富含可溶性纤维（燕麦、米糠等）的食物，有助于降低血脂。

6. 其他　铜、锌等元素参与体内许多酶的合成，当从尿中丢失或肠道吸收障碍，可导致蛋白质代谢障碍，生长发育停滞，伤口愈合缓慢及免疫功能降低等，故应注意补充。食物中黄豆、萝卜、大白菜、扁豆、茄子、小麦、小米锌含量较高，而猪肉、芝麻、菠菜、黄豆、芋头、茄子铜含量较高，可选择食用。肾病综合征患者易出现低钙血症，应注意多食含钙多的食物（如奶及奶制品、各种豆类制品等）。

（二）对症治疗

1. 水肿的治疗　一般患者于限盐及卧床之后即可达到利尿消肿的目的，对于上述处理效果不佳者，可选择性应用利尿药治疗。在给予利尿药之前应判断患者的血容量状态。血容量正常或增高的患者可使用利尿药来改善水肿症状，而表现为血容量减少的患者必须在有效扩容的前提下使用利尿药。患者的血容量状态可通过一些临床表现和指标来进行判别，如表 4 - 7 所示。

表 4 - 7　患者血容量状态的判别

	低血容量型	高血容量型
尿素氮、尿素氮/肌酐比值	增高	降低
尿渗透压	增高	降低
血浆肾素、醛固酮、精氨酸加压素水平	增高	降低
尿钠浓度	小于 20mmol/L	大于等于 20mmol/L
心率增快、血压降低、血细胞比容升高等血容量不足的临床表现	存在	无

（1）利尿治疗的原则：①利尿治疗不宜过快过猛，以免造成血容量不足，加重血液高黏倾向，诱发血管栓塞。②渗透性利尿药在少尿时应慎用，因其可导致肾小管上皮细胞变性、坏死，诱发"渗透性肾病"，导致急性肾衰竭。③因血浆制品可增加尿蛋白排泄，加重肾损害，故不主张频繁应用。在患者出现少尿，并发较重感染时，可酌情合理应用。

（2）利尿药的选择：目前常用的利尿药有襻利尿药、噻嗪类利尿药、保钾利尿药及渗透性利尿药。对于轻度水肿，多应用噻嗪类利尿药和（或）保钾利尿药，而对于中、重度水肿患者多选择襻利尿药。利尿效果不好的可联合应用噻嗪类利尿药，以阻断肾单位不同部位钠的重吸收，两类药物具有协同效应。襻利尿药中最为常用的为呋塞米。呋塞米可口服也可静脉给药，对于口服效果不佳的患者可采用静脉给药。静脉给药分为静脉推注和持续滴注，有学者研究指出：持续静脉滴注呋塞米较一次性静脉注射呋塞米更有效、更安全。一次性大剂量静脉推注呋塞米会导致血容量剧烈的波动和血浆呋塞米峰浓度过高，严重影响血循环的稳定性，而持续静脉滴注呋塞米，可避免峰－谷效应，使每小时排尿量相对恒定，更符合正常生理。

渗透性利尿药如右旋糖酐－40（低分子右旋糖酐）是葡萄糖的聚合物，平均分子质量为 40kD，不易渗出血管，可提高血浆胶体渗透压，扩充血容量，具有渗透性利尿作用。该药还能抑制血小板和红细胞聚集，降低血液黏滞性，并对凝血因子Ⅱ有抑制作用，因而能防止血栓形成和改善微循环，临床可用于血容量相对不足的肾病综合征患者的消肿治疗。但由于其可致肾小管上皮细胞空泡变性、坏死，诱发渗透性肾病，导致急性肾衰竭，少尿的患者应慎用。

另外，对于血容量相对不足的肾病综合征患者在单纯应用利尿药治疗效果不佳的情况下是否给予白蛋白静脉滴注，目前仍有不同意见。有人认为清蛋白可使分泌至肾小管的利尿药的量增加，改善了利尿药抵抗。已有研究证实，联合使用白蛋白可增强呋塞米的排钠作用。但亦有学者提出，白蛋白价格昂贵，有引起血源性感染、过敏性休克等严重并发症的可能。且它的使用并不能达到预期的改善低蛋白血症的作用，反而会造成"蛋白超负荷性肾病"。清蛋白的使用可能使蛋白尿加重，肾功能进一步减退。有研究显示，输注清蛋白量越多，肾病达到完全缓解所需的时间越长，若每日输注清蛋白超过 20g，对肾脏的损伤作用尤为显著。因此，建议肾病综合征并发明确的血容量不足、严重的水肿和低白蛋白血症的情况下可使用清蛋白。但不建议长期连续使用，可重复使用，多为隔天应用。

对于上述利尿治疗无效的全身严重水肿，或伴有浆膜腔积液，影响呼吸、循环功能，或伴有急性左心力衰竭、肺水肿的患者可实施单纯超滤或连续性血液净化治疗。对于利尿效果不好的患者暂停利尿药治疗，给予短时间歇血液净化治疗，可为肾损害恢复创造条件，同时为恢复对利尿药的敏感性提供时间。

2. 减少尿蛋白　大量研究已经证实，血管紧张素转化酶抑制药（ACEI）及血管紧张素 Ⅱ 受体拮抗药（ARB）类药物通过扩张出球小动脉降低肾小球内压，进而减少尿蛋白的排出。还有一些药物也被用来治疗蛋白尿，但其疗效和安全性尚未取得足够证据，一般不作为常规治疗。如肾素 - 血管紧张素 - 醛固酮系统另外两种拮抗药：醛固酮受体拮抗药与肾素拮抗药，有研究显示两药联合 ACEI 和（或）ARB 在减少蛋白尿方面均有叠加作用，但仍需更多循证医学证据予以支持。另如中药雷公藤降尿蛋白效果较为肯定，但其安全剂量与中毒剂量较为接近，应用须谨慎，在肾病综合征治疗一般不作为首选。

3. 降脂治疗　高脂血症不但增加了心血管并发症的发生率，还可加速肾小球硬化，因此目前多认为对于肾病综合征的高脂血症应予积极干预。以羟甲基戊二酰单酰辅酶 A（HMG - CoA）还原酶抑制药为首选，常用制剂有洛伐他汀、辛伐他汀、阿托伐他汀等，该类药物以降低胆固醇为主；对于以三酰甘油增高为主者，可应用苯氧酸类药物，如非诺贝特、苯扎贝特等。用药期间应定期复查肝功能。肾病综合征缓解，低蛋白血症纠正后，高脂血症可自然缓解，此时则无须继续降脂药物治疗。

4. 抗凝血治疗　目前对于肾病综合征是否预防性给予抗凝血药物治疗尚缺乏循证医学证据，也未达成共识。一般认为，对于具有明显的血液浓缩，血脂增高，血浆白蛋白低于 20g/L，纤维蛋白原（FIB）大于 400g/L，并应用大剂量糖皮质激素及利尿药的肾病综合征患者有必要给予抗凝血治疗。常用的药物有肝素、双香豆素类及抗血小板聚集类药物。

（三）特异性治疗

免疫抑制治疗是目前肾病综合征的最主要治疗手段，常用药物有三类，包括糖皮质激素（泼尼松、泼尼松龙）、细胞毒类药物（环磷酰胺、苯丁酸氮芥等）以及免疫抑制药（霉酚酸酯、硫唑嘌呤、环孢素、他克莫司、来氟米特等）。治疗用药的选择、组合、剂量以及疗程均应依据病理类型、临床表现等因素而定，目前尚无统一方案。

1. 糖皮质激素　是治疗肾脏疾病的主要药物，可能通过抗炎、抑制免疫反应，抑制醛固酮和抗利尿激素分泌，影响肾小球基底膜通透性等综合作用而发挥其降低蛋白尿的疗效。肾病综合征激素治疗应掌握"始量要足、减量要缓、维持要长"的原则。常用药物为泼尼松，在有肝损害或水肿严重时，可更换为对应剂量泼尼松龙口服或静脉输注。激素治疗期间应密切监测激素不良反应的发生，如感染、类固醇性糖尿病、消化道溃疡、生长发育抑制、骨质疏松、股骨头无菌性缺血性坏死等，以便及时预防和处理。根据患者对激素治疗的反应，可分为激素敏感型（足量激素治疗 8~12 周缓解），激素依赖型（激素减量期间复发 2 次，或停药 1 个月内复发），激素抵抗型（对足量激素治疗无反应），频繁复发（6 个月内复发 2 次以上或 1 年内复发 3 次以上），其后续治疗也要随之调整。

在原发性肾病综合征中，不同的病理类型对激素的治疗反应不尽相同。一般来讲，微小病变性肾病和轻度系膜增生性肾炎单独应用糖皮质激素反应较好，按照正规治疗方案，大部分患者可获得临床缓解。而对于膜性肾病、局灶性节段性肾小球硬化、膜增生性肾小球肾炎，单用激素往往难以获得完全缓解，需要联合使用其他免疫抑制药治疗。

2. 其他免疫抑制药　除糖皮质激素外，肾脏疾病的治疗中常需要联合其他免疫抑制药治疗，主要用于难治性肾病综合征或因激素不良反应难以长期坚持的患者。目的是尽可能减少激素的用量和疗程；对频繁复发、激素依赖及激素抵抗的患者联合用药可能获得较为满意的疗效，改善肾脏病的长期预后。常用药物有以下几种。

（1）环磷酰胺：为氮芥与磷酰胺基结合而成的化合物，能选择性抑制 B 淋巴细胞，大剂量也能抑制 T 淋巴细胞，还可能抑制免疫母细胞，从而阻断体液免疫和细胞免疫反应。给药方法包括口服（100～150mg/d，分2～3次口服）、小剂量隔日静脉注射（每次200mg，隔日静脉注射）及大剂量冲击（0.4～1.0g/m²，每月1次静脉滴注，6个月后改为每3个月1次）三种，累计总量均达6～8g。目前并不能证明哪种方案更为有效，静脉给药不良反应较口服相对较小，大剂量冲击治疗由于累积剂量时间长，对于改善疾病远期预后有肯定疗效。主要不良反应为骨髓抑制和肝损伤，以及消化道反应、性腺功能抑制、脱发、出血性膀胱炎、诱发肿瘤等。

（2）苯丁酸氮芥：又名瘤可宁，是一种细胞毒性烷化剂，作用机制与环磷酰胺相同，治疗效果也和环磷酰胺无明显差别，一般用于环磷酰胺的替代治疗。常用剂量为 0.2mg/（kg·d），分2次口服，累计总量不超过 10mg/kg。主要不良反应是骨髓抑制、性腺毒性、可诱发血液系统肿瘤，偶见肝损伤和皮疹。无膀胱毒性，亦不导致脱发。

（3）霉酚酸酯（麦考酚酸酯，mycophenolatemofetil，MMF），商品名骁悉，是一种新型免疫抑制药，在体内水解为具有免疫抑制活性的霉酚酸（MPA）而发挥作用。可通过非竞争性可逆性抑制次黄嘌呤单核苷酸脱氢酶（IMPDH），即嘌呤从头合成途径的限速酶，阻断鸟嘌呤核苷酸的从头合成途径，从而选择性抑制 T、B 淋巴细胞的增殖，减少抗体产生，抑制细胞毒 T 淋巴细胞的形成。通过抑制细胞表面黏附分子的表达而发挥抗炎作用。口服吸收完全，个体差异小，无需监测血药浓度。目前已被广泛用于防治各类实体器官移植免疫排斥。近年来的研究表明，其用于难治性肾病综合征的治疗也取得了较好的疗效。国内外多中心观察性研究均证实，对于微小病变性肾病及系膜增生性肾炎中激素依赖或抵抗型，MMF 联合糖皮质激素有肯定疗效，对于膜性肾病、局灶节段性肾小球硬化、膜增生性肾炎中激素抵抗型，亦有一定疗效，可用于环磷酰胺等药物无效或有严重不良反应时。但目前仍被作为二线用药，亦不推荐单独使用。起始应用剂量为 1.5g/d（体重大于等于 70kg 者推荐 2.0g/d，体重小于等于 50kg 者，推荐 1.0g/d），每天分两次空腹服用。其短期不良反应较环磷酰胺及环孢素等其他免疫抑制药为轻，主要有感染、骨髓抑制、胃肠道反应等，尤其可发生一些致命性重症感染，应特别引起重视。

（4）钙调磷酸酶抑制药：包括环孢素（CsA）和他克莫司。环孢素是从多孢木霉菌和核孢霉素的代谢产物中提取，其免疫机制主要是选择性抑制 T 辅助细胞的产生和释放，抑制 T 辅助细胞表达 IL-1 受体，抑制 IL-2 的产生及 T 细胞产生干扰素，还可抑制已与抗原或致有丝分裂素作用的淋巴细胞表达 IL-2 受体，环孢素 A 对细胞的抑制作用是可逆的，停药后作用消失，对骨髓造血功能和吞噬细胞的免疫功能没有明显的影响。主要用于原发性难治性肾病综合征，其中对微小病变最佳，对系膜增生性肾小球肾炎、局灶性节段性肾小球硬化及膜性肾病也有一定疗效。通常作为治疗原发性肾病综合征的二线用药，而对于儿童原发性肾病综合征和对糖皮质激素有顾虑者也可作为一线用药。但对于治疗前血肌酐已升高或病理提示明显肾小管间质病变的患者应慎用。药物用法：成年人起始每日剂量 3～4mg/kg，最大剂量小于 5mg/（kg·d），儿童为 150mg/m²，最大剂量小于 200mg/（m²·d），分2次口服，1～2周起效，最大疗效 1～3 个月，一般 3 个月后缓慢减量，疗程 6 个月左右，服药期间需监测血药浓度，其谷值维持在 100～200ng/kg。单用环孢素治疗复发率高，临床常需联合用药。该药不良反应主要有肝肾毒性、高血压、多毛症、震颤、牙龈增生、恶心、腹泻等。其不良反应多呈剂量依赖性，减量或停用后可以恢复。因此在环孢素的长期使用过程中应注意检测肝肾功能和血药浓度。他克莫司（FK506）与环孢素作用机制相似，已广泛用于防治器官移植后排异，近年来初步用于肾病治疗也取得了较好的疗效，常用剂量为 0.1mg/（kg·d），分2次空腹服用，维持血药浓度在 5～15ng/ml，病情缓解后减量，疗程

6~12个月。常见不良反应为肾毒性、血糖升高、感染等。

（5）来氟米特（leflunomide）商品名为爱若华，是一种新型免疫抑制药，是具有抗增生活性的异噁唑类免疫抑制药，其免疫作用机制主要是通过抑制二氢乳酸脱氢酶的活性，选择性阻断嘧啶的从头合成途径，从而影响活化淋巴细胞的嘧啶合成，还可以抑制酪氨酸激酶的活性，阻断炎症细胞信号传导。此外，还可通过抑制核因子 κB（NF－κB）激活，阻断炎症细胞因子的表达；抑制抗体的产生和分泌；抑制细胞黏附；调节 Th1/Th2 平衡等方面来发挥免疫抑制作用。基础和临床试验证实，本药能有效预防、控制急性排异反应，联合用药逆转慢性排异反应，在内科主要治疗自身免疫性和免疫介导的疾病，较为肯定的是用于类风湿关节炎，可以达到长期病情缓解。

来氟米特用于肾脏疾病治疗的研究才刚刚起步，由于其不良反应小，价格相对低廉，具有广阔的应用前景。初始负荷剂量为 50~100mg/d，连续 3d 后改为维持剂量 20~30mg/d，若不良反应大，不能耐受，可降至 10mg/d。该药常见不良反应包括胃肠道反应、皮疹、可逆性脱发、一过性转氨酶上升和白细胞减少等，大多数在减药或停药后恢复。

近年来，根据循证医学的研究结果，针对原发性肾病综合征的不同病理类型，提出相应治疗方案如下。

（1）微小病变性肾病：微小病变肾病大多数对糖皮质激素敏感，往往单用糖皮质激素治疗即可取得较为满意的效果。

儿童常规诱导缓解期常用泼尼松或泼尼松龙 60mg/（m² · d）或 2mg/（kg · d），每日最大量不宜超过 80mg，连续应用 4~6 周，随后改维持量，即隔日剂量为 40mg/（m² · d），维持 4~6 周，总疗程 8~12 周，以后泼尼松剂量每月隔日递减 5~10mg 至停用。糖皮质激素的用法、用量和疗程很不一致，但成功的关键在于起始剂量要足，逐渐减量要缓，维持时间要长。减量过程中出现复发，应立即加量到能维持缓解水平的剂量。

对于成年患者，常规诱导缓解期剂量为泼尼松或泼尼松龙 1mg/（kg · d），最大量一般不超过 60mg/d。因成年人糖皮质激素治疗肾病综合征的缓解率明显低于儿童患者，故诱导缓解期较儿童长，常需 6~8 周，也有主张 8~12 周。以后逐渐减量，每 2~3 周减少原用量的 5%~10%，维持治疗 6 个月，减至每日 10~15mg，改为隔日顿服，继续减量至最小有效量，维持 6~12 个月。

微小病变性肾病在初治取得缓解后易复发。对于偶尔复发者，可重复初治方案进行治疗。对于复发频繁或在初治 6 个月内即复发者宜将其他免疫抑制药与激素联合应用，以达到减少复发、增强疗效的目的。大量研究证实，环磷酰胺具有明确的降低微小病变性肾炎复发的作用。而对于激素抵抗的患者合用环磷酰胺效果有限。循证医学证据提示，对于难治性肾病综合征，应用环孢素往往有效，对于激素依赖和抵抗的部分患者可达到完全或部分缓解。蛋白尿缓解后维持治疗 1~2 年，密切监测血药浓度和肾功能，环孢素治疗 6 个月无效应考虑换用其他药物。霉酚酸酯和他克莫司对于上述治疗无效的部分患者可能有效，仍需大样本随机对照研究予以证实。

（2）局灶性节段性肾小球硬化：目前免疫抑制药仍为治疗局灶性节段性肾小球硬化的主要药物，虽然其疗效明显弱于微小病变性肾病和系膜增生性肾小球肾炎等病理类型，但是近 20 年的大量回顾研究结果显示，激素治疗足够剂量和疗程可增加局灶性节段性肾小球硬化的缓解率达 50% 以上。只是起效较慢，中位数缓解时间在 4 个月左右，因而建议激素治疗应持续 4~6 个月，超过 4~6 个月无效才称为激素抵抗。对于频繁复发、初治无效、激素依赖或不适宜应用大剂量糖皮质激素的局灶性节段性肾小球硬化患者最好应用细胞毒药物，可选用环磷酰胺、苯丁酸氮芥。环磷酰胺 2mg/（kg · d）联合激素治疗 2~3 个月可能获得更稳定的缓解。对激素抵抗的患者，目前最有效的治疗包括环孢素 3~5mg/（kg · d），持续治疗 6 个月，可能诱导部分患者取得缓解。目前有限的研究显示，霉酚酸酯联合激素治疗对部分局灶性节段性肾小球硬化有效，可更快诱导临床缓解，降低激素不良反应的影响。他克莫司（FK506）近年来也实验性地用于局灶性节段性肾小球硬化的治疗，对于环磷酰胺和环孢素疗效不佳者可能有效。

（3）膜性肾病：少部分膜性肾病患者可自然缓解，而大多数不能自然缓解的患者经免疫抑制治疗后效果并不理想。2004 年一项关于免疫抑制治疗成年人特发性膜性肾病的 Meta 分析，入选了 8 个 RCT 研究，包括 1 025 例患者，结果显示口服糖皮质激素并未取得好的治疗效果。且多年来大量循证医学研究已得出结论，不支持单独给予特发性膜性肾病患者糖皮质激素治疗，激素联合细胞毒药物可能有一定疗效。在诸多配伍方案中，Ponticelli 的意大利方案备受关注。这是一项设计严谨的前瞻性随机对照研究。结果证实，激素联合苯丁酸氮芥（MP + CH）方案对降低特发性膜性肾病蛋白尿有效，随后，作者又对比了激素联合环磷酰胺（MP + CTX）和 MP + CH 的疗效，结果显示，MP + CTX 方案有效，甚至优于 MP + CH 方案。另外，一些小规模研究提示，环孢素和霉酚酸酯也可用于上述治疗效果不佳的患者，为特发性膜性肾病的治疗增加了一些选择。

（4）系膜增生性肾小球肾炎：当尿蛋白定量在 2.0g/d 以上或表现为肾病综合征的患者，应按微小病变肾病中应用糖皮质激素的治疗方案，50% 左右的患者可完全缓解。对于多次复发、对糖皮质激素抵抗或部分缓解患者，应加用细胞毒药物。

（5）膜增生性肾小球肾炎：本病患者对单纯免疫抑制药治疗基本无效，而同时合用抗血小板聚集药和 ACEI/ARB 类药物有一定效果。一般认为，对于大量蛋白尿或肾病综合征而肾功能正常的膜增生性肾小球肾炎患者可应用标准疗程的糖皮质激素和（或）其他免疫抑制药治疗 1 个疗程后，无论是否有效，均应及时减量。

（四）并发症的治疗

1. 感染 一般不主张应用抗生素预防感染，因为通常效果不佳，且容易导致耐药性和继发真菌感染。一旦发现感染，应给予对致病菌敏感、强效且无肾毒性的抗生素积极治疗，有明确感染灶者应尽快去除。因此，对于肾病综合征，尤其是一些高危易感者，应积极预防感染的发生。

2. 血栓及栓塞并发症 抗凝血是治疗肾静脉血栓的基础，可有效阻止血栓增大，改善蛋白尿和患肾功能，同时预防致命性肺栓塞的发生。在抗凝血治疗的基础上，患者自身的纤溶系统将发挥作用，使肾静脉血栓部分或全部溶解。对已确诊为肾静脉血栓或高度可疑的患者，均应选择抗凝血治疗。抗凝血治疗需长期进行，在肾静脉血栓症状缓解后，仍应口服抗凝血药物（如华法林）至少 6 个月。

肝素是国内目前最常用的抗凝血药物，可加速 AT - Ⅲ 凝血酶复合物对部分凝血酶和凝血因子的灭活。应用肝素时应注意剂量的个体化，以使活化部分凝血活酶时间（AFTT）延长至正常对照值的1.5 ~ 2.5 倍为宜。其主要不良反应是出血，多在用药剂量较大时出现，出现后应立即停用，并予鱼精蛋白中和。与肝素相比，低分子肝素具有皮下注射吸收完全、生物利用度高（大于80%）、半衰期长、不良反应小和不需要实验室监测等优点，疗效至少与普通肝素相似，目前在临床应用普遍。

除了上述抗凝血药物，抗血小板药物通过抑制血小板聚集和释放也可用来防止血栓形成。抗血小板药物可防止血栓进展，在肾静脉血栓的治疗中常与抗凝血药物配合使用。常用抗血小板药物包括阿司匹林、双嘧达莫、噻氯匹定等。

对肾病综合征并发急性肾静脉血栓形成的患者，加用溶栓治疗能够较单纯抗凝更快、更彻底地清除血栓，恢复肾血流，保护患肾功能。在发病早期，特别是血栓形成后 1 ~ 2d 溶栓疗效更为理想。近年有学者认为即使不了解血栓形成的确切时间，溶栓治疗仍是有必要的，至少对正在形成的血栓有效。溶栓可通过外周静脉给药和肾动、静脉置管局部给药两种途径完成。一般认为，局部给药在疗效方面优于全身给药。尤其对于并发急性肾衰竭或局部症状（如胁腹部疼痛）严重的患者，应首选局部溶栓。在给药方式上，小剂量持续静脉滴注适用于慢性肾静脉血栓以及临床症状较轻的急性患者，大剂量全身或局部冲击给药则适用于急性、重症静脉血栓患者，如双侧肾静脉血栓或并发其他部位如腔静脉血栓形成。

3. 急性肾衰竭 对已发生急性肾衰竭的患者，首先应尽快明确病因，及时纠正肾功能损害因素，病因不清时应行肾活检。此外，应积极对症治疗，可采取以下措施：加强利尿如应用襻利尿药后，通常可使肾功能显著好转或恢复；但对于由于利尿药治疗导致血容量不足引起肾功能下降的患者，应停用利尿药，并及时扩容纠正血容量不足，尿量多可增加，肾功能恢复。对于扩容利尿无效、已达透析指征的患者应给予血液净化治疗，肾病综合征并发急性肾衰竭者大多数可逆，预后良好，极少数转变为不可逆性肾损害。

九、预后

肾病综合征患者的预后与很多因素相关。根据病理类型、临床表现、并发症以及对治疗的反应不同，存在着很大差异。

微小病变性肾病长期预后较好，50%可在数月内自发缓解，90%的患者对激素治疗反应良好，但治疗缓解后复发率高。存在血尿和高血压的患者激素抵抗的发生率高，预后也较差。该病理类型的肾病综合征患者10年存活率大于95%，死亡者大多为老年人，多为不正确使用激素和细胞毒药物，发生感染导致死亡。若反复发作或长期大量蛋白尿得不到控制，病理类型可转变为系膜增生性肾小球肾炎，进而为局灶性节段性肾小球硬化，最终发展为尿毒症者约为3%。

局灶性节段性肾小球硬化被认为和微小病变性肾病属同一疾病的不同阶段，但其预后却截然不同。有25%~40%患者在10~15年或以后可进展至终末期肾病，且肾移植后20%~30%的患者可复发。一般小儿和对激素治疗有反应或血清C3水平升高者预后较好。而持续大量蛋白尿、伴难以控制的持续高血压、发病时肾功能已受损的患者预后不佳。肾脏组织病理改变伴有弥漫系膜增生、肾小球血管极硬化、肾间质炎症细胞浸润伴纤维化、小动脉壁透明样变性者预后差。

特发性膜性肾病对治疗的反应虽然不佳，但多数患者的预后相对较好，约1/4患者的病情可自然缓解。与特发性膜性肾病预后有关的因素包括：儿童优于老年人，很少走向肾衰竭；女性优于男性，治疗缓解率高；大量蛋白尿持续时间长伴高血压、起病时肾功能已受损的患者预后差。膜性肾病的病理分期不能反映疾病进展的严重程度，但出现肾小管-间质严重病变者预后差。

系膜增生性肾小球肾炎根据免疫病理可分为IgA肾病和非IgA系膜增生性肾小球肾炎，其中IgA肾病是我国最常见的原发性肾小球疾病之一。部分患者可表现为肾病综合征。影响其预后的不良因素有：起病时即伴有高血压或肾功能受损；持续大量蛋白尿2年以上；对免疫抑制药治疗效果不明显；肾脏病理改变为重度系膜增生伴肾小球硬化、肾小管萎缩及间质纤维化。

原发性膜增生性肾小球肾炎为慢性进展性疾病，有6%~20%的病例临床长期缓解，30%~40%为持续性尿检异常但肾功能保持正常，25%~50%的患者在10年内进入终末期肾衰竭。一般认为，尿蛋白量大者，预后差；Ⅱ型预后较Ⅰ型差；临床伴有高血压及肾功能损害者预后差；肾脏组织学改变伴有新月体形成或肾小管-间质损害者预后差。有报道，肾移植术后Ⅱ型膜增生性肾小球肾炎复发率（75%~100%）明显高于Ⅰ型（20%~30%），但病情进展缓慢，不易发展为肾衰竭。

（辛光大）

第九节　膜性肾病

膜性肾病（MN）是成人肾病综合征中最常见的病理类型之一，国外报道占成人肾病综合征的25%~40%。典型病理特点为肾小球上皮细胞下免疫复合物沉积，肾小球毛细血管襻增厚。20%~25%膜性肾病是有继发因素引起，如感染（包括乙型肝炎病毒、丙型肝炎病毒、疟疾、伤寒和其他感染）、自身免疫性疾病（最常见为系统性红斑狼疮，还可见干燥综合征、类风湿性关节炎、甲状腺炎等）、药物治疗（包括金制剂、青霉胺、非甾体类抗炎药和卡托普利等）、恶性肿瘤（如肺癌、结肠癌、淋巴瘤等）以及肾移植新生肾炎。剩余的75%~80%为特发性膜性肾病（IMN）。

一、膜性肾病的自然病情特点

（一）膜性肾病

可发生在任何人种，发病高峰年龄在40~50岁，男、女之比约为2∶1，成人与小儿之比约为26∶1。

（二）临床表现

几乎都有蛋白尿，可表现为无症状性蛋白尿，也可表现为肾病综合征（NS）或伴有肾功能不全，有 70% ~85% MN 表现为肾病性蛋白尿，10% ~20% 蛋白尿低于 2g/d，30% ~50% 有镜下血尿，20% ~40% 有轻、中度高血压。低于 10% 起病时即被发现肾功能不全，10% ~50% 存在血栓、栓塞并发症。

（三）病情变化

缓慢，存在着肾功能逐渐恶化及自发缓解两种倾向。有报道膜性肾病患者随访 10 年约有 25% 可出现蛋白尿完全缓解。10 年存活率 65% ~75%。

（四）多因素

回归分析显示，男性、年龄大于 50 岁、病理显示肾小管间质损伤、大量蛋白尿、肾功能异常、高血压者，预后差，有可能进展至终末期肾衰竭。女性、儿童、年龄较轻、24h 尿蛋白小于 3.0g、起病时肾功能正常者，预后较好。

二、发病机制

（一）体液免疫

目前免疫复合物沉积和蛋白尿形成机制仍未明，参与膜性肾病免疫复合物沉积的抗原特性和来源也未明。已知许多不同的抗原 - 抗体结合可导致膜性肾病。致肾炎抗原可是内源性也可是外源性。内源性抗原可作为循环免疫复合物沉积在上皮下区，也可作为游离抗原产生或种植在上皮下区，在原位与抗体形成免疫复合物。

（二）炎症介质

在 Heymann 肾炎模型的免疫复合物中发现 C5b - 9，又称膜攻击复合体（MAC）。MAC 是 Heymann 肾炎的主要炎症介质。正常情况下，足细胞可从免疫沉积物中吞饮 MAC，将其排入肾小囊随尿液排出。在病理情况下 MAC 可诱导足细胞损伤，从而形成蛋白尿。MAC 可激活氧自由基，抗氧化治疗可减少蛋白尿。诱导蛋白酶的产生，导致基膜胶原降解，增加蛋白通透性。刺激 TGF - B 的产生和其受体上调，是细胞外基质的过度聚集。刺激足细胞肥大，而不是增殖，使得细胞外基质产生增多，肾小球硬化，这与细胞周期调控蛋白的异常表达有关。可能激活特殊的信号传导通路。

（三）遗传因素

HLA 对膜性肾病的易感性和预后起重要作用。日本的研究显示在膜性肾病 HIA - DR2 抗原频率显著增加。而英国研究显示 HLA - DR3 抗原频率明显增加。在美国、德国、法国和意大利等国研究显示 HLA - DR3 和 HIA - B8 抗原与膜性肾病相关。

三、治疗

膜性肾病缺乏病因性治疗方法，由于其病情变化缓慢且自发性波动，预后差别大以及药物治疗相对不敏感等特点，因而，至今尚无公认的方案。治疗包括对肾病综合征的对症（如水肿、高脂血症）治疗和以诱导蛋白尿缓解防止发展到终末期肾病的治疗。具体可分为 4 大类：①免疫抑制治疗以延缓或阻止免疫介导的反应。②非特异的、非免疫抑制治疗以减少蛋白尿、延缓肾功能不全的进展。③治疗并发症、如高脂血症、血栓、栓塞等。④减少因治疗所致并发症、如减少长期激素治疗所致的骨病和感染。

（一）免疫抑制治疗

1. 低危患者的治疗　低危患者是指肾功能正常，在 6 个月观察期蛋白尿低于 4g/d。这些患者预后好。对于这些低危患者推荐采取 ACEI 类药物使血压控制在正常范围和减少蛋白尿，而不推荐使用免疫抑制剂治疗。长期随访，监测肾功能、血压、蛋白尿、定期评估危险性。研究显示加拿大（184 例）、意大利（78 例）和芬兰（101 例），在无症状蛋白尿且肾功能正常 [>60ml/（1.73m² · min）] 的患者（分别占 28%、23% 和 17%）仅有少数发展为持续的肾功能不全（分别为 6%，0% 和 24%；分别随访 70、104 和 59 个月）。但这些研究仍有其缺陷，如病例数较少，随访时限较短。

2. 中危患者的治疗　中危患者是指肾功能正常或接近正常，在 6 个月观察期蛋白尿高于 4g/d 但低于 8g/d。

（1）糖皮质激素：多年来大量临床循证医学研究资料初步得出结论，糖皮质激素在诱导膜性肾病患者 NS 的缓解或保护肾功能方面，无论是短期还是长期隔天口服均无益处，故不应单独使用。

（2）糖皮质激素联合细胞毒药物：在蛋白尿缓解和肾脏存活方面已被证明有效。①糖皮质激素 + 苯丁酸氮芥：其中最有说服力的证据是 Poticelli 等发表的一个前瞻性随机对照的 6 个月皮质激素和苯丁酸氮芥周期性治疗（意大利方案）的随访 10 年试验的结果［甲基泼尼松龙联合苯丁酸氮芥（MP + CH）］，入选者都是肾功能正常的 NS 患者，治疗组 41 例，对照组 39 例，治疗组治疗包括疗程的第 1、3、5 个月的前 3d 静脉滴注甲基泼尼松龙 1g，接着的 27d 口服泼尼松 0.4mg/（kg·d），在第 2、4、6 个月口服苯丁酸氮芥 0.2mg/（kg·d），总疗程半年，两组接受相同的对症治疗。10 年观察结果为治疗组不仅在 NS 的缓解率（治疗组有 58% 在随访期蛋白尿保持在非 NS 性，而对照的非治疗组仅 22%）还是肾脏 10 年存活率（治疗组仅有 8% 进入肾衰竭，而非治疗组有 40%）有显著增加。②糖皮质激素 + 环磷酰胺：Poticelli 对比甲基泼尼松龙联合环磷酰胺（MP + CTX）与甲基泼尼松联合苯丁酸氮芥（MP + CH）的治疗，患者入选情况同前，MP + CTX 组 43 例，MP + CH 组 44 例，MP + CTX 组给药方法为甲基泼尼松龙 1g 静脉滴注 3d，接着的 27d 口服泼尼松 0.4mg/（kg·d），后改为口服环磷酰胺 0.5mg/（kg·d）30d，循环上述治疗 3 次，总疗程半年；MP + CH 组治疗同前。结果 3 年内两组蛋白尿完全缓解率分别为 93% 和 82%，两组的肾功能都保持在正常。提示环磷酰胺和苯丁酸氮芥都可用于特发性膜性肾病缓解蛋白尿和延缓肾功能进展的治疗。目前认为糖皮质激素联合环磷酰胺治疗有效，甚至优于 MP + CH 方案。③糖皮质激素（Pred）+ 硫唑嘌呤（AZA）：Ahuja 等报道泼尼松联合硫唑嘌呤随机对照前瞻性研究，入选者是肾病水平蛋白尿患者，部分患者肾功能不全，治疗组 38 例，对照组 20 例。治疗组采用方案为泼尼松 1mg/（kg·d），最大剂量为 60mg/d，逐步减量至 6 个月后的 10mg/d，12 个月后的 5mg/d，以此剂量长期维持；同时予硫唑嘌呤 2mg/（kg·d），最大剂量 150mg/d，12 个月后减至 1mg/（kg·d），以 50mg/d 长期维持。两组接受相同的对症治疗。4 年随访结果为 Pred + AZA 无论在降低尿蛋白还是保护肾功能方面都无效。

（3）环孢素 A（CsA）：Cattran 等进行随机对照的 6 个月 CsA 治疗试验（与安慰剂为对照）。51 例入选患者蛋白尿均高于 4g/d 但低于 8g/d，且肾功能正常。所有患者都控制血压和限制饮食中蛋白量 0.8g/（kg·d），CsA 用量为 3.7±2.0mg/（kg·d），半年在蛋白尿的缓解率方面治疗组达 75%，而对照组仅为 22%。随访 1 年，治疗组蛋白尿的缓解率为 48%，而对照组仅 13%。说明环孢素 A 对 IMN 治疗有效。

（4）霉酚酸酯（MMF）：MMF 治疗 IMN 有少量报道。国内赵明辉等报道，18 例 IMNNS 患者，给予泼尼松（20~60mg/d）联合 MMF（1~2g/d）治疗，观察 6 个月，尿蛋白定量从 7.0±2.5g/d 降至 3.1±2.6g/d，其中完全缓解 3 例，部分缓解 10 例，总有效率 72.2%。另有报道，但大多病例数少，观察时间短，但对于常规治疗失败的患者可作为一种尝试。

（5）普乐可复（KF506）：KF506 是一种新型免疫抑制剂，对膜性肾病的治疗只有个案报道治疗有效。

3. 高危患者的治疗　高危患者是指在 6 个月观察期肾功能不全和（或）严重蛋白尿 8g/d。许多研究都有应用以上相似的免疫抑制治疗方案来治疗肾功能不全的患者，希望能延缓肾衰竭的进展。这些研究多是小样本，非对照性的，因此难以用这些结果来指导临床中具体患者的治疗。

（二）非特异性、非免疫抑制治疗

1. 限制饮食中蛋白治疗　虽然限制饮食中蛋白的摄入不能使 NS 完全缓解，但对于大量蛋白尿的患者仍可起到减少蛋白尿和延缓肾功能进展的作用。

2. 积极控制血压　可以减少蛋白尿。若尿蛋白低于 1g/d，血压应控制在 17.2g/10.64kPa（130/80mmHg）；若尿蛋白高于 1g/d，血压应控制在 16.63/9.98kPa（125/75mmHg）。临床治疗高血压的靶目标不单单是降低血压，更重要的是降低蛋白尿，延缓肾功能不全进展，降低心血管并发症的发生率和病死率，提高总体生存率。现多选择联合用药降压治疗，可选择的药物有 ARB 和 ACEI 类、CCB 类等。

3. ACEI 药物的应用　ACEI 降低尿蛋白，保护肾功能的作用在糖尿病肾病患者中被认定，虽然 ACEI 对于膜性肾病患者的作用没有糖尿病肾病或其他肾小球疾病明显，但有研究表明它可以提高肾小球基膜的蛋白选择性从而保护肾脏。

（三）并发症的治疗

1. 高脂血症　NS 患者多伴有血胆固醇和三酰甘油水平升高，但高密度脂蛋白（HDL）多正常或偏低，低密度脂蛋白（LDL）水平升高。高脂血症不仅可致动脉粥样硬化并能促进肾小球硬化，因此，应同时治疗。以三酰甘油增高为主选用纤维酸类，如非诺贝特 0.1g，每天 3 次或苯扎贝特 0.2g，每天 3 次，也可用缓释片。以胆固醇增高为主者选用他汀类，如氟伐他汀 20mg 每晚 1 次。调脂药有抑制转化因子 β 在肾小球的表达，抑制病变进展，并能加强抗凝药的作用。

2. 血栓栓塞　肾静脉血栓形成常见于所有 NS 患者，据报道膜性肾病肾静脉血栓形成的发生率 5%～60%。大多数治疗中心并不常规预防性应用抗凝剂，但 Sarasin 和 Schifferli 应用确诊模型研究证明，预防性应用抗凝剂利大于弊，建议对 NS 患者常规应用。可给予潘生丁 0.1g，每日 3 次，或阿司匹林 20～30mg，每日 3 次，明显高黏血症和高凝血症可使用低分子肝素 [30～40U/（kg·d）] 或尿激酶 5 万 U，每日 1 次静脉滴注，共用 20～30d，但需监测抗 Xa 或凝血因子时间。

3. 减少因治疗所致并发症　激素的不良反应有：①感染：较常见的感染是呼吸道、皮肤、尿路等感染和结核病等。②骨病：激素能增加钙磷排泄，减少钙的吸收，长期大量应用，可引起骨质疏松、自发性骨折和无菌性股骨头坏死。③消化系统并发症：激素可使胃酸、胃蛋白酶分泌增加，抑制胃黏液，降低胃黏膜的抵抗力，可导致胃及十二指肠溃疡，重者可造成消化道出血或穿孔。④心血管并发症；长期应用可引起高血压和动脉粥样硬化。

细胞毒类药物的不良反应，以环磷酰胺为主要不良反应有：①严重的骨髓抑制。②发生感染。③出血性膀胱炎。④消化道症状如恶心、呕吐等。⑤睾丸生精能力损害。⑥发生恶性肿瘤。

首先要排除继发性因素，确定为特发性的膜性肾病。尿蛋白低于 4g/d 的患者，应严格控制血压，以 ACEI 为基本用药，同时接受合理的生活指导，定期复查。尿蛋白 4～8g/d 肾功能正常的患者，除上述处理外，应密切观察 6 个月，病情无好转者应接受免疫抑制剂治疗。尿蛋白高于 8g/d 或轻度肾功能不全的患者，应立即接受免疫抑制剂治疗，首选糖皮质激素（泼尼松 40～60mg/d）联合 CTX，疗效不佳的可用小剂量 CsA 或 MMF 治疗，疗程半年以上。对于肾功能不全（Scr > 354μmol/L）或肾活检示 IV 期、广泛间质纤维化的患者，ACEI 类药物和控制血压在 17.29/10.64kPa（130/80mmHg）仍是首选的治疗。

免疫抑制剂治疗一般不推荐使用。对于持续存在 NS 的患者，还应注意高脂血症、高凝倾向的处理和减少任何一种免疫治疗的不良反应。高龄患者可酌情减量，并密切注意药物的不良反应。

（辛光大）

第十节　IgA 肾病

IgA 肾病（IgAN）又称 Berger 病，是一组以 IgA 为主的免疫复合物在肾小球系膜区沉积为特征、临床和病理表现多样化的原发性肾小球疾病。在我国 IgAN 占原发肾小球疾病的 45.26%，占慢性肾衰竭患者肾活检的 26.69%。IgAN 预后相对良好，在确诊后的 20～25 年，约半数患者发展为肾功能不全，20%～30%（也就是说每年有 1%～2%）的患者不可逆转地进展为终末期肾病。

一、发病机制

其发病机制至今依然不清，当前对 IgAN 的分子遗传学及免疫学机制是研究热点。

（一）遗传基因多态性

IgAN 占肾活检患者的构成比有明显的地域和种族差别，高发区域依次为亚洲、欧洲、美洲，发患者种依次为黄种人、白人、黑人，同时部分 IgAN 患者有比较明确的家族史，提示许多遗传因素可能与 IgAN 的发病及发展进程相关。

血管紧张素 II 由血管紧张素 I 在血管紧张素酶（ACE）作用下生成，人类 50% 的 ACE 水平变化受到 ACE 基因插入（I）/缺失（D）多态性的调控，在进行性 IgA 肾病患者 ACE 基因的 DD 表型比 ID 和 II 更多见。近来对 IgAN 患者血管紧张素 I、血管紧张素原和血管紧张素 II 的 I 型受体基因多态性研究发现，仅 DD 型基因者可能有患 IgAN 的倾向，但都不能预测是否发生终末期肾功能衰竭。载脂蛋白（Apo）E 与脂类结合后形成低密度脂蛋白，与肾脏进行性损害密切相关。apoE2 基因表型的 IgAN 患者血清中三酰甘油含量明显升高，出现严重肾组织损伤的频率显著增高，显示 apoE2 基因与 IgAN 的病理进展密切相关。细胞因子（CK）基因调节着 CK 在体内的含量，在免疫反应中起重要作用。白细胞介素 -1（IL-1）、肿瘤坏死因子（TNF）可刺激肾小球系膜细胞的增殖、促进中性白细胞及单核巨噬细胞黏附和成纤维细胞分泌而导致肾纤维化，是 IgA 肾病病情加重的一个重要因素。Uteroglobin 基因 G38A 多态性中 GG 基因型可能和 IgAN 的进展及高血压相关，但和 IgAN 的易感性不相关。神经肽 Y 及一氧化氮合酶等基因多态性可能均与 IgAN 有关。

（二）免疫病理机制

IgAN 患者基础的免疫异常是 IgA 免疫系统，而不是肾脏。在大多数 IgAN 患者血清中发现 IgA 和含 IgA 的复合物水平升高，但是单纯浓度升高并不足以发生 IgAN。环境抗原可能刺激缺乏 β-1，3 半乳糖苷酶（负责糖基化）的 B 细胞产生并过度合成糖基化缺乏的 IgA1，对此机体产生自身抗体，而这些免疫复合物很难被网状内皮系统移除。循环中大分子 IgA 的分子成分包含低糖基化的 IgA1 和 IgA-CD89。

有学者研究证实近 1/3 IgAN 患者血清 IgA1 呈低糖基化，血清低糖基化程度重者发病年龄较轻，但肾功能损伤较重，血 IgA1 低糖基化程度不能推测肾脏病理轻重或近期疗效。现已明确，沉积在系膜区的 IgA 主要是多聚型的 IgA1，主要来自黏膜免疫系统和骨髓、部分是扁桃体来源的。部分骨髓移植和扁桃体摘除的患者，沉积在肾小球的 IgA 减少或消失。正常扁桃体的免疫细胞 IgG：IgA：IgM：IgD 的百分比为 65.0：30.0：3.5：1.2。IgA1：IgA2 的构成比为 80：20。IgAN 复发性扁桃体炎患者分泌 IgG 的细胞占 37%，而分泌 IgA 的细胞占 56%，分泌二聚体 IgA 的细胞数量平行性增加。循环免疫复合物通过旁路途径激活补体瀑布引起肾脏损伤。糖基化异常 IgA1 的循环免疫复合物体外刺激系膜细胞增殖。该循环免疫复合物不能通过肝脏内皮细胞的窦状隙，但可通过肾小球内皮细胞的窗孔，沉积于肾小球的系膜区，刺激系膜细胞产生各种炎症介质，包括细胞因子、化学因子和生长因子。转铁蛋白受体（TfR）是人类系膜细胞表达的 IgA1 受体之一。TfR 与 IgA1 联合，不连接 IgA2，与系膜区 IgA1 复合沉积，并在 IgAN 患者过度表达。多聚 IgA1 及转铁蛋白受体与培养的系膜细胞相互作用并介导内在化。低糖基化 IgA1 比健康人更有效地联结转铁蛋白受体，异常糖基化 IgA1 及其免疫复合物形成有利于系膜 TfR-IgA1 相互作用，这在 IgAN 发病机制的最初阶段起作用。

二、临床表现和分型

IgAN 好发于青壮年，男性多见（约 2 倍于女性）。40% ~ 50% 的患者起病时主要表现为上呼吸道感染（包括扁桃体炎或咽炎）同步或先后发作性肉眼血尿，胃肠炎所致的肉眼血尿相对少见。血尿常常为无症状性，可伴有排尿不适，以致按细菌性膀胱炎治疗。肉眼血尿持续数小时或数日，可伴全身非特异性症状如不舒服、疲劳、肌肉疼痛和发热。部分患者起病时伴有腰酸或不定部位的腹部间断无规律隐痛或轻微的尿频。肉眼血尿在儿童比年轻人更常见。也有少数患者（小于 5%）起病时即表现为恶性高血压，（小于 10%）急性肾衰竭。部分患者起病隐匿，表现为无症状性镜下血尿和（或）蛋白尿，需定期健康查体或体检才能发现，随着生活水平的提高和人们对自我健康的重视，这部分患者的比例在逐年增加。

IgAN 临床表现和病理所见几乎涵盖了所有的肾小球肾炎患者的临床和病理表现，从无症状性血尿和（或）蛋白尿到急进性肾炎肾衰竭，从肾小球轻微病变到新月体肾小球肾炎，IgA 肾病其实是"肾脏病的垃圾篓"；此外，其预后差别非常大，有人确诊后数月即进入终末期肾功能衰竭，有人许多年后仍肾功能正常。

将其按照临床和病理进行分型诊断和治疗很有必要，因此参考南京军区总院的临床分型结合我们的经验将 IgAN 分为反复肉眼血尿、肾病范围蛋白尿、无症状尿检异常、血管炎、高血压及终末期 IgAN 等六个类型。

（一）反复肉眼血尿型

肉眼血尿反复发作，血尿发作有明显的诱因，多数是各种感染，如上呼吸道感染、扁桃体炎、胆囊炎、腹泻等。常在感染数小时后出现肉眼血尿（可为新鲜血尿，也可为陈旧性）。发病期间有腰酸胀痛感，血尿间歇期间不伴大量蛋白尿和高血压。

（二）肾病范围蛋白尿型

持续性蛋白尿，通常无肉眼血尿，可以伴有高血压和（或）肾功能不全。

（三）无症状尿检异常型

多数患者起病隐匿，持续性镜下血尿，无蛋白尿，亦无高血压及肾功能不全等临床表现。持续性镜下血尿伴轻度蛋白尿（1.0g/d），临床表现轻重不一，少数患者伴有高血压及肾功能减退。本型病理改变差异较大。从轻度肾小球系膜增生性病变到肾小球硬化不等，间质病变轻重不一，往往与临床表现难以联系。

（四）血管炎型

普遍起病较急，临床上血尿症状较突出，可并发有高血压及肾功能损害。部分患者血液中抗中性粒细胞胞浆抗体（ANCA）阳性。肾组织学病理改变除系膜病变外，有毛细血管襻坏死及间质血管炎等病变，新月体可超过 30%。

（五）高血压型

突出表现为血压持续升高，需用降压药物控制。少数患者发生恶性高血压，可伴有不同程度的肾功能不全。病理检查示肾组织中有较多的废弃性病变（如 FSGS 或全肾小球硬化以及广泛的间质纤维化）。

（六）终末期 IgAN 型（终末期肾病型）

除表现蛋白尿、镜下血尿及高血压外，还并发肾衰竭的其他症状，如贫血、乏力、夜尿增多、食欲下降、甚至恶心、呕吐。血肌酐超过 442μmol/L，B 超显示肾脏缩小（长径短于 9.0cm）、双肾实质变薄（小于 1.5cm）、回声增强、结构紊乱、皮髓交界不清。

三、实验室检查

尿液检查：镜下血尿，尿红细胞位相检查多为变形红细胞尿，芽孢形红细胞大于 5% 就有诊断意义。尿蛋白排泄量多少不等，约半数（与肾活检指征有关）患者尿蛋白小于 1g/d，约 1/4 患者为肾病范围蛋白尿或肾病综合征。约 1/3 患者血 IgA 和（IgA1）浓度增高。有些患者有抗肾小球基膜、系膜肾小球内皮细胞的抗体。血补体（C3、C4、C1q 和 C2 – C9）水平正常或升高。50% ~ 75% 的患者补体 C3 片段以及 C4 联结蛋白浓度升高。IgAN 患者皮肤活检显示皮肤毛细血管壁有 IgA 沉积的阳性率 75%，诊断的特异性 88%，也可以伴有 C3、裂解素和纤维蛋白原沉积。

四、病理

（一）免疫荧光

主要特征是免疫球蛋白 IgA 在肾小球系膜区沉积，在血管壁沉积者病理类型常较重。多数病例伴有 C3 沉积；部分患者伴有 IgG，IgM 沉积；极少数病例有 C1q 沉积，但亮度较 IgA 弱，纤维蛋白原相关抗原在肾小球内沉积也常见。如果多种免疫球蛋白同时在肾小球内沉积，且亮度较强，应考虑狼疮肾炎。

（二）光镜

最常见的病理类型是不同程度的系膜增生性肾小球肾炎。Masson 染色常见嗜复红蛋白在系膜区、内皮下沉积，部分病例小动脉壁也可见嗜复红蛋白沉积。光镜下从无明显病变、轻度系膜增生、局灶增生、FSGS 样病变、中度系膜及重度系膜增生、毛细血管内增生性肾小球肾炎直至增生硬化和硬化性肾炎均可见到。毛细血管襻纤维样坏死及不同程度的新、旧新月体常见，但表现为新月体肾炎和膜增生性肾小球肾炎者少见。小动脉炎、小静脉炎也可以见到。可有小动脉内膜增厚和内膜下嗜复红蛋白沉积。红细胞管型及与肾小球病变程度一致的肾小管萎缩、肾间质淋巴、单核细胞浸润常见。

（三）病理分型

WHO 分型：分为五级。

Ⅰ级：光镜下大多数肾小球正常，少数部位有轻度系膜增生伴或不伴细胞增生，称轻微改变，无肾小管和间质损害。

Ⅱ级：轻度病变，半数以上肾小球正常，少部分肾小球可见系膜细胞增多，肾小球硬化、粘连等改变，新月体罕见。

Ⅲ级：局灶性节段性肾小球肾炎，系膜细胞弥漫增殖，系膜区增宽，病变呈局灶节段性改变，偶尔可见到粘连及新月体。间质病变较轻，仅表现间质水肿，灶性炎细胞浸润。

Ⅳ级：弥漫系膜增生性肾炎，几乎所有肾小球都可以见到系膜细胞弥漫性增生，系膜区明显增宽，肾小球硬化，常常还见到废弃的肾小球。半数以上肾小球并发有细胞粘连及新月体。间质小管病变较重，肾小管萎缩明显，间质可见大量的炎细胞浸润。

Ⅴ级：弥漫硬化性肾小球肾炎，病变与Ⅳ级相似，但更重，可见到肾小球呈节段性和（或）全球性硬化，透明样变及球囊粘连等改变较为突出，新月体较Ⅳ级更多。小管间质病变也较Ⅳ级更重。

以上分型的不足之处是它过分强调了肾小球病变，对间质小管的损害未予以足够的重视。其次对肾小球损害程度缺少量的指标。因此，此分级很难客观准确反映 IgA 肾病病理损害的特点及严重程度。

（四）电镜表现

与光镜所见相对应，以系膜增生性肾小球肾炎为主要表现，常呈现不同程度系膜细胞和基质增生，早期以系膜细胞增生为主，晚期系膜基质增生为主，电镜特征性的病变是系膜旁区见电子密度高的、圆拱状或团块状的沉积物，系膜区则见大小不等、形态不一，电子密度较高的致密物，其量不定，常与免疫荧光染色的强度相平行。IgA 肾病亦可表现其他多种病理类型，有相应的电镜下表现。内皮下也可见中等电子密度的致密物，部分病例上皮下及肾小囊基膜中有小致密物。病变重者系膜区基膜样物质增加，致使肾小球硬化。有的病例致密层可明显增厚，尚见节段性基膜不规则增厚，分层，甚至系膜细胞及基质插入，形成双轨。少数病例基膜节段性变薄。上皮足突一般节段或大部融合，蛋白尿重者可见脏层上皮细胞病变，包括细胞肿胀、足突融合、微绒毛化等。还可见壁层上皮细胞增生及新月体形成，亦可见囊腔内变形红细胞。

五、诊断和鉴别诊断

本病依靠肾活检病理，肾小球系膜区或伴毛细血管壁以 IgA 为主的免疫球蛋白呈颗粒样或团块状沉积。诊断原发 IgAN 时，必须除外狼疮肾炎、过敏性紫癜肾炎、肝硬化引起的肾脏损害等能导致继发性肾小球系膜区 IgA 沉积，才能考虑 IgAN 的诊断，见表 4-8。

表 4-8 IgA 系膜沉积相关性疾病

疾病种类	疾病名称
结缔组织病	系统性红斑狼疮、强直性脊柱炎、混合结缔组织病、感染后关节炎、白塞病、重症肌无力等
肠道疾病	口炎性腹泻、溃疡性结肠炎、局灶性肠炎、克罗恩病、麸质过敏性肠炎
皮肤病	过敏性紫癜、疱疹性皮炎、银屑病、结节性红斑

疾病种类	疾病名称
肿瘤	支气管癌、肺癌、黏膜分泌性癌、IgA免疫球蛋白病、蕈样真菌病、非霍奇金淋巴瘤、肾细胞癌
血液系统疾病	周期性中性粒细胞减少症、混合性冷球蛋白血症、免疫性血小板减少症、红细胞增多症、良性单克隆免疫球蛋白
肝脏疾病	肝硬化（包括酒精性肝硬化）、非肝硬化性门脉高压症、肝移植、白介素治疗肝肿瘤后
感染性	急性链球菌感染、弓形虫病、E-B病毒感染、艾滋病病毒、骨髓炎、麻风病、结核病、乳腺炎
其他	家族性地中海热、特发性肺含铁血黄素沉积症、腹膜后纤维化、淀粉样变、结节性多动脉炎、家族性IgA肾病、巩膜炎

六、治疗

治疗目的：有效降低蛋白尿，减少肉眼血尿发作次数，控制血压致目标值（尿蛋白低于1g/d者，血压17.3/11.3kPa；糖尿病患者或尿蛋白高于1g/d，血压16.0/10.0kFa以下）和（或）高尿酸（血肌酐正常）血症，减轻或控制肾脏急性可逆性病变（毛细血管襻坏死、细胞新月体、细胞纤维新月体、系膜细胞增生等），减少肾组织损伤，维持肾功能稳定，延缓肾衰竭进展等。

（一）一般治疗

1. 预防和减少IgA的产生 本病属于免疫复合物肾炎，其抗原可能包括食物及各种病原体。对食物过敏者，尽量避免某些食物抗原（如肉、蛋、奶、麸类等）；预防呼吸道感染，积极寻找、治疗感染病灶，并尽可能在用免疫抑制剂之前彻底治疗，如反复发作性扁桃体炎、胆囊炎、鼻窦炎、慢性肠炎、附件炎等，以减少病原体进入体内，以期降低肉眼血尿发作次数，减轻镜下血尿、减少尿蛋白量，延缓IgAN的进展。

2. 扁桃体摘除术 在一些IgAN患者扁桃体摘除能改善尿检异常、稳定肾功能，有益于肾脏的长期存活，但不一定能改善明显肾损害患者的预后。IgAN扁桃体摘除的主要指征是：①扁桃体感染后尿检恶化、轻至中度肾损害。②反复发作性扁桃体炎。③扁桃体肿大致鼾症者。

（二）对症治疗

血管紧张素转化酶抑制药（ACEI）和（或）受体拮抗药能有效地减少IgAN患者的蛋白尿、保护肾功能，尤其是伴有高血压和蛋白尿、甚至在血压正常的患者也应该应用。这些制剂也可改变肾小球基膜对分子大小的选择性而减少蛋白尿。

1. 控制血压 如下所述：

（1）ARB/ACEI，首选ARB或双通道排泄ACEI，血肌酐超过265.2μmol/L（3.0mg/dl）时也可用ACEI。

（2）钙通道阻滞剂（CCB）和β受体阻滞剂和（或）小剂量利尿剂。

2. 调脂治疗 他汀类药物阻断细胞内甲羟戊酸代谢途径，使细胞内胆固醇合成减少，反馈性刺激细胞膜表面（主要是肝细胞）低密度脂蛋白受体数量和活性增加，促进胆固醇的清除，从而降低胆固醇血浓度。他汀类药物还具有一定的抗炎、抗动脉粥样硬化，减少细胞外基质积聚，抑制系膜细胞增殖，减少蛋白尿和延缓肾不全进展的作用。

3. 延缓肾衰竭治疗 优质低蛋白饮食，减少蛋白尿、降血压、调脂及对症治疗等。

4. 其他药物 如下所述：

（1）低分子肝素或肝素：用于抗凝和减少蛋白尿。低分子肝素：常用的制剂有法安明、立迈青。改善血液的高凝状态，抑制微血栓的形成，改善肾小球内凝血；药物本身具有负电荷，有利于保护肾小球基膜负电荷屏障，防止蛋白漏出；可以抑制肾小球系膜细胞和内皮细胞的增殖，从而减少系膜组织对肾小球毛细血管的压迫和破坏，使血流通畅具有扩张血管和促进脂蛋白酶释放的作用。肝素50mg，皮下注射，一日 1～2 次，因可引起免疫性血小板减少 - 血栓形成综合征及出血的不良反应，而较少应用。

（2）双嘧达莫（潘生丁）：每日 300～400mg 口服。尽管至今还没有关于抗凝药与抗血小板聚集药物应用于 IgA 肾病治疗的循证医学的证据，但已应用多年。双嘧达莫抑制血小板中磷酸二酯酶活性，使血小板内 cAMP 增加，使 ADP 释放及 ADP 与血小板聚集；抑制环氧化酶，使血小板生成 TXA_2 及肾内合成 PGE_2 减少，合成 PGI_2 增多；大剂量可使小血管扩张；抑制肾小球毛细血管通透性因子释放，降低毛细血管通透性；阻断免疫复合物沉积；使出球血管扩张，球内压力减低，滤过分数下降，尿蛋白排出减少。也有学者认为是通过抑制氧自由基，阻止微量蛋白的滤出而降低蛋白尿。

（3）鱼油中富含 w－3，是多聚不饱和脂肪酸，能竞争抑制花生四烯酸，减少前列腺素、血栓素和白三烯的产生，从而减轻肾小球和肾间质的炎症反应，降低系膜细胞收缩，抗血小板凝聚和血管收缩，达到保护肾脏的作用。鱼油的疗效尚未被公认。

（4）尿激酶 25 万 U 静脉点滴，每日 1 次，持续 15d1 个疗程联合贝那普利治疗病变超过 3 级，SCr 小于 353.6μmol/L（4mg/dl），肾组织内纤维蛋白沉积的 IgA 肾病，可能有效。尿激酶治疗的机制：该药通过促纤溶，可能清除沉积在肾组织的纤维蛋白或减少其继续沉积，而保护内皮细胞功能，阻抑内凝血向炎症转化，延缓 IgA 肾病进展，需密切检测出、凝血功能，防止出血。

（三）免疫抑制剂治疗

1. 糖皮质激素　IgA 肾病尿蛋白超过 1.0g/d，肾功能下降不太明显的患者用糖皮质激素（甲泼尼龙或泼尼松）治疗能有效地减少蛋白尿，防止肾功能恶化，减少系膜基质的堆积。IgA 肾病伴重度蛋白尿或肾功能受损者，泼尼松（龙）合用免疫抑制剂。具体用法：每天泼尼松 0.8～1.0mg/kg，一般不超过 60mg/d，治疗 8～12 周；减量期：每次减 5mg/d，3～4 周减 1 次；维持期量为 15mg/d，每次减 2.5mg/d，4 周减 1 次，总疗程 1～2 年。激素治疗非肾病范围蛋白尿以低剂量为好，对肾功能改善有益。

IgA 肾病伴蛋白尿者，无论是否并发高血压，均在口服泼尼松的同时联合服用 ACEI 或 ARB。其目的是减少蛋白尿，防止肾小球硬化，避免由于肾单位数减少而处于代偿性肥大的肾小球进一步损伤。

糖皮质激素冲击治疗的指征：病理检查有大或小细胞新月体和（或）纤维素样坏死（血管炎型）等活动病变者，伴或不伴大量蛋白尿及肾功能急骤恶化的患者。甲泼尼龙 0.5～1.0g/d，静脉滴注 3d 后，泼尼松维持。合用吗替麦考酚酸酯（MMF）或环磷酰胺（CTX）冲击治疗。

长期服用糖皮质激素的患者，30%～50% 会发生骨质疏松，其抑制原始骨细胞增生和成骨细胞活性，抑制胶原生成和骨钙素的合成，促进成骨细胞的凋亡，增加破骨细胞的生成，促进破骨细胞的活性，增加甲状旁腺素分泌，使破骨细胞增加骨吸收；增加肾脏排泄钙和抑制肠道的钙吸收，造成机体钙负平衡，减少骨形成、增加骨吸收，使骨的强度和硬度下降。糖皮质激素致骨质疏松的高危人群：基础骨密度减低、年龄大于 50 岁、肾小球疾病病程长，泼尼松用量大（尤其是甲泼尼龙冲击治疗者）更易发生骨质疏松；其中基础骨密度是糖皮质激素治疗后是否发生骨质疏松的重要因素；而体质量指数（体重/身高 2）和年龄是基础骨密度的主要决定因素。伊班膦酸钠 1mg，每 3 月 1 次，静脉滴注，可防治糖皮质激素所致的骨量减少或骨质疏松。

2. 环磷酰胺与糖皮质激素联合　应用于 IgAN 伴大量蛋白尿、进行性肾功能下降者。单用环磷酰胺治疗肾病综合征疗效不如糖皮质激素，但对于"激素抵抗"和"激素依赖"患者，环磷酰胺与糖皮质激素联合治疗有较好的疗效。

常用方法：每次 50mg，每日 2～3 次。冲击疗法为每次 800～1 000mg。每月 1 次，持续 3 次；而后每 1～3 个月 1 次。一般主张总量不超过口服 12g、静脉 8g。注意其骨髓抑制，出血性膀胱炎，肝脏损害及性腺抑制的不良反应。

3. MMF　1.5～2.0g/d 持续 6 个月；1.0g/d 持续 6 个月；0.75g/d 持续 6 个月。总疗程 1.5～2.0 年以上。若体重 50kg 以下的患者，MMF 的起始剂量为 1.0～1.5g/d。MMF 抑制免疫，但不引起显著的骨髓抑制；减轻残余肾的代偿肥大，并显著降低细胞增生、肌成纤维细胞形成和胶原Ⅲ的沉积；抑制平滑肌细胞增生的作用，可作用于纤维化早期的炎性细胞激活、中期肾间质细胞的增生和肌成纤细胞的转分化、晚期的细胞外基质聚集等，而抑制肾间质纤维化。MMF 对减少 IgAN 蛋白尿、保护肾功能有效；也有无效的报道。

4. 硫唑嘌呤　2mg/kg 治疗 IgAN 降蛋白尿有效。多用于其他免疫抑制剂的后续维持治疗，维持期视病情而定。需注意其肝酶升高、骨髓抑制的不良反应。

5. 雷公藤多苷　20mg，必要时增加至 40mg，每天三次，口服。有效降低患者蛋白尿、维持肾功能稳定，无大规模的临床研究结果。

该药有多种免疫抑制作用，诱导 T 细胞凋亡、抑制 T 细胞增生、抑制 NF－κB 以及白细胞介素－2 的产生、抑制内皮细胞血管内皮细胞生长因子（VEGF）mRNA 表达以及 VEGF 的生成和分泌，抑制肾小管上皮细胞抗原呈递。体外试验证明，大黄素能抑制肾小球系膜细胞的增生，抑制培养的正常（异常）增生的系膜细胞 cmyc 原癌基因的表达，阻抑细胞向 S 期转化，拮抗转化生长因子 β 刺激系膜细胞产生细胞外基质。但需注意雷公藤多苷对肾间质的不良影响。

6. 来氟米特（爱若华）　20mg，每天一次。它通过抑制酪氨酸激酶和二氢乳清酸脱氢酶而抑制 T 细胞和 B 细胞的活化增殖。近来用于治疗 IgAN 蛋白尿有效，但应用时间较短，无大规模的临床研究。

7. 咪唑立宾　咪唑立宾是一种嘌呤核苷合成抑制剂，能特异性地抑制快速增长的淋巴细胞，如 T 细胞、B 细胞的分裂和增殖，从而产生免疫抑制作用。数篇文章报道，该药减少蛋白尿、血尿，改善组织学且不良反应小。

（四）对单纯性血尿的治疗

既往认为肾小球源性血尿是 GBM 断裂引起，无有效药物治疗。近来有人用泼尼松龙和硫唑嘌呤（0.1g/d）持续 4 月，平均随访 5 年并重复肾活检。治疗结束时治疗组 77% 的患者血尿消失。有学者推荐早期治疗防止免疫损伤，改善肾组织病理特征。

七、预后

大量蛋白尿尤其是正规应用免疫抑制剂治疗 3 个月后仍大于 3g/24h 者、高血压（药物疗效不好）、血尿酸增高（血尿酸可能对发生小管间质病变以及肾组织的炎症有一个独立的作用）和肾功能受损；明显的球性肾小球硬化、小管萎缩、间质纤维化是目前公认的预后不良的指标。而节段性肾小球硬化、球囊粘连、新月体形成、沿毛细血管襻免疫复合物沉积、肾内严重的小动脉病变或肾小管周围毛细血管丢失也是预后不良的指标。但这些均不是一成不变的，肾活检的组织也只是肾穿刺当时的情况，经过积极治疗部分病变尚可以逆转。那些反复发作的肉眼血尿患者预后良好，可能与其伴有自限性炎症过程有关，急性肾衰竭（急性肾小管损伤）伴肉眼血尿并不影响预后。

IgAN 患者妊娠的时机：一般认为肾小球滤过率大于 70ml/min，肾活检无严重小动脉或间质的损伤，尿蛋白排泄量接近正常，已按疗程治疗结束。

（辛光大）

第五章

继发性肾小球疾病

第一节　糖尿病肾病

一、概述

糖尿病是一组以慢性血葡萄糖水平增高为特征的代谢性疾病。久病可引起多系统损害，导致眼、肾、神经、心脏、血管等组织的慢性进行性病变，引起功能缺陷及衰竭。据世界卫生组织（WHO）估计，全球有超过 1.5 亿糖尿病患者，到 2025 年这个数字将增加一倍。估计我国现有糖尿病患者约 3 000 万，到 2025 年将接近 4 000 万。

糖尿病肾病（diabetic nephropathy，DN）是由于糖尿病所导致的肾脏损害，是糖尿病（DM）常见和严重的并发症之一，在 1 型糖尿病和 2 型糖尿病发病中分别为 30% ~ 40% 和 15% ~ 20%。随着生活习惯改变，如营养过剩、高脂饮食、运动减少和生活节奏加快等因素，糖尿病发病率迅速上升。不积极治疗的 DN 最终进展为终末期肾病（ESRD）。在西方国家，DN 属 ESRD 继发疾病之首，占 25% ~ 42%，中国台湾 DN 占 ESRD 的 26%。在中国大陆，DN 约占 ESRD 的 6% ~ 10%。可以预见：我国 DN 发病率也将迅速上升。所以及早发现并有效治疗糖尿病肾病，对于提高糖尿病患者的生活质量以及保证他们的健康和生命来说极为重要。

DN 发病机制不完全清楚。参与 DN 发病主要机制包括遗传因素、血流动力学异常、高血糖相关生化代谢异常、生长激素/胰岛素样生长因子轴异常和细胞因子表达异常等，其中以糖尿病和高血压所致的肾小球高灌注与过度滤过以及高血糖所致的蛋白非酶糖化和糖化终末产物（AGES）生成尤其受到重视。这些方面的研究为 DN 现代治疗提出了新方向。

本章将着重介绍糖尿病肾病的诊治方案。

二、诊断

（一）病史采集要点

1. 起病情况　DN 起病隐袭，进展缓慢，早期多无肾脏病有关症状。肾病初期肾脏增大，肾小球滤过功能亢进和微量白蛋白尿可持续多年，也容易被忽视。多数 DN 患者在有明显蛋白尿或显著水肿时方被觉察。从发病到终末期肾衰竭，可能经历 25 ~ 30 年。

2. 主要临床表现　糖尿病是涉及多个系统的全身性病变，当出现 DN 时，其他器官也同样受到严重的损害，如动脉硬化、心力衰竭、视网膜病变和神经病变等，或有高分解代谢的征象和营养不良。患者血糖控制不佳时可出现代谢紊乱症状，口干、多饮、多尿。可伴有皮肤瘙痒，尤其外阴瘙痒。高血糖可使眼房水、晶体渗透压改变而引起屈光改变致视力模糊。

糖尿病肾病在不同阶段临床表现不尽相同。Mogenson 建议将 DN 的自然史分为以下 5 期：

Ⅰ期：肾小球滤过率（GFR）增高和肾脏体积增大，肾血浆流量（RPF）增加，内生肌酐清除率增加约 40%。RPF 和肾小球毛细血管灌注及内压增高。此期无蛋白尿，肾脏无明显组织病理学损害。

Ⅱ期：约发生在 DM 起病后 2~3 年，病理学表现为肾小球系膜细胞增生，肾小球硬化和基底膜增厚，但无明显临床表现。此期超滤过状态依然存在，运动后可出现微量白蛋白尿是本期唯一的临床证据。

Ⅲ期：约发生在 DM 起病后 5~7 年，尿中白蛋白排泄增多，即尿白蛋白排泄率（UAER）持续高于正常人水平（大于等于 20μg/min 或 30mg/24h），但又低于常规尿蛋白检测法所能检出水平（≤200μg/min 或 300mg/24h）。此期患者血压可轻度升高，GFR 大致正常，约 130ml/min，基底膜增厚和系膜基质增加更加明显。可出现肾小球结节性（K－W 结节）或弥漫性病变以及小动脉玻璃样变，开始出现肾小球荒废。若在此阶段前进行有利的干预治疗，可望能逆转白蛋白尿和阻止或延缓 DN 的进展。

Ⅳ期：为显性 DN，患病高峰在病程 15~20 年，有 20%~40% 1 型 DM 进入此期，以蛋白尿为特征 UAER>200μpg/min 或持续尿蛋白大于 0.5g/24h，为非选择性蛋白尿。GFR 开始进行性下降，GBM 明显增厚，系膜基质明显增多，荒废小球约占 1/3，但大多数患者肌酐尚正常，可伴高血压、水肿，甚至肾病综合征样表现。DN 水肿多较严重，对利尿剂反应差，其原因除低血浆白蛋白，血浆胶体渗透压下降外，其水钠潴留较其他原因的肾病综合征严重。这是由于 DN 肾小管功能障碍出现较早，且其程度与血糖水平直接相关，表现为近端小管对水钠以及糖重吸收增加。此外，2 型 DM 常存在胰岛素抵抗，机体本身的高胰岛素血症可直接增加远端小管对钠的重吸收，加重水肿，部分患者当 GFR 在 20~40ml/min 水平就会发生明显的高钾血症，高钾高氯性酸中毒（即Ⅳ型肾小管性酸中毒），大多伴低肾素和低醛固酮血症。该期患者常并发其他微血管并发症如视网膜病变和外周神经病变，如膀胱自主神经病变、尿潴留引起梗阻性肾病等。晚期 DN 常并发冠心病、脑血管病、外周血管病变及高脂血症等。这些肾外并发症的存在不仅导致此期患者死亡率高，而且也给 ESRD 患者替代治疗带来困难。

Ⅴ期：ESRD 期（尿毒症期）。1 型 DM 患者于患病后 20~30 年，30%~40% 发展至 ESRD。当 DN 患者出现氮质血症，如不能很好控制血压及血糖水平，则肾功能呈快速进行性下降至终末期。虽 GFR 持续下降，但蛋白尿往往持续存在，不断加重。部分患者亦可能因肾小球荒废而蛋白尿反而减少，GFR 进行性下降，出现高血压、低白蛋白血症和水肿。

上述 DN 分期中Ⅲ期以前，患者在临床上尚无明显肾脏损害的表现，肾脏病理改变尚可逆转，如若及时进行有效的治疗，可以延缓或阻止 DN 的进展。所以Ⅰ~Ⅲ期称 DN 早期或非临床期。而一经进入Ⅳ期以后，患者不仅出现肾脏损害的临床表现，肾脏病理改变已难以逆转，病情将进行性发展，终将进入 ESRD。肾病综合征是Ⅳ期以后 DN 患者常见的临床表现之一，患者平均每天丢失 4~8g 的尿蛋白，最高可达 20~30g，从而导致严重的蛋白质营养不良和免疫功能障碍（由于免疫球蛋白的丢失）。糖尿病肾病患者液体的潴留可多达 10~30kg，引起全身水肿（顽固而严重的下肢水肿，甚至出现腹腔和胸腔积液）。当患者血容量过多，可出现高血压或左心功能不全的表现。ESRD 患者可有恶心、呕吐、精神症状等尿毒症的表现。

2 型 DM 发生 DN 的自然史不如 1 型 DM 那样清楚，因起病隐匿，还有夹杂其他因素如高血压和动脉硬化等。肾小球高滤过期常不能确定，诊断为糖尿病的患者 1 或 2 型中 20%~37% 已有尿微量白蛋白排泄率增加，若不予以干预，20%~40% 患者将进展至临床显性 DN。但出现显性 DN 20 年后只有 20% 进展为 ESRD。年老的患者较年轻人进展迅速。由于 2 型 DM 伴微量白蛋白尿的早期 DN 患者，心血管疾病发病及死亡的危险性显著增加，患者往往尚未进展至 ESRD 则已因心血管疾病而死亡。随着心血管疾病诊治水平的提高，将有更多的早期 DN 患者进展至 ESRD。

3. 既往病史 报告显示，在糖尿病患者中，单纯只有微量蛋白尿而无其他改变者，经肾活检证明由非 DM 引起的占 41%，以肾病综合征表现活检证实非 DN 占 49%（注意：由于 DN 通常怀疑有并发其他肾脏病才进行肾活检，可能导致真实比例高估），因此详细询问患者既往有无其他肾病史（如原发性肾病综合征）以及一些可引起肾脏损害的系统疾病（如高血压、系统性红斑狼疮），对诊断有重要意义。另外，还需注意近期有无感染、中毒（有机金、汞）以及是否使用过有潜在肾毒性的药物，如非甾体类抗炎药、抗生素、止痛剂甚至 ACE 抑制剂。

4. 危险因素 了解和治疗 DN 危险因素对减少肾损害、保护肾功能十分重要。主要危险因素包括：

遗传因素、肾小球过度滤过、高血糖、高血压、吸烟、老年、高血脂、微血管病变（微量蛋白尿和视网膜病变）和大血管病变（冠心病）等。高血压是 DN 进展最重要因素，也是心血管疾病危险因素。

（二）体格检查要点

1. 一般情况　糖尿病肾病患者早期可一般情况良好，当病情逐渐进展，蛋白尿加重时可出现精神萎靡，乏力。伴随感染时可出现发热。注意记录患者体重和血压，观察体型。

2. 皮肤、黏膜　可呈不同程度的贫血貌。注意观察皮肤色泽、有无水肿、色素沉着、瘙痒、出血点、发绀。

3. 头颈部　有无颜面水肿、眼睑水肿，视力、听力情况，呼出气味。

4. 腹部　注意有无腹腔积液、血管性杂音的部位、性质和传导性。

5. 其他　有无尿酸结节、关节畸形、肿胀、压痛、积液，有无指甲畸形，骨骼压痛等。注意有无下肢溃疡等糖尿病足的表现。

（三）门诊资料分析

1. 血葡萄糖（血糖）测定　血糖升高是目前诊断糖尿病的主要依据。用于具体患者作诊断主张用静脉血浆测定，正常范围为 $3.9 \sim 6.0 \text{mmol/L}$（$70 \sim 108 \text{mg/dl}$）。血糖测定又是判断糖尿病病情和控制情况的主要指标，用于监测病情血糖多用便携式血糖计采毛细血管全血测定。

2. 葡萄糖耐量试验　血糖高于正常而又未达到诊断糖尿病标准者，须进行口服葡萄糖耐量试验（OGTT）。OGTT 应在清晨进行。WHO 推荐成人口服 75g 无水葡萄糖或 82.5g 含一分子水的葡萄糖，溶于 $250 \sim 300 \text{ml}$ 水中，5min 内饮完，2h 后测静脉血浆糖量。

3. 微量尿白蛋白测定　尿蛋白增加是 DN 的临床特征之一，也是 DN 的主要诊断依据。根据 Moganson 分类，DN 分为 5 期，其中第 1、第 2 期为临床前期，不属于临床诊断。传统概念认为，出现微量蛋白尿（MA）是诊断 DN 的标志。根据蛋白排出量可将 DN 分为早期肾病期和临床肾病期，早期肾病期又称微量白蛋白尿期，UAER $20 \sim 200 \mu\text{g/min}$（相当于 $30 \sim 300 \text{mg/24h}$）。如果 6 个月内连续查 3 次尿，其中 2 次 UAER $20 \sim 200 \mu\text{g/min}$（$30 \sim 300 \text{mg/24h}$），并排除其他可能引起 UAER 增加的原因，如严重高血糖、酮症酸中毒、泌尿系感染、血尿、运动、严重高血压、心力衰竭及其他肾脏病等，即可诊断为早期 DN。UAER 在使用抗高血压药物特别是血管紧张素转换酶抑制剂（ACEI）或血管紧张素 II 受体拮抗剂（ARB）时也可变化，因此必须多次测定。如常规方法测定尿蛋白持续阳性，尿蛋白定量大于 0.5g/24h，UAER $>200 \mu\text{g/min}$（$>300 \text{mg/24h}$），排除其他可能的肾脏疾病，可确定为临床显性 DN。

临床常用测 UAER 方法有三种：①收集 24h 尿，测定白蛋白总量。②测定过夜或早上 4h 尿白蛋白，计算 UAER。③随机任意时间尿，测定尿白蛋白和肌酐比值。检测方法以放免法较为敏感，标本 4°C 条件下保存为好。24h 尿液检查较准确，但应注意准确收集尿液。

4. 其他用于早期诊断 DN 的生化指标　如下所述：

（1）转铁蛋白（transferrin，Tr）：Tr 比白蛋白少一个阴离子，等电点较清蛋白高，肾小球滤过膜表面负电荷对其排斥降低，因而理论上讲，当肾小球损害时，Tr 要比白蛋白更早从尿中排出。用 L - 精氨酸抑制肾小管重吸收 Tr，发现尿白蛋白排泄量不变而 Tr 排泄量增加，提示肾小管重吸收障碍是尿 Tr 升高的原因，Tr 既反映肾小球滤过功能，亦反映肾小管吸收功能的损害，可能是较尿清蛋白排泄更早地反映肾损害的指标。

（2）免疫球蛋白：IgG 为基本不带电荷的大分子蛋白，若尿中排泄增多，提示肾小球滤过屏障已受损。IgG 有 IgG_1、IgG_2、IgG_3、IgG_4 四个亚型，IgG_4 带负电荷，在肾小球电荷屏障损伤时，可见 IgG_4 与白蛋白排泄率呈正相关的排泄增多，特别是 IgG_4/IgG 比值意义更大。到临床蛋白尿期，滤过屏障受损，IgG 排泄增多，IgG_4/IgG 比值下降。因而 IgG_4、IgG_4/IgG 比值增加，可反映 DN 早期电荷屏障损伤阶段。Yashima 比较分析了 197 例 1 型 DM 患者尿 IgG 排泄与临床分期和肾活检的关系，发现已出现肾小球弥漫性损害的 DN 患者，尿清蛋白仍正常，但尿中 IgG 已增多，IgG 排泄与肾小球病变程度呈正相关，提示尿 IgG 测定可能比尿清蛋白测定更具早期诊断意义。

（3）尿其他小分子量蛋白测定：有学者报道，尿中一些小分子蛋白，如β－微球蛋白、视黄醇结石蛋白、L₁微球蛋白、尿蛋白－1、内皮素 N－乙酰－D 氨基葡萄糖苷酶（NAG）、Tamm－Horsfall 蛋白等，有助于 DN 的早期诊断或预测预后，但这些均有待更大系列研究证实。

由于对尿白蛋白排泄的基础与临床研究进行最早、最多，从目前众多的 DN 早期诊断指标中，仍以尿白蛋白排泄预测 DN 最可信。其他的指标中以尿转铁蛋白、视黄醇结合蛋白、NAG 的测定较为敏感可靠。多种指标的联合测定可能更准确、更敏感地早期诊断 DN。

5. 其他常规检查　血、尿常规和其他常规化验，特别是肾功能检查。

6. 眼科检查　眼底镜检查，眼底荧光血管造影，视网膜电生理检查等。

7. 足部检查　足部感觉，溃疡和坏疽情况，皮肤温度，压力测定，触诊足背动脉的搏动。

8. 其他器官功能的评估　如心电图、超声心动图、肢体血管彩色多普勒超声显像、神经电生理检查等。

（四）继续检查项目

1. 肾功能和形态检查　DN 早期肾脏体积增大和功能亢进，早期可做 GFR、RPF、肾小球滤过分数（FF）测定。根据静脉肾盂造影、泌尿系 X 线平片、B 超等检查，按肾脏轮廓计算其面积，推算肾重量和肾脏指数。肾脏的长为肾脏上极至下极的最大距离，宽为肾脏正中由内侧至外侧正切的最大距离，用 Moell's 公式计算肾脏重量。

肾脏重量（g）＝ $1.206x - 0.18$

$x = $ Log 肾脏总面积（cm^2）

$$肾脏指数 = \frac{长（cm）\times 宽（cm）}{体表面积（cm^2）}$$

DN 早期肾脏大小，重量和。肾脏指数均增加。但应注意，DN 患者做造影检查易致急性肾衰竭。Harkonen 等发现 29 例 DN 患者血肌酐大于 $177\mu mol/L$ 做造影检查，有 22 例发生急性肾衰竭。因此，除非疑为尿路畸形或梗阻，临床上通常仅行肾脏 B 超检查已经足够。

2. 肾活检　有报告显示，单纯只有 MA 而无其他改变者，经肾活检证明由非 DM 引起的占 41%，以肾病综合征表现活检证实非 DN 占 49%，临床上常有怀疑并发其他肾脏病的患者才进行肾活检，因而可能高估了非 DN 所占的比例。如遇下列情况常提示可能有并发其他非 DN 病变，可能要进行肾活检以确诊：①肾炎性尿沉渣（畸形红细胞、多型性红细胞管型）。②既往曾有非 DM 的肾脏病史。③短期内蛋白尿明显增加。④24h 蛋白尿大于 5g。⑤有明显蛋白尿但无视网膜病变。肾脏病理中对糖尿病肾病有诊断意义的改变是：①结节性肾小球硬化（K－W 结节）。②出球和入球小动脉透明样变性，尤其出球小动脉。③肾小球囊滴状改变。有 50% 左右 DN 患者可发现上述改变。多数表现为肾小球系膜区增宽伴基膜样物质明显增加常见，但缺乏特异性。肾小球基膜尚可见白蛋白及 IgG 沉积。肾活检乃创伤性检查，难以广泛开展，出现以上典型病理改变时固然可确诊 DN，但此时临床表现常足以诊断 DN。

（五）诊断要点

（1）有确切的糖尿病病史，病程常在 6~10 年以上。糖尿病诊断是基于空腹血糖（FG）、任意时间或 OGTT 中 2h 血糖值（2hPG）。空腹指 8~10h 内无任何热量摄入。任意时间指一日内任何时间，无论上一次进餐时间及食物摄入量。OGTT 采用 75g 无水葡萄糖负荷。糖尿病症状指多尿、烦渴多饮和难于解释的体重减轻。

临床医生在作出糖尿病诊断时，应充分确定其依据的准确性和可重复性。

（2）早期糖尿病肾病的诊断主要依据微量尿白蛋白测定。早期肾病期又称微量白蛋白尿期，尿白蛋白排泄率（urinary albumin excretion rate，UAER）为 $20~200\mu g/min$（30~300mg/24h）。如果 6 个月内连续查 3 次尿，其中 2 次 UAER 为 $20~200\mu g/min$（30~300mg/24h），并排除其他可能引起 UAER 增加的原因，如严重高血糖、酮症酸中毒、泌尿系统感染、血尿、运动、严重高血压、心力衰竭及其他肾脏病等，即可诊断为早期糖尿病肾病。若没有条件测定尿白蛋白排泄率，可用晨尿测定蛋白/肌酐比值代替，若大于 30μg/mg 肌酐，可考虑诊断为早期糖尿病肾病。

（3）常规方法测定尿蛋白持续阳性，尿 UAER 超过 200μg/min（超过 300mg/24h），排除其他可能的肾脏疾病，可确定为临床显性糖尿病肾病。

（4）伴发视网膜病变，此为一有力佐证。

（5）肾活检证实，一般只有当诊断确有疑问时进行。

（六）鉴别诊断要点

糖尿病肾病的鉴别诊断，主要是蛋白尿的鉴别诊断。首先应考虑排除引起尿蛋白排出增加的原因，如功能性蛋白尿（发热、运动），气候变化引起的寒冷和高温蛋白尿，心功能不全等。这些功能性蛋白尿多为一过性，且多为轻度蛋白尿，原因去除后，蛋白尿可以自行消失。

由其他非糖尿病性肾病引起的病理性蛋白尿逐渐受到重视。糖尿病并发其他肾病往往有如下特点：①病史比较短，蛋白量却比较多。②蛋白量比较多，血压却正常或仅轻度升高。③血尿比较明显。④肾脏病变与肾外病变不相平行（DN 时常有明显的肾外病变，如视网膜病变）。⑤肾病综合征使用激素治疗部分有效。以下列举了几种病理上相似而需鉴别的非糖尿病性肾脏疾病。

1. 肾淀粉样变性　无细胞性结节，大小不一，类似 DN 的 K－W 结节，但肾淀粉样变性的结节 PAS 染色后呈淡粉红色，偏振光显微镜下刚果红染色呈红绿色，电镜下见短的、随机排列、无分支的、直径 8～10nm 的淀粉丝，从系膜区向基底膜延伸。

2. 膜增生性肾炎　晚期病变可见大小相似的结节，分布于肾小球中，与 K－W 结节相反，结节首先出现在肾小球丛的周边部，常见较明显系膜细胞增生；由于系膜基质插入，肾小球周边袢呈双轨样改变，内皮下及系膜区可见免疫复合物沉着。

3. 轻链沉积病　呈结节性肾小球硬化及肾小管基膜增厚较常见，但临床上无糖尿病的体征，血清中存在异常单克隆免疫球蛋白，有时可见免疫球蛋白轻链在肾小球中沉积。

4. 肥胖相关性肾病　肾小球肥大，肾小管肥大，部分表现为局灶节段性肾小球硬化（FSGS）样病变，间质血管透明变性，但无 DN 结节性病变，基底膜增厚不显著。

（七）临床类型

1. 1 型糖尿病患者并发糖尿病肾病　1 型糖尿病患者（DM）通常在诊断时尿白蛋白排泄率即有升高。经胰岛素治疗代谢控制良好时，大多数 DM 患者 UAER 可在 3～6 个月内减少。在常规治疗下，UAER 每年约增加 20%，约 80% 的持续微量白蛋白尿患者在随后的 10 年内将发展至明显肾病。大量白蛋白尿或持续白蛋白尿通常在诊断 DM 后的 15～25 年出现。

1 型 DM 在尿白蛋白排出正常时，高血压的发生率常高于普通人群；伴微量白蛋白尿者，血压通常开始升高但早期仍保持在正常血压范围；大量白蛋白尿时，高血压发生率达 60%～70%；而在肾衰竭时，所有患者均有高血压。

在 1 型 DM，三酰甘油（TG）和极低密度脂蛋白（VLDL）是升高的，HDL－C 降低，总胆固醇（TC）和 LDL－C 水平也有可能上升。在良好的代谢控制下，血脂和脂蛋白水平可接近同年龄的非糖尿病患者群。

2. 2 型糖尿病患者并发糖尿病肾病　2 型 DM 患者的 UAER 与 1 型 DM 基本相同，但也有一些不同的特点。在 DM 诊断时 30% 的患者已出现微量白蛋白尿，而 2%～8% 已出现大量白蛋白尿。这可能是长期未发现的高血糖对肾脏的长期损害引起的。大量白蛋白尿大约在诊断 DM 后的 16 年左右出现，与 1 型相比时间较短，这可能与 2 型 DM 患者诊断日期不能很准确界定有关。

2 型 DM 患者在诊断 DM 时有较高的高血压发生比例。在微量或大量白蛋白尿时，高血压发生率明显升高；在肾衰竭阶段几乎所有患者均有高血压。

2 型 DM 的血脂异常更为常见。血脂异常表现为 TG 升高，HDL－C 降低，TC 和 LDL－C 通常与非糖尿病患者群无明显不同，VLDL 残体即中间密度脂蛋白（IDL）常是增加的。血脂异常除浓度变化外，脂蛋白颗粒中的成分也可发生变化，表现为 IDL 和 VLDL 中的胆固醇与 TG 比例增加，小而密的 LDL 增加，这些成分变化对动脉粥样硬化的形成更为重要。

三、治疗

（一）治疗原则

（1）早期、长期、综合治疗，治疗措施个体化。

（2）积极控制血糖，若有可能将血糖控制至正常范围（空腹血糖小于 5.6mmol/L，餐后 2h 血糖小于 7.8mmol/L，糖化血红蛋白 A1c6.0%），同时注意避免低血糖的发生，若经常发生低血糖，适当放松血糖控制目标。

（3）积极有效地控制血压。

（4）纠正脂代谢紊乱。

（5）预防和防止感染的发生。

（6）延缓肾损害的进展，如对氮质血症的 DN 患者给予优质低蛋白饮食，避免肾毒性药物等。

（7）糖尿病肾病肾衰竭。应尽早进行透析治疗。

（二）治疗计划

1. 实施糖尿病肾病教育计划　在慢性病的治疗中，患者自身起着重要作用，只有患者积极主动地和医师配合，才能改善疾病的预后和患者的生活质量。对于糖尿病肾病患者，应尽可能对患者进行与治疗相关的生活教育，比如血糖和血压的自我监测，结合个人的生活方式制订节食计划和特殊的营养治疗方案（能量、蛋白、水电解质的摄取），肾脏替代治疗的操作方法及注意事项。

2. 严格控制血糖　DN 的发生乃多种因素所致，其中高血糖是极其重要的因素。DCCT 及 UKPDS 的研究已证实，良好的血糖控制可显著降低 DN 发生发展的危险。应采取糖尿病教育、饮食疗法、适当运动、药物治疗和血糖监测等多种手段，尽可能地使血糖控制接近正常。争取使糖化血红蛋白 A1c（GHbA1c）小于 6.5%，空腹血糖小于 6.0mmol/L，餐后 2h 血糖小于 7.8mmol/L。同时注意尽量避免低血糖的发生。这是治疗 DN 的基础。

1）口服降糖药的应用

（1）磺脲类或非磺脲类胰岛素促泌剂：DN 可给予磺脲类（SUS）降糖药，但宜选用半衰期短的格列喹酮（gliquidone）、格列吡嗪（glipizide）等，长效 SUS 如格列本脲（glibenclamide）及格列齐特（gliclazide），虽其代谢产物部分经肾排泄，但因仍具较强降糖活性，肾功能不全时排出延迟，可引起严重持久的低血糖，DN 患者伴肾功能不全时禁用。当 GFR 低于 30ml/min 时，所有 SUS 中首选格列喹酮，其口服吸收快，主要在肝脏代谢形成羟基化和甲基化代谢产物，95% 通过胆汁由粪便排出，5% 由肾脏排泄。次选格列吡嗪（glipizide），虽其代谢产物部分由肾脏排泄，但活性弱，不易引起低血糖。第三代 SUS 格列美脲（glimepiride）60% 经肝、40% 经肾排泄，轻中度肾功能不全时可小心应用。非 SUS 类胰岛素促泌剂如瑞格列奈（repaglinide）或那格列奈（nateglinide）主要经肝代谢成无降糖作用的代谢产物由胆汁排泄，仅有小于 6% 经肾排泄，因而轻中度肾功能不全 DN 患者亦可小心应用，但宜从小剂量开始。

（2）双胍类：目前唯一在市场上批准应用的只有二甲双胍一种双胍类药物。DN 患者若仅有蛋白尿而肾功能正常，并非应用二甲双胍的禁忌，但一旦出现轻度肾功能不全，即应严格禁止使用，因其原形由尿排出，可引起乳酸性酸中毒。

（3）α-葡萄糖苷酶抑制剂：主要作用于小肠刷状缘膜的 α-葡萄糖苷酶，延缓糖类的吸收，降低餐后高血糖。常用有阿卡波糖（acarbose）及伏格列波（voglibose），其胃肠吸收约 2%，主要由胃肠道降解和排出，在 DN 肾功能正常和轻中度肾功能不全时可应用。明显肾功能不全时常伴有胃肠道症状，可加重腹胀、胃肠胀气、腹鸣、腹痛、腹泻等不良反应。

（4）噻唑烷二酮类衍生物（胰岛素增敏剂）：主要有罗格列酮（rosiglitazone）及吡格列酮（pioglitazone）两种，通过与核过氧化物增殖化受体（PPARr）直接结合并激活其活性，增加多种基因编码蛋白的表达，增加胰岛素在外周组织的作用，从而控制糖和脂肪代谢。两药主要经肝脏代谢及排泄，肝功能损害患者慎用，但对肾功能受损的 DN 患者无需调整剂量（罗格列酮 4～8mg/d，吡格列酮 15～45mg/d）。此类药物可单独或联合其他口服降糖药物治疗 2 型 DM 患者，尤其胰岛素抵抗明显者。

2）胰岛素的应用：1 型 DM 患者均应使用胰岛素治疗。2 型 DM，对单纯饮食和口服降糖药血糖控制不好并有肾功能不全的 DN 患者，应尽早使用胰岛素。由于肾功能受损，胰岛素的降解和排泄均减少，易产生蓄积作用，加上肾功能不全时患者进食往往减少，易发生低血糖，因此胰岛素应从小剂量开始，最好选用半衰期短的制剂。

按起效作用快慢和维持作用时间，胰岛素制剂可分为速（短）效、中效和长（慢）效三类。随着科技的发展，又研制出一些胰岛素类似物。速效胰岛素类似物有门冬胰岛素（aspart）和赖脯胰岛素（lispro）。

1 型糖尿病患者并发糖尿病肾病的治疗采用胰岛素强化疗法。该法模拟替代正常人生理性胰岛素分泌，通过多次皮下注射不同剂型的胰岛素（如三餐前注射短效胰岛素，睡前注射中效胰岛素）；或使用胰岛素泵。需定期监测患者血糖，随时调整胰岛素用量，使血糖控制在正常范围。胰岛素强化治疗的不良反应有低血糖、高胰岛素血症、体重增加。近来临床上已有应用胰岛素泵，可使胰岛素治疗更符合人体自身胰岛素分泌规律，既能使血糖控制理想，又能减少上述不良反应的发生，且大大延缓了糖尿病并发症的发生发展。胰岛素泵有闭环式和开环式两种，前者可准确模拟正常人的胰岛素分泌规律，但价格昂贵，携带不便，不易推广普及。常用的开环式泵，有皮下连续输入型和腹腔内植入型两种。

2 型糖尿病与 1 型糖尿病病理生理不尽相同，且胰岛素强化治疗后又常常带来高胰岛素血症、胰岛素抵抗及低血糖反应、体重增加，由此可引起较多的心脑血管并发症。因此，有人主张 2 型糖尿病患者在饮食控制及运动治疗的基础上，联合口服降糖药物加胰岛素补充治疗。

对于腹膜透析的患者，可通过将胰岛素加入腹膜透析液袋中，然后用加入胰岛素的透析液进行换液。腹腔内胰岛素的给药方式对于血糖控制的效果至少不比皮下注射的方式差；另外，低血糖的发生率也较低。在腹透液中直接加入胰岛素可使胰岛素呈基础水平的持续性释放。随腹透液进入腹腔的胰岛素由脏腹膜吸收后进入门脉循环，随后进入体循环，更有利于血糖控制，提示胰岛素腹腔内给药更加接近胰岛素的生理性释放（胰腺分泌的胰岛素首先进入门脉循环）。腹腔内胰岛素的给药方式对腹膜透析效率没有影响；也并非腹膜炎的危险因素；还可能防止高胰岛素血症和抗胰岛素抗体的形成；并且有利于防止血糖的大幅度波动。原先肥胖的 2 型糖尿病患者在肾衰竭时常常伴随着明显的体重下降，此时空腹甚至餐后血糖可以正常。对于这些不需要胰岛素治疗的糖尿病患者，胰岛素的腹腔内给药可抑制肝脏葡萄糖输出过多，并且减轻高胰岛素血症，减少动脉粥样硬化的危险性。患者腹腔内胰岛素给药剂量的简便计算方法如下：

（1）既往每日皮下注射普通胰岛素的总剂量×3，作为总的腹腔内普通胰岛素的给药起始剂量。

（2）每日总剂量分为 4～5 次给药，隔夜留腹时胰岛素的剂量占每次日间换液时所用胰岛素剂量的 1/2～2/3。

例如，每日总剂量为 120U 的普通胰岛素：

8∶00，第一次换液时加入胰岛素 40U。

13∶00，第二次换液时加入胰岛素 35U。

18∶00，第三次换液时加入胰岛素 30U。

23∶00，第四次换液时加入胰岛素 15U。

（3）换液在餐前半小时进行，并根据食物摄入量和活动水平调整胰岛素剂量。

（4）确定起始剂量后，还应根据血糖情况调整胰岛素剂量。

例如血糖上升 0.2mmol/L，增加胰岛素 2U。

血糖上升 0.4mmol/L，增加胰岛素 4U。

血糖上升 0.6mmol/L，增加胰岛素 6U。

血糖下降 0.1mmol/L，减少胰岛素 2U。

（5）如以 2.5% 的腹透液换液，增加胰岛素 2U；如以 4.25% 的腹透液换液，增加胰岛素 4U。

（6）如需禁食（如外科手术或诊断性试验等），则在禁食操作的前一次换液时，将所加胰岛素剂量减至平时剂量的一半，并在操作结束后立即检测血糖，以决定下一次换液时所需胰岛素的剂量。

3. 降压治疗　DM 伴高血压患者，其心血管疾病的危险性是非 DM 高血压患者 2 倍，高血压可加重 DN 及视网膜病变的发生与发展。UKPDS 的流行病学研究显示，平均动脉压每下降 10mmHg，糖尿病相关的任何并发症危险下降 12%，糖尿病相关死亡下降 15%，心肌梗死下降 11%，微血管并发病下降 13%。而 UKPDS 及 HOT 研究显示，把 DM 患者血压控制在 130/80mmHg（17.3/10.6kPa）以下，可以显著地降低高血压所带来的所有不良后果，特别是能延缓 DN 的发生与发展。若蛋白尿大于 1g/24h，在患者能耐受的前提下，血压应更低（125/75mmHg　16.625/9.9kPa）。

血管紧张素转换酶抑制剂（ACEI）治疗 DN 高血压有其特殊地位。大量研究表明，ACEI 不仅可控制血压，还可延缓 DN 的进展。ACEI 用于 DN 有以下特殊优势：①阻止肾内血管紧张素 Ⅱ（Ang Ⅱ）生成，使出球小动脉扩张。降低肾小球跨毛细血管压，从而纠正高滤过状态，减少蛋白尿；ACEI 尚可直接改善肾小球毛细血管的选择性滤过作用。②降低系膜细胞对大分子物质的吞噬作用，减少因蛋白尿所致的系膜细胞增生及肾小管间质的纤维化。③通过抑制 Ang Ⅱ 的生成，从而抑制肾组织局部多种细胞因子如 TGF-β、PDGF 等的生成，这些细胞因子均能刺激肾脏细胞增殖肥大和细胞外基质的产生。④促进基质金属蛋白酶降解，使已形成的细胞基质部分得以降解。ACEI 的上述作用大多认为不依赖其降压作用，因此即使血压正常的 DN 患者也宜应用。常用的药物为卡托普利（captopril）、雷米普利（ramipril）、赖诺普利（lisinopril）、依那普利（enalapril）、贝那普利（benalapril）、福辛普利（fosinopril）或培哚普利（perindopril）等。对老年患者疑有单侧肾动脉狭窄，或存在低肾素、低醛固酮血症的患者，用药后 1~2 周内应复查肾功能，如出现肌酐明显升高和高钾血症，应减量或及时停药。另外，ACEI 勿和大剂量利尿剂合用。如患者出现脱水、血容量不足、肾血流降低时，如呕吐、腹泻、大汗、虚脱等，ACEI 应减量或暂停应用。

血管紧张素 Ⅱ 受体拮抗剂（ARB）对 DN 也有很好的疗效，目前常用的血管紧张素 Ⅱ（1 型）受体（AT$_1$）阻断剂，因不影响激肽的降解，所以很少有咳嗽的不良反应。同时，AT$_1$ 受体阻断后，较高的 Ang Ⅱ 可以刺激 Ang Ⅱ$_2$ 型受体（AT$_2$），其结果是受 AT$_2$ 调节的组织出现继发性血管扩张和抗增生作用，因而理论上 ARB 较 ACEI 为好，但也有一些研究证明，ACEI 的肾脏保护作用是通过缓激肽作用而致，因此尚不应下定论。RENNAL 及 PRIME 二项大型多中心临床研究显示，氯沙坦（losartan）及依贝沙坦（irbesartan）能延缓 2 型糖尿病肾病的进展，而且安全性及耐受性很好。尚有研究显示，ACEI 与 ARB 联用，在减少蛋白尿方面的疗效优于两者单用。

β-阻断剂能降低心肌梗死后患者的死亡率。最近 UKPDS 研究，对 ACEI（卡托普利）与 β-阻断剂（阿替洛尔，atenolol）在治疗糖尿病高血压方面的疗效进行了比较，结果显示两类药物降压作用相似，在降低微量白蛋白尿或蛋白尿方面疗效也相当。然而应当指出的是，由于该研究人群人 DN 患病率较低，因而该研究是否有足够样本量来说明两类药肾保护作用的差异，尚难以定论。

钙通道拮抗剂可降低平均动脉压，缓解心绞痛，降低细胞内钙，有利于改善胰岛素抵抗，是另一类可用于治疗糖尿病高血压的药物。但近有研究显示，双氢吡啶类钙通道拮抗剂（DCCBs）与 ACEI 比较，会增加心血管事件的危险，目前仍在进行的比较各类降压药及降脂治疗对心脏病发作疗效的大型临床研究（ALLHAT 研究）可望最终能对此作出评价。然而在 HOT 及 Sys-Eur 研究中，DCCBs 与 ACEI，β-阻断剂及利尿剂联用，并无证据提示心血管事件危险性增加。因此认为，在 DM 伴高血压患者，DCCBs 是继 ACEI、ARB、β-阻断剂及利尿剂之后另一种可选择应用的降压药。非 DCCBs［如维拉帕米（verapamil）和硫氮草酮（diltiazem）］可降低冠心病事件，短期临床研究还提示非 DCCBs 可降低尿白蛋白的排泄，但是否能延缓 GFR 的下降，临床尚无可靠的证据。

因此，对于 DN 患者降压药的选用，美国糖尿病协会（ADA）提出如下建议：①1 型 DM 伴微量白蛋白尿或临床显性蛋白尿者，无论是否伴高血压，均应首选 ACEI。②2 型 DM 伴微量白蛋白尿或临床显性蛋白尿者，应首选 ARB。③ACEI 与 ARB 联用，可增强其单用时减少蛋白尿的疗效。④若患者不能耐受 ACEI 或 ARB，则可选用非 DCCBs。

4. 限制蛋白质的摄入　动物实验显示，限制饮食中蛋白质的摄入，可降低肾小球的高滤过及肾小球内压，延缓肾脏疾病的进展。在人 DN 几项小规模研究也提示，每天蛋白质摄入量在 0.6g/kg，可在一定程度上延缓 GFR 的下降。然而，这在大型的 MRDS（Modified Diet in Renal Disease Study）研究中却未能得到证实。应当指出，MRDS 研究中只有 3% 的 2 型 DM 患者，且无 1 型 DM 患者。因此，目前建议，DN 患者每日蛋白质摄入量限制在 0.8g/kg，一旦出现 GFR 开始下降，则应进一步限制至 0.6g/（kg·d）。但应注意避免其他营养素的缺乏，限制蛋白的饮食方案最好能由注册糖尿病营养师制订。

5. 慢性肾功能不全的治疗　DN 发展为肾功能不全，最后导致终末期肾衰竭（ESRD）。尿毒症时，由于存在相对的高胰岛素血症和高胰高血糖素血症，或存有胰岛素对抗物质和胰岛素受体或受体后缺陷等，糖代谢紊乱往往会加重；而另一方面，ESRD 时肾脏清除胰岛素的能力减弱，使循环中胰岛素半衰期明显延长，作用增强，加上尿毒症时进食减少，患者注射胰岛素治疗时易出现低血糖。如透析治疗病情缓解后，组织对胰岛素敏感性逐渐恢复，糖代谢又会改善。因此，对 ESRD 患者，血糖控制必须个体化。糖尿病肾病 ESRD 提倡早期透析，当内生肌酐清除率小于 15ml/min 或肾脏 KT/V 值小于 2.0 时是替代治疗的适应证。若患者因血容量过多血压难以控制，或胃纳差致恶病质或因尿毒症及胃瘫而出现严重呕吐时，替代治疗的时机应提早。早期透析有利于改善患者的营养状况、减少并发症和减少死亡率。ESRD 替代治疗主要有血液透析（包括血液透析、血液滤过及血液滤过透析），腹膜透析 [包括不卧床持续腹膜透析（CAPD），夜间间歇性腹膜透析（NIPD）及循环式持续腹膜透析（CCPD）] 以及肾移植（包括同时进行胰腺或胰岛移植）。

（1）腹膜透析：以不卧床持续腹膜透析（CAPD）为主，其优越性在于减慢残存肾功能衰退速度，且不增加心脏负荷，血流动力学稳定，低血压和心律失常发生率低，能有效地清除中分子量毒素，有效地控制尿毒症症状，对贫血、神经病变、高血压和骨病改善优于血液透析；胰岛素的腹腔内注射控制血糖既符合生理要求，又避免皮下注射的痛苦；腹膜透析通道易建立，操作方便，不像血液透析那样需要复杂的机器，且相对较血液透析价格便宜，无透后乏力感，无需全身肝素化，无须太多顾虑会引起视网膜出血而影响视力。腹膜透析的主要缺点是腹膜炎，加上糖尿病患者免疫力低下易发生出口感染或隧道口感染；长期腹膜透析大量葡萄糖吸收容易导致高脂血症和肥胖；如腹膜透析液丢失蛋白质和氨基酸过多，又可导致营养不良和加重低蛋白血症；有糖尿病视网膜病变或白内障视力受影响时患者因操作不当容易发生腹膜炎或无法自行腹膜透析操作。

夜间间歇性腹膜透析（NIPD）或循环式持续腹膜透析（CCPD）主要推荐于白天需工作而不能进行透析的患者。近年腹膜透析技术有了较大的改进，使用"O"形管道或双联系统，腹膜炎的发生率大大降低。目前正试用以氨基酸或多糖类代替葡萄糖加入透析液作为渗透溶质，以避免加重高血糖或高脂血症，及改善水分的清除。

（2）血液透析：血液透析（HD）较腹膜透析效能高，充分性好；患者接受医疗监测的机会多；蛋白质丢失少；无需自己操作，适合有眼病变失明的患者。有报道 DM 患者由于严重供血不足，导致肢体坏疽而需要截肢者，HD 较 CAPD 少。血液透析有以下缺点：①由于全身血管病变，建立内瘘常有困难，动静脉瘘寿命短，并发症多。②DM 常并发冠心病以及心肌代谢紊乱病变，加上自主神经病变，患者心血管系统稳定性差，心律失常发生率高，血液透析中易发生低血压。③DN 致 ESRD 患者由于摄入少，肾衰竭时胰岛素半衰期长而作用增强，而透析液常不含葡萄糖，故血液透析后可发生低血糖。④DN 无尿或少尿者行血液透析高钾血症发生率较其他肾病患者为高，尤其是在正在使用 ACEI 的患者。有报道对于 DN 所致 ESRD，血液透析和腹膜透析的存活率存在不同，但是不同地区的报道结果很不一致，可能反映了人为的选择和并发症的干扰，因此，DN 所致的 ESRD 需采用哪一种透析方式尚无定论。多数医生倾向于采用腹膜透析，对保护残存肾功能可能有好处，但是临床医生必需根据患者疾病情况、生活方式和当地医疗条件等的具体情况进行分析，选择适合患者的透析方式。

（3）肾移植：肾移植用于治疗 DN 致 ESRD 日渐增多。肾移植后可使视网膜病变稳定，神经传导速度增加，自主神经病变减轻和胃肠功能紊乱改善，生活质量显著优于 HD 及 CAPD。肾移植可能是 DN

ESRD 患者治疗的未来趋势。虽然 DM 肾移植技术已成熟，经验也不少，但肾移植并发症和死亡率仍高于非 DM 患者，如血管病变导致吻合困难、伤口愈合困难、糖皮质激素耐受性差、易感染、易发生心肌梗死、下肢溃疡、坏疽和血管钙化、手术后急性肾小管坏死发生率较高、容易形成膀胱瘘等。为减少上述并发症，提高移植肾成活率，选择肾移植时机十分重要。移植时间宜早，血肌酐低于 442μmol/L（5mg/dl）和内生肌酐清除率高于 20ml/min 时疗效好。如患者一般情况很差，已并发心肌梗死、下肢坏死和神经源性膀胱等，或年龄超过 65 岁则疗效不佳。单纯肾移植并不能防止 DN 再发生，也不能使已发生的 DM 并发症改善，抗排斥治疗如糖皮质激素、环孢素或他克莫司（tacrolimus）等可诱发或加重 DM。肾、胰腺联合移植较单纯肾移植效果好，可防止 DN 的再发生和改善其他 DM 并发症，但技术要求更高。文献报道，1 型 DM 并 ESRD 患者行肾、胰联合移植，患者 1 年存活率高达 94%，肾存活率为 71%，胰腺存活率为 67%，而 3 年的患者存活率、肾及胰腺存活率则分别为 89%、69% 和 64%。

胰岛移植应用于临床已有成功的报道，目前主要用于肾移植术后的 1 型 DM 患者。据 Gie Ben 国际胰岛移植登记中心资料显示，于 1997 年共有 372 例患者接受了门静脉注入同种胰岛的胰岛移植术。只有少部分患者能较长时间不依赖胰岛素治疗（自 1990—1996 年，29/203 例暂时不需用胰岛素，13/170 例不依赖胰岛素达 1 年以上）。但相信在不久的将来，胰岛移植可能有所突破，给 DN 致 ESRD 患者带来福音。

综上所述，DN 的治疗应是综合性的，但最根本的措施应是尽可能控制 DM，以防止 DN 的发生和发展。

（三）治疗方案的选择

对于糖尿病肾病患者，虽然积极控制血糖、血压、血脂等原则已达成共识，糖尿病和 DN 的治疗取得进展，但很多糖尿病患者最终将进展至 ESRD，这也给糖尿病引起的 ESRD 的替代治疗带来了新挑战。如何治疗伴有 ESRD 的糖尿病患者，进行肾脏替代治疗选择已不仅是肾脏病领域所关注的问题，也是流行病学所关注的公众健康危机。

糖尿病肾病 ESRD 患者的肾脏替代治疗的选择包括：①移植（肾移植、胰肾联合移植和肾移植之后的胰腺移植）。②不卧床持续性腹膜透析（CAPD）。③血液透析（HD）。目前已有共识，就医学康复和存活率而言，移植效果最佳，尤其是胰肾联合移植，后者可以同时治疗糖尿病和 DN。CAPD 和 HD 的效果要次于移植，CAPD 与 HD 之间各有长短。对于糖尿病尿毒症患者的治疗方式选择，常受多因素影响，如医生的偏好、伴发的肾外疾病、可用的治疗手段以及患者的选择等。在许多国家，包括澳大利亚、新西兰、英国、加拿大，CAPD 是 DN 肾衰竭患者透析治疗的首选方式，而在日本、美国等国家则以 HD 为主。帮助由糖尿病而引起的 ESRD 患者决定肾脏替代治疗方式，必须考虑到对患者生活方式的影响和现有的医疗条件。肾移植在现有的治疗方式中具有最佳的生活质量和生存率，但要求有严谨而良好的术前准备；与手术有关的麻醉、手术本身以及术后免疫抑制剂使用所带来的风险也必须考虑在内。进行 PD 治疗应该考虑的因素包括：患者的喜好和生活方式、腹膜溶质转运特性和残余肾功能。以 PD 为初始肾脏替代治疗方式的益处较多，伴有 ESRD 的糖尿病患者，CAPD 是理想的首选治疗模式，因这些患者往往已出现前臂血管的硬化，难以实施造瘘手术，即便造瘘成功，动静脉瘘也容易堵塞。虽然可以选择以中心静脉内导管来替代动静脉瘘或人造血管进行血液透析，但容易出现血流量不足和感染，不能长期维持，而且通过导管进行长期血液透析被认为是血透患者存活率不佳的主要预测指标。CAPD 是一个连续性过程，可避免 HD 过程中所发生的水和电解质的明显波动，透析过程中发生血容量相关的低血压较少；由于持续而缓慢的超滤作用，CAPD 治疗有利于控制与容量有关的高血压和预防心力衰竭。所以，伴发心力衰竭和严重高血压的 ESRD 患者通常首选 CAPD 进行治疗。血液透析（HD）较腹膜透析效能高，患者接受医疗监测的机会多；蛋白质丢失少；无需自己操作，适合有眼病变失明的患者。而肾移植时间宜早，血肌酐低于 442μmol/L（5mg/dl）和内生肌酐清除率高于 20ml/min 时疗效好。如患者一般情况很差，已并发心肌梗死、下肢坏死和神经源性膀胱等，或年龄超过 65 岁则疗效不佳。

四、病程观察及处理

（一）病情观察要点

糖尿病肾病患者从出现显性蛋白尿到 ESRD 平均（5.9±3.9）年（1 型）和（6.5±5.1）年（2型），GFR 平均下降速度为 10~15ml/（min·年），与尿蛋白量、吸烟、血压、血糖、视网膜病变和初始肾功能等有关，因此病情的观察对调整治疗方案及延缓病变发展有积极意义。

1. 实验室指标的观察　如下所述：

（1）尿蛋白：从观察蛋白尿的情况可了解疾病的病程，如果在微量蛋白尿期给予有效的治疗和护理，可阻止病变发展。蛋白尿的减少常意味着病情好转，ACEI 或 ARB 治疗已证明能减少 DN 的蛋白尿，因而需定期监测尿蛋白排泄量，以便调整治疗方案。

（2）血糖和糖化血红蛋白：糖尿病肾病患者的糖代谢不稳定，易发生高血糖或低血糖，因此血糖的监测尤其重要。要教会患者自己利用便携式血糖计规律地进行血糖监测并进行详细的记录，以便医生能及时并准确地调整治疗方案。教育患者要提高低血糖识别能力，防止低血糖发生。糖化血红蛋白可反映近 2~3 个月血糖控制的水平，因而，每 3 个月需检测一次糖化血红蛋白。

（3）血生化指标：糖尿病肾病晚期可出现明显蛋白尿及氮质血症，血尿素氮、肌酐等水平明显升高。应定期监测血尿素氮和血肌酐，以了解肾功能情况。DN 伴肾功能不全者易出现高钾血症，特别是服用 ACEI 或 ARB 治疗者，应特别注意监测血钾。部分患者还可以出现酸中毒、低钙血症和高磷血症，需定期监测并给予相应的治疗。

（4）血脂：脂代谢紊乱在 DN 患者中发生率更高。尤其在 2 型糖尿病患者中，特点是三酰甘油（TG）和低密度脂蛋白（LDL）升高。高 TG 水平也是肾功能下降的独立危险因素。因而需定期监测血脂并调整降脂药的用量。

2. 症状观察　糖尿病肾病进展缓慢，早期症状难以察觉，但是对于糖尿病病程在 15 年以上患者，尤其老年患者，要密切观察神志、胃肠道反应等，如果出现肾功能不全，可有持续性恶心、呕吐、上腹部不适、皮肤瘙痒、精神萎靡等症状。同时还应注意有无低血糖发生。DN 患者接受胰岛素治疗需根据血糖和肾功能情况调整胰岛素剂量，反复的低血糖发作提示胰岛素剂量过大或肾功能下降。

3. 体征观察　重点观察血压、水肿情况、尿量。密切观察血压变化，防止高血压脑病发生。鼓励患者利用电子血压计对血压进行监测并行记录，以便医生根据血压变化及时调整降压治疗方案，使血压尽可能达标。

对于水肿比较明显的患者，注意观察水肿程度、分布部位及消肿情况，记录每日出入量情况，尿量以昼夜分别计量、计次。同时观察体重增减情况。除针对 DN，还应针对 DM 进行必要的体检，如神经系统体征、视力的检查。

（二）疗效判断与处理

DN 的疗效主要包括两个方面：DM 和 DN 的控制情况。DM 的控制主要包括血糖（空腹血糖、餐后 2h 血糖和糖化血红蛋白）、血压和血脂控制是否达标；而 DN 的疗效指标主要有尿蛋白排泄量、水肿的情况和肾功能的变化。尿蛋白减少、水肿减轻和肾功能改善（血尿素氮或肌酐下降）为治疗有效的指标。

无论是 1 型还是 2 型糖尿病患者并发的糖尿病肾病均预后不良，其高死亡率和高致残率主要由冠状动脉、脑血管及外周血管病变引起。良好的血糖和血压控制能延缓病情的发展。各种肾脏替代疗法均能改善晚期肾病患者的预后。糖尿病所致 ESRD 的 5 年生存率仅为 20%，10 年不足 5%。有蛋白尿的糖尿病患者的心血管死亡率是无蛋白尿者的 4 倍，是普通人群的 37 倍。

五、随访

（1）注意检查患者对治疗的依从性、患者对治疗的反应及存在的问题（如发生了什么副反应），是否对血糖和血压进行了自我监测，是否采取积极的生活方式（如适量运动）。

（2）定期检查空腹血糖、餐后 2h 血糖和糖化血红蛋白、血脂、血生化（血尿素氮、肌酐、血钾、血钙和血磷）；定期检测尿蛋白排泄情况。

（3）如果患者肾小球滤过率 GFR 接近 15ml/min，应为肾替代治疗做相应的准备工作，如进行腹膜透析置管或行前臂动静脉造瘘术。

（陆宜莲）

第二节　狼疮性肾炎

系统性红斑狼疮（systemic lupus erythematosus，SLE）是一种累及多脏器、多系统的自身免疫性疾病，我国发病率约为 70/10 万人口。该病可发生于任何年龄，儿童期以 10～14 岁多见，婴幼儿少见，有报道 3 岁发病者。女性患者占绝大多数，女：男为（5～9）：1。SLE 并发肾损害时，称为系统性红斑狼疮性肾炎，简称狼疮性肾炎（lupus nephritis，LN）。狼疮性肾炎是常见的继发性肾小球疾病，儿童常比成人表现严重，其肾脏受累的比率与诊断标准有关。临床观察，肾受累占 50%～70%，通过肾活检诊断的肾受累病例达 90% 以上，多数病例都有轻重不同的肾损害，未成年女性以肾脏损害起病者尤甚。狼疮性肾炎是影响 SLE 预后的重要因素，也是死亡的重要原因。

一、病因

1. 体液免疫因素　由于病毒促发因素、细菌内毒素、脂多糖促发因素以及自体组织破坏、释放 DNA 等原因，导致中等相对分子质量的可溶性 DNA 免疫复合物经过血液循环至肾脏（或其他脏器）而沉积于肾小球。

2. 细胞免疫因素　本病发生时，抑制性 T 细胞功能及数量下降。

3. 遗传因素　SLE 发病且有明显的遗传倾向，如家族中发病率高，单卵双胎比双卵双胎发病率高等。

二、发病机制

其发病机制是多元性的，已公认本病是机体对内源性（自体）抗原所发生的免疫复合物性疾病，并伴有 T 细胞功能紊乱。

1. 自身抗体的产生　SLE 时自身抗原或与自身抗原结构相似的异体抗原刺激机体，使骨髓及外周血中的 B 细胞功能亢进，产生多种自身抗体。包括：抗核抗体、抗细胞质抗体、抗细胞膜抗体、抗球蛋白抗体等。抗 DNA 抗体滴度升高与 SLE 尤其是与 LN 的严重程度呈正相关。

2. 免疫复合物的形成与沉积　自身抗体与相应的抗原结合形成免疫复合物主要沉积于肾小球基膜或系膜区；也可沉积于肾小管、肾小管周围毛细血管壁上，引起组织损害。这是 LN 的主要发病机制。引起肾炎的主要是 DNA - 抗 DNA 免疫复合物，包括循环免疫复合物、原位免疫复合物。

3. 细胞免疫改变　目前认为 T、B 淋巴细胞调控功能障碍是自身免疫性疾病的关键。本病血清中 TS 功能及数量下降，这可能是自身抗体产生增多的原因，而 TH 功能及数量增加，也促进了体液免疫反应。

三、临床表现

1. 肾外表现　如下所述。

（1）一般症状：常见乏力、体重减轻及发热。

（2）多系统损害表现：常见皮疹、毛细血管扩张、脱发、浅表淋巴结及肝脾肿大。90% 病例有关节痛，30% 有肌痛。心脏受累也常见，多表现为心包炎，少数为心肌炎。神经系统受累时常表现为精神异常、癫痫、头痛、舞蹈症、周围神经病及视网膜病变等。其他可见贫血、紫癜、腮腺肿大、间质性肺炎及胸膜炎等。或可发生多浆膜腔积液。

2. 肾损害表现 LN 病变可累及肾小球、肾小管和肾间质。临床表现可有以下几种。

（1）血尿和（或）蛋白尿：患者不伴水肿和高血压，仅有轻至中度蛋白尿和（或）血尿。

（2）肾炎综合征：常伴水肿或高血压，蛋白尿和血尿。急性起病者的临床表现类似急性肾炎，可伴肾功能损害。部分病例起病急剧，肾功能急剧恶化，短期内进展为肾衰竭。也有部分病例起病时可无肾功能损害，尿液改变也不显著，但经过几年逐渐发展为慢性肾功能衰竭。

（3）肾病综合征：此型可占 LN 的 50% ~60%，有水肿、大量蛋白尿、血尿、低蛋白血症和肾功能损害。

（4）间质性肾炎：大约有半数患者病理证实有间质和小管病变。

四、实验室检查

1. 常规及相关检查 如下所述。

（1）血常规：80% 患者中度贫血（正细胞正色素性贫血）、血小板减少、1/4 的患者全血细胞减少、血小板减少。血沉明显加快。

（2）尿常规：大量蛋白尿、血尿、管型尿，尿比重低。

（3）血浆蛋白、免疫球蛋白抗体检查：血浆总蛋白降低，清蛋白低，球蛋白高，蛋白电泳示球蛋白明显增高，A/G 比值倒置，类风湿因子部分患者呈阴性。抗核抗体阳性，抗双链 DNA 抗体阳性，抗 SM 抗体阳性，循环免疫复合物增高，血清总补体下降。皮肤狼疮带阳性。

2. 其他检查 如下所述：

（1）双肾 B 超、CT 检查：了解肾脏的大小、位置、厚薄及有无肾盂积液、结石、肿块、结核。

（2）肾脏 ECT（发射性电子计算机扫描）：以了解肾脏的大小、血流量等。

（3）放射性检索肾图：了解双肾分泌排泄功能。

（4）腹部 X 线片和分泌型肾盂造影：以了解肾脏大小、形态，泌尿系有无结石；肾功能不全时慎做此项检查。

五、诊断和鉴别诊断

1. 诊断要点 如下所述：

（1）系统性红斑狼疮的多系统损害特点。

（2）肾脏受累的表现，如水肿、高血压及尿液异常。

（3）系统性红斑狼疮的实验室证据，如低补体血症、白细胞及血小板降低、高球蛋白血症、抗核抗体及狼疮细胞阳性。

2. 鉴别诊断 如下所述：

（1）原发性肾小球疾病：狼疮性肾炎以肾脏损害为明显表现时需与原发性肾小球疾病鉴别。根据血抗核抗体、抗 dsDNA 抗体阳性，血清补体 C3 下降，以及其他系统表现可资鉴别。必要时通过肾活检明确诊断。

（2）紫癜性肾炎：两者均好发于青年，紫癜性肾炎伴有皮肤紫癜，以下肢内侧多见，部分患者伴腹痛、消化道出血，少数伴癫痫，血小板正常，免疫指标检查可助鉴别。

六、治疗

1. 肾上腺皮质激素 常用泼尼松每日 2mg/kg 口服，病情缓解后逐步减量，以最适宜小剂量长期维持，一般疗程至少一年以上。对有严重的肾损害者，可用大剂量甲基泼尼松龙（甲基强的松龙）冲击疗法，每次 15 ~30mg/kg，每日或隔日静滴，3 次为一疗程。如病情不见好转，酌情重复应用 2 个疗程。

2. 免疫抑制剂 如下所述：

（1）环磷酰胺（CTX）：用于 LN 不能耐受激素；或对激素疗效不好；或用小剂量激素不能充分控

制病情活动；或有明显的激素不良反应者。剂量：每次 CTX $0.5 \sim 1.0g/m^2$，加入生理盐水 100ml 静脉滴注 1 小时以上，每半月到 1 月 1 次，连用 6 ~ 8 次，总量 6 ~ 8g。

（2）环胞霉素 A：如经 4 ~ 8 周无效，可间隔 1 ~ 2 月增加 $0.5 \sim 1.0g/kg$，最大剂量为 1 日 5mg/kg，如有效则稳定 3 个月后可间隔 1 ~ 2 月减少 0.5 ~ 1mg/kg。

（3）麦考酚酸酯（骁悉）：每日儿童剂量为 20 ~ 25mg/kg，疗程为 2 年，其不良反应有骨髓抑制、感染、肝功能受损、胃肠道反应，或有多毛、贫血。

3. 抗凝及血小板抑制剂　如下所述：

（1）肝素：每日 50 ~ 100U/kg，稀释后静脉滴注，1 天 1 次，2 周为一疗程，最长 4 周。

（2）潘生丁片：每日 5 ~ 10mg/kg，分 3 次口服，6 个月为一疗程。

4. 血浆置换　用于狼疮肾急进性肾炎型，以及弥漫性增生型或激素、免疫抑制剂不能控制疾病活动。用法：每次每千克体重去除 40ml 血浆，每周 3 次，共 2 ~ 6 周。但血浆置换价格昂贵，效果尚有争议，国内少用。

5. ACEI 制剂　除降压作用外，也能降低肾小球内高压，并能直接影响肾小球基膜对蛋白质的通透性，消除蛋白尿，常用制剂有卡托普利、依那普利等。

6. 免疫球蛋白 IgG 静脉注射　可改变抗原与 IgG 的比例，从而溶解免疫复合物或起免疫调节作用。用法：每日 0.4g/kg，静脉滴注，5d 为一疗程，1 个月后可重复。

7. 透析治疗　对狼疮肾肾衰竭应积极采用透析，但同时仍应坚持药物治疗，只要双肾尚未完全萎缩，肾衰竭尚存在可逆性。

七、预后

狼疮性肾炎的预后与下列因素有关。

（1）年轻男性发生肾衰竭的危险性高。

（2）氮质血症缓慢进展预示慢性不可逆肾衰竭的来临，而肾功能迅速变坏表示存在活动性、可治性或潜在可逆性。

（3）持续低补体血症对预后狼疮性肾炎发生肾衰竭有一定参考价值。

（4）及时地、正确地控制狼疮性肾炎活动可明显改善狼疮性肾炎的预后。

（5）肾活检慢性指数与慢性肾衰竭发生呈正相关。狼疮性肾炎患者的病程和预后完全视疾病的恶化、缓解、组织学上的转化及治疗效果而不同。

（陆宜莲）

第三节　紫癜性肾炎

紫癜性肾炎是指过敏性紫癜所引起的肾损害。临床上以皮肤紫癜、出血性胃肠炎、关节炎及肾损害为特点。病因未明。病理学研究认为是免疫复合物病。

一、诊断

（一）典型症状与重要体征

皮疹，游走性多发性关节疼，腹痛伴恶心、呕吐，淋巴结肿大、肝脾肿大、水肿、血尿及蛋白尿。

（二）辅助检查

尿液检查：尿中有多数红细胞或为肉眼血尿蛋白尿及管型尿较轻，通常尿蛋白不超过 2g/24h。

二、鉴别诊断

本病应与急性肾炎相鉴别：当过敏性紫癜性肾炎发生于皮疹已消退时需与急性肾炎鉴别，此时追询病史，包括回顾皮疹形态、分布，关节和胃肠道症状有助于诊断。

三、治疗

（1）立即避免接触过敏原，卧床休息。

（2）氯苯那敏（扑尔敏）：4mg，每日3次，口服；10%葡萄糖酸钙10ml静脉注射，每日2次，连用7~10d；维生素C 0.2g，每日3次，口服。不主张用皮质激素。

（3）对终末期肾功能衰竭患者应予透析和肾移植。

四、护理与预防

避免接触过敏原（药物、食物和其他物质），尤过敏体质者。

（陆宜莲）

第四节　肾脏淀粉样变

一、概述

（1）肾淀粉样变是由淀粉样物质沉积于肾脏引起的。

（2）早期主要为蛋白尿或肾病综合征，晚期可导致肾衰竭。

（3）我国该病的发病率不高，与地区性（欧洲比亚洲高，在世界范围以葡萄牙、荷兰及以色列等国家发病率最高）、饮食习惯（食物中酪蛋白成分高）、慢性感染、年龄（发病年龄一般在40岁以上，男性多于女性）及长程血液透析有关。

二、病史特点

（1）肾淀粉样变的临床进程为：①临床前期：无症状，仅在病理检查时发现。②单纯蛋白尿期。③肾病综合征期。④肾衰竭期。

（2）高血压、血尿少见。

三、体检

（1）常表现为肾病综合征体征。

（2）淀粉样物质沉积不同部位可出现：心脏肥大，心力衰竭，巨舌，肝脾肿大；周围神经受累，肢端感觉异常，肌张力低下等。

四、实验室检查

（1）血常规：红细胞计数下降。

（2）患者的血和尿中常可检测到单克隆免疫球蛋白成分。

（3）B超常提示双侧肾脏增大。

五、肾活检指征

（1）患者出现不明原因的蛋白尿，无明显的镜下血尿。

（2）肾病综合征并发肾衰竭，血压不高甚至低血压者。

（3）肾病综合征并发肝脾肿大者。

（4）多发性骨髓瘤患者出现大量蛋白尿。

（5）肾病综合征单用激素治疗肾功能急剧恶化者。

六、肾脏病理

（1）肾小球体积常呈弥漫性或局灶性增大，增大的肾小球系膜区呈无细胞性或细胞过少性增宽。

（2）光镜主要表现为均质淡染的嗜伊红淀粉样物质在系膜区和肾小球毛细血管襻沉积，间质小动脉和少部分肾小管壁也可沉积，刚果红染色时淀粉样物质呈橘红色，偏振光显微镜观察则呈苹果绿色。绝大多数患者系膜区的沉积可以是节段、不规则分布的，最早出现在肾小球邻近血管极处，随着沉积物逐渐积聚在系膜区，则呈结节样。上皮下和内皮下沉积物用六胺银染色时可见向肾小球基膜延伸的较长的嗜银"毛刺"样结构，或从系膜旁区向外延伸。

（3）免疫荧光染色可见系膜区不均质的非特异的免疫球蛋白沉积，补体成分较少。

（4）透射电镜观察对淀粉样变性的诊断极具价值。系膜区、系膜旁区及内皮下可见无分支的、排列不规则的、直径约 8～10nm 的纤维丝状结构。电镜观察六胺银染色的"毛刺"样结构则为系膜旁区或内皮下丝状结构向上皮侧延伸，形成外有界限，内为丝状结构的不连续分布的犬齿样改变，其间无电子致密物。

七、诊断

（1）肾病综合征患者如有以下特点，临床考虑肾淀粉样变可能：①中老年患者。②大量非选择性蛋白尿。③多无镜下血尿。④多无高血压，且易出现低血压尤其是直立性低血压。⑤严重肾衰竭时仍存在肾病综合征。⑥肾脏体积增大，即使慢性肾衰竭终末期肾脏体积也无缩小。⑦伴肾静脉血栓形成。

（2）肾淀粉样变的确诊主要依据肾脏病理：光镜下淀粉样物质可沉积于肾脏各部分，以肾小球为主。初期系膜区无细胞性增宽，晚期毛细血管基膜增厚，大量无结构的淀粉样物质沉积，呈嗜伊红均质状。肾小管基膜、肾间质、肾小血管均可受累。刚果红染色阳性，偏光显微镜下呈苹果绿双折光现象。

八、治疗

（一）治疗原则

（1）控制原发病，减少淀粉样物质前提蛋白的合成。
（2）抑制淀粉样纤维的合成。
（3）抑制淀粉样物质在细胞外沉积。
（4）对已形成的沉积物促进其溶解或使其松动。
（5）肾脏替代疗法：包括透析疗法和肾移植。

（二）药物疗法

1. MP 疗法（美法兰和泼尼松龙）　美法兰 0.15mg/（kg·d），泼尼松龙 0.8mg/（kg·d），连用 7 天为 1 个疗程，间隔 6 周再进行。

2. VAD 疗法　即长春新碱，多瑞比星（即阿霉素）、地塞米松（D）联合疗法。长春新碱 0.4mg/d，多瑞比星 9mg/（kg·d），连用 4d，间隔 3 周再使用，地塞米松 40mg/d，连用 4d，间隔 4d 反复使用。

3. 4′碘-4′-脱氧多瑞比星（I-DOX）　I-DOX 与 DOX 同属蒽不系新药，该药对浆细胞无细胞毒性作用，直接作用于淀粉样细纤维而抑制其沉积。目前尚处于试用阶段。

4. 其他　大剂量地塞米松疗法、地塞米松联用干扰素，对 MP 疗法具有辅助作用。

（三）大剂量化疗与外周血干细胞移植

（1）大剂量化疗后行自身外周血干细胞移植可根除异常浆细胞，该疗法正在临床上试用。

（2）该疗法最重要的问题是已被淀粉样变性损害的脏器再次受到大剂量药物疗法的刺激有可能加重其损害。

（四）秋水仙碱

秋水仙碱是一种微管解聚剂，能通过抑制微管蛋白组装而达到抑制细胞增殖、分化、运动、物质运输等作用。秋水仙碱能抑制淀粉蛋白 A 的合成和分泌，对各种原因引起的继发性肾淀粉样变有较好效果，但对原发性淀粉样变是否有效尚有争议。推荐剂量 1.5～2.0mg/d。

九、诊疗中注意问题

（1）治疗前先查清有无慢性感染病原，若有，可行抗感染或手术治疗以阻遏抗原性刺激，有结核源，应积极行抗结核治疗。

（2）若血清蛋白过低，可输入人体清蛋白。

（3）VAD 方案反应率高，反应时间短，在低于 70 岁患者中作为一线治疗，但要注意其对心脏不良反应。

（4）严重心脏及消化道疾病、透析者、超过 70 岁、2 个以上器官受累者不宜行大剂量化疗法。

（5）如并发肾病综合征，单纯肾上腺皮质激素无效，慎用利尿剂、造影剂，两者易诱发急性肾功能衰竭、加重高凝促使肾静脉血栓形成，可予低分子肝素治疗。

（6）出现尿毒症时治疗与其他原因所致的尿毒症相同，透析以腹膜透析为佳。

（陆宜莲）

第五节 肝肾综合征

肝肾综合征是指由失代偿性肝硬化、暴发性肝炎、急性肝坏死等多种严重肝病引起的肾功能衰竭。临床以少尿，无尿，腹部肿大，黄疸，便血，呕血，血压下降，恶心呕吐等为主要表现；病因与有效循环血容量减少有关。病理可见急性肾小管坏死。

一、诊断

（一）典型症状

少尿，呕血，便血，恶心呕吐，右胁钝痛。腹部肿大，可伴下肢水肿，甚至全身水肿。黄疸，腹壁静脉显露，表情淡漠，甚至昏迷，低热，四肢消瘦，乏力等。

（二）重要体征

低血压，腹腔积液征阳性，黄疸，腹壁静脉曲张，脾脏肿大，神志淡漠或昏迷。

（三）辅助检查

1. 尿液检查 无蛋白尿或有轻度蛋白尿，颗粒管型不多。尿比重大于 1.020。

2. 血生化 可见低血钠，低血钾或高血钾，血肌酐轻度升高。尿肌酐/血肌酐大于 20，黄疸指数异常升高，谷丙转氨酶正常或异常升高，谷草转氨酶，碱性磷酸酶异常升高，清蛋白和球蛋白比例倒置。

3. B 超检查 肝、脾、肾 B 超，可协助诊断。

二、鉴别诊断

本病应与急性肾小管坏死相鉴别：肝肾综合征患者不一定有诱因，低血压多在肾功能衰竭后期出现，肝病夹杂急性肾小管坏死则常有有效循环血容量不足等诱因，于肾衰竭前常有低血压；肝肾综合征常有明显的肝功能损害，而后者不一定有；肝肾综合征尿沉渣无明显异常，后者常明显异常。

三、治疗

目前缺乏有效的方法，以对症支持治疗为主。适当限制液体，低蛋白和高糖，高热量饮食。用右旋糖酐、人体清蛋白、血浆、全血等扩容后液末加呋塞米利尿。并发上消化道出血可用垂体后叶素，先用

10%～25%葡萄糖液20ml加入垂体后叶素10U，静脉缓慢推入，继用垂体后叶素10U，加入10%葡萄糖液100ml，静脉滴入，速度每分钟20～30滴为宜。大量腹腔积液时，可放腹腔积液减压，每次500～1 000ml，有条件可选静脉回输浓缩腹腔积液疗法。

四、护理与预防

早期治疗肝硬化，避免发展成肝肾综合征。出现肝肾综合征积极对症处理。

（陈　文）

第六节　肺出血-肾炎综合征

肺出血-肾炎综合征又称古德帕斯丘综合征，是一种比较少见的疾病，其特征为反复咯血、肺部浸润、血尿和肾小球肾炎。本病以中青年多见，病情发展很快，预后不良，病死率极高。

一、病因及发病机制

肺出血-肾炎综合征系一种由抗基膜抗体介导的自身免疫病，其免疫病理损伤相似于 Ⅱ 型超敏反应。抗基膜抗体已被证明为 IgG1 和 IgG4，少数为 IgM 和 IgA。肾小球膜分子中Ⅳ型胶原 α3 链的 NC-1 段已被证明为"Goodpasture 抗原（GP-A）"。平时 GP-A 在体内呈隐蔽状态，某些刺激因素可以改变或暴露其抗原性，导致抗 GBM 抗体产生。目前认为，本病可能是在遗传基础上因病毒感染或化学刺激而发病。

患者血清中抗肾小球基膜抗体（抗 GBM）和抗毛细血管膜抗体（抗 ABM）增多。多数研究表明，抗 GBM 和抗 ABM 是同一物质。此自身抗体与肾小球和肺泡基膜Ⅳ型胶原的 α3 链结合后，可导致单核细胞和中性粒细胞活化，释放趋化因子趋化中性粒细胞进入肾小球和肺泡，引起肾小球基膜受损而发生肾炎，部分患者可发生肺出血。免疫荧光检查可见，患者肾小球和肺泡毛细血管膜上有 IgG 和补体 C3 沉淀。给灵长类动物注射抗基膜抗体可以诱发本综合征。

肺出血-肾炎综合征有家族性倾向。已报告 5 对孪生姐妹或兄弟在化学物质刺激后，于短期内先后发生本综合征。有人报告本综合征与 HLA-DR2 和 HLA-DR3 位点有关联。

10%～13%的肺出血-肾炎综合征患者在上呼吸道或其他部位病毒感染后发病。有人在患者肾小球上皮和内皮细胞中发现病毒颗粒。

有人报告，曾吸入烃溶剂或一氧化碳的人中，发生本征者较多。因而认为，本病可能与化学物质的刺激有关。此外，约40%的肺出血-肾炎综合征患者可发生肺出血，而这些患者几乎都是吸烟者。正常情况下，肺基膜位于血管内皮细胞和肺泡上皮细胞之间，与血管内皮细胞紧密连接，血液中的抗基膜Ⅳ型胶原抗体不能到达基膜。吸烟刺激在肺部形成的炎症反应可损伤肺泡毛细血管内皮细胞，使抗基膜Ⅳ型胶原抗体得以结合于基膜，引起损伤性炎症，进而导致肺出血。

二、临床表现

肺出血-肾炎综合征好发年龄为 15～35 岁，男性多见。10%～30%患者发病前有上呼吸道感染症状。

（一）呼吸道症状

首要症状为反复咯血，伴有咳嗽、气短、全身不适，有时发热。咯血量不等，小量至大量，间断性或持续性，甚至导致窒息。肺部可闻及干、湿性啰音。病情严重者引起呼吸衰竭。

（二）泌尿系统症状

多在咯血后数周至数月出现，少数出现在咯血前或同时。初期可有血尿、蛋白尿，尿中细胞数增多，有颗粒管型。继而出现少尿、无尿、水肿、贫血、高血压、恶心、呕吐等进行性肾衰竭、尿毒症的表现。

三、实验室及其他辅助检查

（一）一般检查

尿常规可见血尿、蛋白尿，尿中细胞数增多，有颗粒管型。外周血检查可有进行性贫血及血液中出现含铁血黄素细胞。

（二）免疫学检查

血清中抗基膜抗体增高。肺或肾活体组织免疫荧光检查，可见肾毛细血管或肾小球基膜上有 IgG 和补体 C3 沉淀。

（三）胸部 X 线检查

可见肺出血相应的浸润阴影，出血较多者可以融合为片状阴影。间质改变表现为弥漫性由肺门向外放散的结节状或颗粒状阴影，肺尖部少见。随着肺纤维化的发展，可见弥漫性网状结节状阴影。

（四）肺功能检查

可有限制性通气障碍、气体分布不均和弥散障碍，PaO_2 和 $PaCO_2$ 降低。晚期发生呼吸衰竭时，$PaCO_2$ 增高。

（五）放射性核素检查

^{53}Cr 或 ^{59}Fe 标记红细胞肺显像，可见肺血管异常。

四、诊断及鉴别诊断

根据临床反复咯血史，X 线检查肺部有浸润阴影，血尿、蛋白尿，尿中有颗粒管型，进行性贫血及血液中含铁血黄素细胞，可做出本病的初步诊断。进一步检查，若血清抗基膜抗体阳性，肺或肾活体组织免疫荧光检查，肺泡或肾小球基膜有 IgG 和补体 C3 沉积，则可确定诊断。

肺出血 - 肾炎综合征应与以下疾病相鉴别。

（一）特发性含铁血黄素沉着病

胸部 X 线检查两病相似。特发性含铁血黄素沉着症多见于儿童，很少并发肾炎，病程较长，预后较好。

（二）急性肾小球肾炎

发生急性肺水肿时，须与本病鉴别。患者同时有高血压、左心力衰竭，水、钠潴留等表现。

（三）过敏性紫癜混合型

过敏性紫癜可有咯血、血尿、管型和蛋白尿，需与肺出血 - 肾炎综合征相鉴别。过敏性紫癜除肺和肾症状外，还可有皮肤瘀斑、关节肿痛、腹痛等表现。

（四）韦格纳肉芽肿病

本病呈坏死性肉芽肿性血管炎，可引起肺出血和肾炎表现，还可累及鼻、咽、喉部，且肺部阴影多变。上呼吸道病变活检有助于鉴别诊断。

五、治疗

（一）糖皮质激素治疗

一般采用泼尼松 40～60mg/d，口服。根据血清抗基膜抗体水平调整疗程至维持量。待抗体消失后，再维持治疗半年。病程晚期，治疗无效。也可用甲泼尼龙冲击疗法。甲泼尼龙 1～2mg/（kg·d），静脉滴注，3d 为 1 个疗程。有人报告，上述治疗对本病大咯血患者有明显效果，如无禁忌，可进行数疗程。

早期用药可能有助于可逆病变的恢复。

（二）免疫抑制剂

环磷酰胺 100～150mg/d，口服，或硫唑嘌呤 1～4mg/（kg·d）。单独使用疗效不佳，多与糖皮质激素并用。

（三）透析疗法

出现肾衰竭者，可进行血液或腹膜透析以延长生命。部分患者经此治疗后，肺病变可有所好转。

（四）换血疗法

可去除外周血内抗基膜抗体，减少抗原和炎性介质含量，降低免疫反应。换血量 2～4L/d，1～2d 1 次，持续 2～4 周。治疗效果和疗程可根据血的抗基膜抗体测定结果判定。

（五）肾移植

有人报告本病行双肾切除后肾移植成功者，可以降低循环中抗基膜抗体滴度，减轻肺出血，维持肾功能，并赢得时间，以提高本病的"自限性"。

六、预后

肺出血-肾炎综合征预后险恶，平均存活时间 1 年，死于肺出血或肾衰竭，极少数自发缓解。近年来，由于早期诊断和治疗的进展，4 年存活率和自发缓解率有所提高。

（陈 文）

第七节 乙型肝炎相关性肾小球肾炎

乙型肝炎相关性肾小球肾炎（hepatitis B virus associated glomerulonephritis，HBV－GN）简称乙肝相关性肾炎（HBV 相关性肾炎），是指乙型肝炎病毒（HBV）感染人体后，通过免疫反应形成免疫复合物损伤肾小球，或乙型肝炎病毒直接侵袭肾组织而引起的肾小球肾炎。

一、流行病学

我国是乙肝感染的高发区，HBV－GN 是 HBV 感染的肝外表现之一，也是我国继发性肾脏病的重要病因。目前对于乙肝患者中 HBV－GN 的发病率以及肾脏疾病中 HBV－GN 的患病率无大规模的流行病学调查资料，根据解放军总医院 1995—2008 年的资料显示，HBV－GN 占同期肾活检 5.6%。

二、病因及发病机制

目前 HBV－GN 的发病机制尚未明确，以往观点大多认为其发病的主要原因是抗原抗体复合物沉积于肾小球造成损伤，目前有学者提出其发病是由免疫介导的，并且是病毒、宿主、环境因素相互作用的结果。总结目前研究的进展，HBV－GN 的发病机制有以下几点。

（一）HBV 抗原与抗体复合物的沉积

1. 循环免疫复合物　人在感染 HBV 后产生抗体，就可能与抗原在血清中形成免疫复合物，沉积于肾小球毛细血管襻，并可激活补体造成免疫损伤。目前发现沉积于肾脏的 HBV 抗原有 HBsAg、HBeAg 及 HBcAg。HBeAg 被认为在 HBV 所致的膜性肾病的发病中起重要作用。HBeAg 分子量小 [（3.0～9.0）× 10^4]，其所形成的复合物分子量也较小（$2.5×10^5$），HBeAg 虽亦带负电荷，抗 HBe 却带有强大的正电荷，所形成的复合物可以通过基底膜沉积于上皮下，引起膜性肾病。HBVMN 患者的血清 HBeAg 阳性率较高，HBV－MGN 的临床缓解往往伴随 HBeAg 转阴，这些均支持免疫复合物沉积在 HBV－GN 发病中作用。

2. 原位免疫复合物　有不同观点认为，HBeAb 先定位于上皮下，然后吸引 HBeAg 穿过基底膜与之结合。同时，国内外许多学者通过原位杂交的方法在肾小球系膜细胞、上皮细胞及肾小管上皮细胞均发现 HBV DNA 及 HBV RNA，国内学者研究表明在膜性肾炎患者肾小球毛细血管襻、肾小管、间质可检出 HBsAg、HBcAg 沉积，因 HBcAg 不出现于血循环而仅存在于细胞内，表明 HBV 感染肾组织后增殖复制并原位表达其蛋白产物的可能，并可与抗体结合形成免疫复合物致病。

（二）病毒直接感染肾脏细胞

通过 Southern 印迹技术、原位 PCR 和 PCR 后位杂交技术等方法，许多学者在 HBV - GN 患者肾组织中检测到 HBV DNA，阳性率在 73% ~ 85%。有的还检测出病毒复制中间体甚至 RNA。肾组织中 HBV DNA 的存在提示 HBV 直接感染肾脏细胞致病的可能性。HBV DNA 主要分布于肾小管上皮细胞中，呈胞质型、浆核混合型，以胞质型为主；也存在于肾小球上皮细胞和系膜细胞的细胞质及细胞核内，一些病例的肾间质中也同时存在。目前，部分观点认为 HBV 通过原位复制，并在肾组织中表达 HBV 抗原，进而引起持续的免疫损伤及病理改变。但 HBV DNA 具体的直接致病机制仍不明确。

（三）机体免疫系统功能异常

慢性 HBV 病毒携带者发生 HBV - GN 有可能不仅是病毒直接效应所致。肾脏病的发生可能是潜在的免疫系统异常的最终结果，或者是遗传因素增加了某些慢性 HBV 携带者发展至 HBV - GN 的可能性。HBV 在肝细胞中复制，可能改变自身抗原成分且随肝细胞破坏释放入血，导致自身免疫。有研究显示 HBVMN 的患者与 HBV 病毒携带者相比，杀伤性 T 细胞的活性是降低的，并且 HBVMN 患者由 Th1 细胞分泌的 IL - 2、IFN - γ 也明显减少。而 HBVMN 患者 Th2 细胞分泌的 IL - 10 与 HBeAg + /HBsAg + 不患有 HBV - GN 的人群相比增多。这些 T 辅助细胞及细胞因子的变化可以导致机体特异性抗体产生不足，进而不能清除游离的 HBV。

（四）遗传因素

HBV - GN 的发病是多因素导致的，遗传因素也参与其中。Bhimma 等通过对 30 例患有 HBVMN 的黑种人儿童与统一人群的健康献血者的 HLA - Ⅰ 及 HLA - Ⅱ 检测，发现 HLA - DQB1 * 0603 在前者中的表达较后者明显增加且差别具有显著性，提示其可能是发生 HBV 相关膜性肾病的遗传因素。

三、临床表现及肾脏病理

HBV - GN 的临床表现多样，患者发病常隐匿，多数患者表现为肾病综合征，有的可表现为蛋白尿、血尿，并可伴有高血压及肾功能不全。水肿为常见的主诉。几乎所有患者均可出现镜下血尿或蛋白尿。HBV - GN 患者与慢性活动性肝炎患者相比，其肝功能常可表现为正常，部分可并发慢性迁延性肝炎、慢性活动性肝炎、肝硬化甚至重型肝炎。同时对 HBV - GN 患者进行肝脏、肾脏活检显示，其抗原存在类型及多少有差别，可见 HBV 感染所致肝肾损害存在不一致性。

HBV - GN 的病理类型多种多样，膜性肾病是 HBV - GN 常见的病理类型，其他病理类型包括系膜增生性肾炎、膜增生性肾炎、IgA 肾病、微小病变、新月体肾炎及 FSGS 均可出现于 HBV - GN 的患者。HBV - GN 与同类型的原发肾小球疾病病理表现存在不同，常见免疫复合物多部位沉积。HBV - GN 免疫荧光检查可见多种免疫球蛋白、补体、纤维蛋白原沉积，不仅沉积于系膜区，也有沉积于肾小球毛细血管壁。电镜检查时可发现病毒样颗粒，并可见管状网状包涵体，肾小球毛细血管壁和系膜区的不同部位出现体积和密度均不相同的电子致密物，这种致密物的位置、体积和密度均较原发性肾小球疾病复杂。肾组织中 HBV 抗原 HBsAg、HBcAg、HBeAg 一个或多个阳性。

四、辅助检查

对怀疑 HBV - GN 的患者应行 HBV 标志物及 HBV DNA 定量的检测，同时应评估肝病的情况。没有肾活检禁忌证的患者应行肾活检明确病理类型。其他检查与原发性肾小球肾炎的相同。

五、诊断及鉴别诊断

目前国际上仍无统一的对于 HBV - GN 的诊断标准。我国主要依据 1989 年乙型肝炎病毒相关性肾炎座谈会拟定的诊断标准：①血清 HBV 抗原阳性。②患肾小球肾炎，并可除外狼疮性肾炎等继发性肾小球疾病。③肾切片中找到 HBV 抗原。其中，第 3 条最为基本，缺此不可诊断。这与美国制订的诊断标准很相近，其诊断标准为：①血清学 HBV 抗原或 HBV 抗体阳性。②免疫复合物型肾小球肾炎，病理证实肾小球内有至少一种 HBV 抗原存在。③可以获得的话，存在相关的临床病史。

临床诊断中另一个需要注意的是假阳性与假阴性的问题：检测肾切片上 HBV 抗原常采用直、间接免疫荧光检查，但也有应用免疫组化及免疫电镜检查，进行这些检查时抗体一定要纯，且最好用单克隆抗体，以防止假阳性的出现。另外为了让避免肾组织中有抗球蛋白活性的 IgM 与试剂抗体分子的 Fc 段结合造成假阳性可先用醋酸洗脱术洗掉切片上的抗体，最理想的方法是将试剂改为抗 F（ab）$_2$ 片段的抗体。假阴性在排除检验错误的因素后应注意：当肾切片上 HBV 抗原位点完全被抗体中和时也可出现假阴性，所以当确定患者感染 HBV 且血清中 HBV 抗体滴度高，怀疑 HBV - GN 而肾脏 HBV 标志物检查阴性时，应将肾切片上抗体洗脱再查 HBV 抗原，以排除假阴性的影响。

HBV - GN 与原发性肾小球疾病的鉴别主要依靠肾脏病理检查，对血清 HBV 标志物阳性的患者，要考虑 HBV - GN 的可能，确诊需要依靠肾组织中 HBV 抗原的检查。

六、治疗

HBV - GN 为慢性继发性肾小球疾病，虽可根据一般继发性肾小球疾病的诊疗原则，但目前对于 HBV - GN 尚无统一、明确的治疗方案，应用于临床治疗的药物主要有以下几种。

1. 干扰素 - α   IFN - α 可抑制 HBV 复制，减少 HBeAg 在肾小球的沉积，减轻其所形成的免疫复合物导致的损伤，从而达到治疗 HBV - GN 的目的。IFN - α 的治疗效果与病理类型、病毒复制数量、HBV 抗原沉积的类型、病程长短及机体免疫力等因素密切相关。

2. 核苷类药物   核苷类药物作用于乙肝病毒的 DNA 多聚酶，从而抑制 DNA 合成和病毒复制。目前治疗 HBV - GN 临床较常应用的药物为拉米夫定、阿德福韦酯、恩替卡韦等。应用核苷类药物可以降低 HBV 病毒复制，降低尿蛋白，但随用药时间的延长患者发生病毒耐药变异的比例增高。因此在应用核苷类似物治疗 HBV - GN 患者时应每 3~6 个月检测 1 次 HBV DNA，判定其是否已出现耐药。要注意，阿德福韦通过肾脏排泄，且近端小管存在有机离子转运体可重吸收使其在肾小管上皮细胞内聚集，引起肾小管损伤。

3. 糖皮质激素   激素可延缓宿主对病毒的清除能力，加速病毒复制，使 HBV 感染持续，导致肝炎的复发，甚至加重肾小球硬化。目前多不主张单独应用激素治疗 HBV - GN，尤其是 HBV 复制且肝炎活动时应积极抗病毒和保肝治疗。如果 HBV 无复制且肝功能正常，可谨真试用糖皮质激素，但仍需密切观察 HBV 复制和肝功能的变化。

4. 免疫抑制药   一般不提倡使用免疫抑制药，有研究报道激素联合免疫抑制药可减轻 HBV - GN 患者的蛋白尿，延缓肾功能恶化，但对于疗程、疗效、停药后是否复发及长期应用中安全性等问题还有待进一步研究。

5. 中医药治疗   中医早在几年前就有"肝肾同源，乙癸同源"的说法，HBV - GN 为肝肾两脏器同时病变，"子病及母"。在抗病毒治疗的基础上根据患者的中医症型加用护肝活血排毒益肾汤、肝肾饮子、茵陈蒿汤合、柴胡疏肝散、真武汤、合五苓散等可促进疾病的缓解。

七、预后

HBV - GN 的预后与病理类型有关，HBV 相关性膜性肾病有自发缓解的倾向，当血中 HBeAg 转阴，HBV DNA 复制下降时，蛋白尿及肝功能异常也相继改善。HBV - GN 是一种慢性进展性疾病，尤其是 HBV 相关膜性增生性肾小球肾炎，可逐渐发展为肾功能不全，最终导致肾衰竭。

（陈　文）

第八节 丙型肝炎相关性肾小球肾炎

丙型肝炎相关性肾小球肾炎（Hepatitis C virus associated glomerulonephritis，HCV – GN），简称 HCV 相关性肾炎，是指丙型肝炎病毒感染人体后，通过免疫反应形成免疫复合物损伤肾小球，常伴有冷球蛋白血症。目前对于 HCV 感染患者中 HCV – GN 的发病率尚无流行病学资料。

一、临床表现

肾脏的表现可见血尿、蛋白尿和高血压，小部分患者表现为肾病综合征和肾功能减退。肾外表现约一半的患者有混合冷球蛋白血症的症状，如关节痛、紫癜、末梢神经病等。实验室检查可见抗 HCV – IgG 阳性，血 HCV RNA 阳性，血清转氨酶可以升高或正常，肝活检常示慢性活动性肝炎。可由类风湿因子阳性、冷球蛋白血症。低补体血症，主要是 C4 水平降低。

HCV – GN 常见的病理类型为膜增生性肾炎（HCV – MPGN），其他病理类型包括膜性肾病（HCV – MN）、毛细血管内肾小球肾炎、IgA 肾病等。在冷球蛋白血症性 HCV 相关膜增生性肾炎中，除膜增生性肾炎的特点外，电镜下还可见肾组织中有环状、细纤维、圆柱状的以及免疫触须样结构。HCV – MN 为不典型膜性肾病，常伴系膜增生。

二、诊断

血清 HCV 抗体和（或）HCV RNA 阳性为必要条件，由于目前在患者肾小球中找到 HCV 抗原或 HCV RNA 还非常困难，HCV – GN 的确诊须依据典型肾脏病理的光镜、免疫荧光及电镜检查。

三、治疗

对于 HCV – GN 的治疗尚无统一的观点，针对 HCV 感染的治疗，如 α – 干扰素、利巴韦林等对 HCV – GN 的疗效尚不确切。对于严重肾病综合征、肾功能减退及病理上细胞性新月体形成的患者，可试用糖皮质激素和免疫抑制药的方法，但要检测慢性丙型肝炎的病情变化。

（陈　文）

第九节 ANCA 相关性血管炎肾损害

一、概述

ANCA 相关性血管炎是成人原发性小血管血管炎的最常见类型，因与抗中性粒细胞胞浆抗体（anti – neutrophil cytoplasmic antibody，ANCA）有关而得名。它包括显微镜下多血管炎（microscopic polyangiitis，MPA）、韦格纳肉芽肿（Wegener's granulomatosis，WG）、变应性肉芽肿血管炎（即 Churg – Strauss syndrome），某些药物也可诱导 ANCA 相关性血管炎的发生。MPA、WG 和变应性肉芽肿血管炎肾脏受累分别占 90%、80% 和 45%。血管炎相关性肾损害是指小血管炎和毛细血管炎所致的肾损害，ANCA 相关性血管炎肾损害病理表现主要为局灶节段坏死性肾小球肾炎，临床可出现血尿、蛋白尿及急慢性肾功能不全等肾脏受累表现。其发病机制尚未完全阐明，现在认为 ANCA、T 细胞和其他免疫活性细胞以及它们所分泌的细胞因子共同参与了血管壁的损伤过程。血管炎临床表现变化多端，除肾脏以外，常累及多器官系统，加上其相对较低的发病率，易造成漏诊和误诊，及时的治疗对于避免肾脏等重要器官的进行性损伤及降低患者的死亡率有重要的意义，因此应该尽量做到早期诊断，合理治疗。

二、诊断

（一）病史采集要点

1. 起病情况　患者多为中老年，男性稍多于女性。多数起病隐匿，少数表现为疾病的快速进展。早期可出现一些全身非特异症状，如发热、关节痛、肌痛、乏力、皮疹、纳差、体重减轻等。患者可能因为血管炎肾外表现就诊于相关科室如因听力下降到耳鼻喉科就诊，检查中发现血尿、蛋白尿、肾功能不全。

2. 肾损害表现　ANCA 相关性血管炎肾损害主要症状表现为血尿、蛋白尿、管型尿，尤其是红细胞管型及急慢性肾功能不全，可以表现为急性肾炎甚至急进性肾炎或是慢性肾衰竭，但较少出现肾病综合征范围的蛋白尿。几乎所有患者都有血尿，甚至还有明显的肉眼血尿，后者多见于肾脏受损严重者，如新月体性肾炎。

3. 肾外表现　其他器官系统受累较常见，如皮肤紫癜、皮疹、溃疡。累及肺部可出现咳嗽、咳痰、咯血、胸痛、呼吸困难，过敏性哮喘则是变应性肉芽肿血管炎早期较为特征的表现；韦格纳肉芽肿常最先出现上呼吸道症状，表现为鼻塞、鼻窦部疼痛、鼻腔血性或脓性分泌物，甚至出现耳鸣、耳聋、耳膜穿孔；眼部受累可表现为结膜炎、角膜溃疡及巩膜炎等；神经系统受累常可出现肢体乏力、麻木、疼痛等周围神经炎或颅神经受损表现，甚至可以有中枢神经系统受累的表现，如昏迷、脑膜刺激征等；关节痛也较常见；累及消化道可出现恶心、呕吐、腹痛、腹泻、便血等症状。肝脏、心脏、胆囊、胰腺、甲状腺等可受累出现相应临床症状。

4. 既往病史　应注意近期有无感染史。有无可引起继发性血管炎的其他疾病，如系统性红斑狼疮、过敏性紫癜、类风湿性关节炎、冷球蛋白血症等。过敏性鼻炎及哮喘等变态反应病史对于提示变应性肉芽肿性血管炎有很大帮助。详细询问用药史也是必要的，例如抗甲状腺药物丙硫氧嘧啶可诱发 ANCA 相关性血管炎。因此，对于有甲状腺功能亢进等可能使用上述药物的患者，应详细询问有关病史。慢性丙型肝炎是继发性冷球蛋白血症的主要原因，故尚需询问是否有乙型、丙型肝炎等病史。

（二）体格检查要点

1. 一般情况　可有低热，血压升高，对于肺部受累及者，可能有气促、发绀、呼吸加快。

2. 皮肤、黏膜　最常见的为可触及的紫癜，也可有丘疹、水疱及溃疡形成，好发于下肢。可伴水肿。

3. 头部　一些患者可能最先表现为"红眼"（结膜炎）或"鼻炎"，因此体检时应注意有无结膜炎、角膜炎及视力减退。鼻窦区有无压痛，鼻腔有无脓血性分泌物，有无鼻中隔偏曲。有无听力障碍。

4. 肺部　叩诊注意有无胸腔积液、肺实变的改变，听诊肺部有无异常呼吸音及啰音。

5. 心脏　叩诊有无心界扩大，听诊有无心音改变、附加心音及杂音，注意有无心律失常。

6. 四肢、关节　继发于冷球蛋白血症者可有雷诺现象，注意有无关节肿胀畸形。

7. 神经系统　有无浅感觉异常、麻木、痛觉过敏，有无病理征。

（三）门诊资料分析

1. 尿液检查　血尿、蛋白尿、细胞管型，尿沉渣相差显微镜检查可见多数畸形红细胞，提示肾小球源性血尿。血尿的程度常常与肾脏炎症反应的程度成正比，而尿蛋白的量通常达不到肾病综合征范围，以少到中等量为主。

2. 血常规检查　伴或不伴正常细胞性贫血，常有血白细胞数增多，中性粒细胞比例增高，易误诊为细菌感染。由于 ANCA 与中性粒细胞关系密切，有人认为中性粒细胞的激活与本病的发病有关，也可能是细菌感染激活中性粒细胞，触发了本病的发生或进展。变应性肉芽肿血管炎多有血嗜酸性粒细胞升高（大于10%），有时伴血小板增多。

3. 血生化检查　常有血尿素氮、肌酐升高，还可有肾功能不全的其他生化改变，如高钾血症、高磷血症、低钙血症、酸中毒（阴离子间隙增大、CO_2 结合力下降、HCO_3^- 浓度降低等）。有呕吐、纳差者可有低钾血症和低钾低氯性碱中毒。

（四）继续检查项目

1. ANCA 检查　结合临床，ANCA 阳性有利于血管炎的诊断，常用间接免疫荧光和 ELISA 两种测定方法。间接荧光法将患者的血清与正常人的中性粒细胞共同孵育，若患者血清中有 ANCA，则血清可和中性粒细胞胞浆结合，利用荧光标记的抗体进行标记，可以检测到患者血清中是否有能与正常人中性粒细胞胞浆结合的抗体，因而称为抗中性粒细胞胞浆抗体。根据免疫荧光的显示模式，可将 ANCA 分为胞浆型 ANCA（cytoplasmic ANCA，cANCA）和核周型 ANCA（perinuclear ANCA，pANCA）。研究发现 pANCA 是在用固定剂固定中性粒细胞过程中人为因素造成的假象，其抗原仍在胞浆中。随后研究表明 cANCA 的主要的相对应的抗原为位于中性粒细胞的蛋白酶 - 3（proteinase 3，PR - 3），而 pANCA 针对的抗原主要为中性粒细胞的髓过氧化物酶（myeloperoxidase，MPO）。利用 PR - 3 或 MPO 作为抗原，通过酶联免疫吸附法（ELISA）可以准确地测定血中是否有 cANCA 或 pANCA。间接免疫荧光法测定 ANCA 法有较高的敏感性，但其特异性较差，有时易将抗核抗体（ANA）误测定为 ANCA，而出现假阳性，而 ELISA 法测定的 cANCA（也称 PR3 - ANCA）或 pANCA（也称 MPO - ANCA）则具有较高的特异性，但敏感性较差。因此，间接荧光法有助于筛选，而 ELISA 法则有利于确证。通常临床上将两者同时测定，可大大增加测定的敏感性和特异性。韦格纳肉芽肿 80% ~ 90% 为 cANCA 阳性，余 pANCA 阳性，敏感性与活动度/病变范围有关。MPA 约 70% pANCA 阳性，少数 cANCA 阳性。虽然 cANCA 倾向于韦格纳肉芽肿的诊断而 pANCA 倾向于 MPA 的诊断，但单凭 ANCA 鉴别 WG 和 MPA 有一定难度。变应性肉芽肿血管炎阳性率约 50%，以 p - ANCA 为主。值得注意的是部分病例（约 10%）可为 ANCA 阴性，应结合临床和病理做出诊断。另外 ANCA 也可在某些药物诱发的血管炎、抗 GBM 肾炎、风湿性疾病如系统性红斑狼疮及自身免疫性胃肠道疾病如溃疡性结肠炎中也可出现阳性，多为 pANCA，但滴度常不高。

2. 抗肾小球基底膜抗体　可用于急进性肾炎表现时排除抗 GBM 抗体引起的急进性肾炎（Ⅰ型急进性肾炎）。

3. 其他血液指标　可有血沉加快、CRP、RF 升高等非特异性改变，且常于疾病的活动程度相关，血清 C3 多正常。怀疑血管炎诊断的患者，常需检测乙型和丙型肝炎的血清学标记、血冷球蛋白测定以排除继发性血管炎。对年轻女性还需测定抗 dsDNA 抗体和 ANA 抗体以排除系统性红斑狼疮。

4. 胸部 X 线或 CT 检查　肺部受累可见肺有片状浸润影，也可有单发或多发结节，部分可伴空洞形成，有时不易与肺结核或肺癌鉴别。反复肺部受累者，可表现为弥漫性肺间质纤维化。如并发肺出血，X 线胸片可见大片肺实变阴影，发展迅速。

5. 肾脏 B 超　了解肾脏大小及结构变化。双肾大小有助于判断疾病的进程，在以急性病变为主时，双肾体积增大；到疾病后期，由于肾脏有较明显的纤维化，双肾体积正常或缩小，肾实质回声增高。

6. 组织学检查　宜尽快肾活检。典型的血管炎肾损害主要表现为局灶节段坏死性肾小球肾炎，肾小球毛细血管袢纤维素样坏死较常见，伴广泛新月体形成、肾小球囊基底膜断裂和严重肾小管间质炎症。肾小球和肾小管间质浸润的炎症细胞包括了各种细胞成分，有中性粒细胞、嗜酸性粒细胞、淋巴细胞、单核细胞和巨噬细胞，甚至可见到多核巨细胞，呈肉芽肿样改变，有时可见小动脉也受到累及，未受累及的肾小球可以比较正常。由于血管炎病程可呈发作 - 缓解交替的慢性过程，故肾活检时可见新鲜的活动性病变和慢性病变共存，常见的活动性病变有纤维素样坏死、细胞增生和细胞性新月体，而纤维性新月体、肾小球硬化和肾间质纤维化则为慢性病变。免疫荧光染色一般呈阴性或微弱阳性（寡免疫，pauci - immune）。偶尔可见散在 IgM 和 C3 沉积。在新月体或血栓中可有纤维蛋白原染色阳性。电镜下没有电子致密物（抗原抗体复合物）沉积。

7. 有其他器官受累及的表现者（如眼、耳、鼻、口腔、肺或神经系统）　请相应专科会诊，考虑做相应部位的组织活检，比如鼻或喉部的活检。

（五）诊断要点

血管炎起病可以比较缓慢，表现为非特异症状，如乏力、纳差、消瘦等，易被忽略。加上本病可累及各器官，临床表现变化多端，也易被误诊，需要临床医生提高警惕性。对于年龄比较大，临床表现为肾炎综合征（血尿、蛋白尿）的患者，特别是有肾外病变和肾功能急剧恶化的患者，应注意本病的可能。临床上表现有系统性血管炎、呼吸道肉芽肿性炎症及肾小球肾炎三联征，实验室检查 cANCA 阳性，考虑诊断为韦格纳肉芽肿。根据美国风湿学会 1990 年韦格纳肉芽肿分类诊断标准：①鼻或口腔炎症：痛或无痛性口腔溃疡、脓性或血性鼻分泌物。②胸部 X 线异常：胸片示结节、固定浸润或空洞。③尿沉渣异常：镜下血尿（大于 5 个红细胞/HP），或红细胞管型。④病理：动脉壁、动脉周围或血管周围区域有肉芽肿炎症。上述四项有两项阳性可诊断韦格纳肉芽肿。本诊断标准是在对 ANCA 不了解的背景下制定出来的，有学者认为 ANCA 的检测和组织活检对韦格纳肉芽肿的诊断具有十分重要的意义。病变组织活检示小血管的坏死性血管炎或肾小球肾炎，不伴肉芽肿的形成，累及多个系统，实验室检查 pANCA 阳性，考虑诊断为 MPA。患者出现系统性血管炎表现的同时出现哮喘者应高度怀疑变应性肉芽肿血管炎，外周血嗜酸性粒细胞增多，病变组织活检示肉芽肿性血管炎伴嗜酸性粒细胞浸润则可以确诊。美国 1990 年变应性肉芽肿血管炎分类诊断标准为：①哮喘。②外周血嗜酸性粒细胞增多，大于 10%（白细胞分类）。③单发性或多发性单神经病变或多神经病变。④游走性或一过性肺浸润。⑤鼻窦病变。⑥血管外嗜酸性粒细胞浸润。具备上述四条或四条以上即可考虑本病诊断，同样本标准也是在对 ANCA 没有足够认识之前制定，因而没有考虑到 ANCA 在诊断中的作用，在应用时需注意。

（六）临床类型

ANCA 相关性血管炎根据临床及病理表现，可以分为：①显微镜下多血管炎（MPA）。②韦格纳肉芽肿（WG）。③变应性肉芽肿血管炎（即 Churg – Strauss syndrome）。

（七）鉴别诊断要点

注意与一些临床表现或肾脏病理表现相似的疾病鉴别。

（1）急性肾小球肾炎：和血管炎肾损害表现相似，但急性肾小球肾炎表现为血尿、蛋白尿、水肿、高血压等急性肾炎综合征，多有前驱链球菌感染史，好发于儿童，血清抗链球菌溶血素 O（ASO）滴度升高，伴有 C3 浓度下降，8 周后 C3 恢复至正常。而血管炎肾损害多见于老年人，肾外表现比较明显，血补体 C3 不低，ANCA 阳性等可资鉴别。若诊断有困难，可行肾活检确诊，肾脏病理急性肾小球肾炎为毛细血管内增生性肾小球肾炎，光镜下通常为弥漫性肾小球病变，以内皮细胞及系膜细胞增生为主要表现，急性期可伴有中性粒细胞和单核细胞浸润。病变严重时，增生和浸润的细胞可压迫毛细血管壁使管腔狭窄或闭塞。肾小管病变多不明显，但肾间质可有水肿及灶状炎症细胞浸润。免疫病理检查可见有 IgG 和 C3 呈粗颗粒状沿毛细血管壁和（或）系膜区沉积，而 ANCA 相关性血管炎少有免疫荧光阳性者。

（2）抗 GBM 抗体引起的急进性肾炎：多表现为前驱感染后出现血尿、蛋白尿、水肿、高血压，少尿和肾功能短期内迅速下降。血抗 GBM 抗体阳性，ANCA 通常阴性，肾活检光镜表现与血管炎引起的相似，但病变步调较血管炎肾损害一致，即病变的新旧程度比较一致，且通常无小血管炎的表现。而 ANCA 相关性血管炎肾损害也可表现为急进性肾炎（新月体肾炎）。由于血管炎的病理可呈发作 – 缓解的慢性过程，所以肾活检可见到新鲜的活动病变，如纤维素样坏死和细胞性新月体，也可见到慢性病变，如纤维性新月体、肾小球硬化和肾间质纤维化。免疫荧光可见 IgG 和 C3 沿肾小球毛细血管壁呈线状沉积，可资鉴别。

（3）狼疮性肾炎：常见类似的全身症状，如发热、皮疹、关节痛及多器官系统受累表现，肾脏常累及，但其多见于 20～40 岁育龄女性，血清抗核抗体阳性如抗 ANA、抗 dsDNA 阳性，补体 C3 多降低，肾活检可见从轻微病变至肾小球硬化的各种病理类型，根据 2003 年 ISN/RPS 标准将狼疮性肾炎分为 I～VI 型，以 IV 型（弥漫增殖型）最多见，肾小球系膜和内皮细胞弥漫增生，同时可有膜增生性病变、新月体形成、"铁线圈"病损和苏木素小体，免疫荧光呈现"满堂亮"，可见肾小球（毛细血管壁和系膜区）、间质及血管广泛免疫球蛋白（主要为 IgG，伴少数 IgM、IgA）及补体沉积。而 ANCA 相关性肾损害主要表现为局灶节段性坏死性肾小球肾炎，很少有内皮细胞增生，免疫荧光呈无或很弱阳性。必须指出，ANA 抗体能和中性粒细胞的细胞核结合，导致用免疫荧光检测 ANCA 时表现出类似 pANCA 的荧光模式，易误以为 pANCA 阳性。进一步进行 MPO - ANCA 检测有助于鉴别诊断，注意一些系统性红斑狼疮患者也可有 MPO - ANCA 阳性。

（4）过敏性紫癜肾炎：任何年龄都可发病，以青少年多见，男性发病略多于女性，春秋发病多见，通常与机体对某些致敏因素反应有关，如感染、食物或某些药物等，30% ~ 50% 患者发病前有上呼吸道感染症状，可出现过敏性紫癜四联症即皮肤紫癜、消化道症状、关节痛和肾小球肾炎，且皮肤紫癜比较有特征性，易于鉴别。肾脏病理表现类似与 IgA 肾病，免疫荧光显示肾小球系膜区 IgA 和 C3 沉积，而 ANCA 相关性血管炎肾脏无或很少有免疫荧光沉积，此外过敏性紫癜一般 ANCA 阴性。

（5）药物诱发的血管炎：PTU、甲巯咪唑、肼苯达嗪、米诺环素，少见如青霉胺、别嘌醇、普鲁卡因胺、氯氮平、苯妥英钠、利福平、异烟肼等均可诱发血管炎的发生，可有 ANCA 阳性，多为 p - AN-CA，根据相关服药史可资鉴别，且药物所致的血管炎一般病情较轻，ANCA 的滴度较低。

（6）另外类风湿性关节炎、Goodpasture 综合征，冷球蛋白血症等均可出现类似的临床表现，可以根据类风湿因子、抗 GBM 抗体、血冷球蛋白等指标进行鉴别。

（7）肺部受累有时需要与结核、肺部肿瘤相鉴别，根据相关病史、实验室检查如痰找抗酸菌、PPD 皮试、痰找癌细胞和血癌胚抗原（CEA）及必要时的组织活检一般可明确诊断。

三、治疗

（一）治疗原则

1. 积极诱导缓解　ANCA 相关性血管炎累及多个器官，肾脏常表现为局灶节段性坏死性肾小球肾炎，进展较快，不及时治疗易导致肾功能不可逆损伤。因此，一旦确诊后，应尽快给予积极治疗，以期短期内使病情迅速缓解，控制炎症反应，使病情稳定。

2. 防治并发症　ANCA 相关性血管炎累及多个器官常可致严重的伴发症。例如肺部毛细血管炎导致的肺出血，病情凶险，患者肺弥散功能受损，表现为严重的低氧血症（Ⅰ型呼吸衰竭），是决定患者生存的重要因素，应注意防治。

3. 维持治疗、防止复发　ANCA 相关性血管炎的一个重要特点是非常容易复发。因此，在积极治疗达到缓解后不能松懈，需积极进行维持治疗和必要的监测以巩固疗效，防止复发。

4. 注意药物治疗的不良反应　ANCA 相关性血管炎患者年龄往往较大，而治疗血管炎的治疗方案却是比较强烈的免疫抑制治疗，加上这些患者常有肾损害，对药物的排泄能力下降，患者易出现比较严重的不良反应。因而强调个体化治疗，即根据患者的体质、疾病的活动程度、病变的范围、起病的急缓、肝功能、是否有其他慢性疾病如糖尿病、胃溃疡等以及患者的经济情况制定个体化的治疗方案，并进行积极的监测，以期达到将可能的副反应减少到最低。

（二）治疗计划

1. 一般治疗　急性期应适当卧床休息，待肉眼血尿消失、水肿消退及血压恢复正常后逐步增加活动量。有水肿、高血压者，予以无盐或低盐饮食。不建议患者进食代盐，后者常为钾盐，可加重肾功能衰竭的高钾血症。氮质血症时应限制蛋白质摄入，并以优质动物蛋白为主，尽量减少植物蛋白。对于严格控制蛋白摄入者，可补充 α 酮酸以防止蛋白营养不良，另注意补充维生素。明显少尿的急性肾功能衰竭患者需限制液体入量，但若有透析支持，则对液体摄入的限制可以适当放宽。尿少时还应注意避免摄入过多含钾的食物，如橙、香蕉、冬菇、木耳等。避免进食杨桃，后者可使肾功能衰竭患者出现神经系统损害，甚至昏迷。

2. 对症治疗　如下所述：

（1）利尿消肿：钠水潴留可以引起水肿、高血压，甚至急性心力衰竭等。经限制钠、水入量后，仍有水肿、高血压，应加用利尿剂。常用的利尿剂有噻嗪类，但当肾小球滤过率小于 25ml/（min·1.73m²）时，需要使用强有力的袢利尿剂如呋塞米等。呋塞米可以口服或静脉注射，30min 起效，作用仅 4 ~ 6h，必要时可用 20 ~ 40mg，每日 2 ~ 3 次，有时可能需要较大剂量，应注意大剂量呋塞米对听力的不良反应。还可以加用血管解痉药，如小剂量多巴胺，加强利尿效果。一般不使用渗透性利尿剂、汞利尿剂和保钾利尿剂。

（2）降压：若经休息、限盐、利尿，血压仍不能恢复者，应进行降压治疗。患者往往体内肾素系统活性较高，可以使用 ACEI 和 ARB 类药物，并且有减少尿蛋白的作用。但此类药物可能减少肾小球滤过率，加重肾功能不全和高钾血症，对于没有透析支持患者需密切观察及监测血肌酐和血钾水平。必要时可用钙通道阻滞剂、α 受体阻断剂控制血压。由于患者常有尿少，不推荐使用硫酸镁降压，以免引起高镁血症。有高血压脑病时，应紧急采用降压药静脉用药：如硝普钠成人剂量 50mg 加入 5% 葡萄糖液中滴注，按血压调整滴速。硝普钠降压迅速，用药后数十秒即起作用，维持时间短，停药 3 至 5min 作用即消失。不良反应有低血压、恶心、呕吐、面红、肌肉颤动等。其代谢产生氰化物通过肾脏排泄，肾功能下降时易发生硫氰酸中毒，不宜长期、大剂量应用。在没有透析支持的情况下，一般使用不超过 1~2d；如有透析支持则可以比较安全使用。目前多用硝酸甘油代替，以避免硫氰酸盐蓄积。高血压脑病有抽搐者，降压的同时药物止痉、供氧等对症处理。

（3）充血性心力衰竭的治疗：本病水钠潴留是由于循环血容量增多造成，并非真正的心肌收缩力下降，因此治疗上应限钠、利尿、降压以恢复血容量，纠正水钠潴留或减轻心脏负荷，一般不采用加强心肌收缩力的洋地黄类药物。必要时可采用血管活性药物如酚妥拉明、硝酸甘油或硝普钠以减轻心脏负荷，经保守治疗仍不能控制病情，可用血液滤过脱水治疗。

（4）透析治疗：伴有急性肾功能衰竭的患者何时开始透析替代治疗并无绝对的标准，一般推荐早期进行透析治疗，防止并发症的出现。较常用的透析指征为：①急性肺水肿。②高钾血症，$K^+ >$ 6.5mmol/L。③BUN≥21.4mmol/L 或血肌酐大于等于 442μmol/L。④高分解状态，每天血尿素氮上升≥ 8.9mmol/L 或血肌酐上升大于等于 176.8μmol/L，血钾每日上升 1mmol/L 以上。⑤无尿 2d 或少尿 4d 以上。⑥严重酸中毒，二氧化碳结合力（CO_2CP）小于 13mmol/L，pH <7.25。⑦少尿 2d 以上伴下列情况之一者：体液潴留，如眼结膜水肿、心音呈奔马律、中心静脉压升高；尿毒症症状，如持续呕吐、烦躁、嗜睡；高血钾，血钾大于 6.0mmol/L、心电图有高钾表现。

3. 诱导缓解　ANCA 相关性血管炎肾损害若不经治疗，常较快进展为不可逆肾功能衰竭。因此早期及时治疗尤为重要，多数患者可以得到缓解，避免或脱离透析。常用于诱导缓解药物包括以下几种：

（1）糖皮质激素：首选用药，常用泼尼松 1mg/（kg·d），满 8 周后每周减 5mg 至 0.5mg/（kg·d），然后减慢减量速度（如 2~3 周减 5mg），直至减为维持量，维持量取决于病情缓解情况而定，如果可能以 7.5mg/d 为宜。对于肾脏有显著活动病变（毛细血管襻坏死、细胞性新月体形成和大量炎症细胞浸润）并伴有短期肾功能恶化者，给予甲泼尼龙（methylprednisolone，MP）0.5~1.0g，加入 200ml 生理盐水中缓慢滴注，连续 3d。长期应用糖皮质激素的患者可出现感染、药物性糖尿病、骨质疏松等不良反应，需加强监测，及时处理。

（2）环磷酰胺（cyclophosphamide，CTX）：现在多认为联用环磷酰胺可获得更高的缓解率及较低的复发率，用法为 0.5~1.0g/m²，静脉注射，每月注射一次至基本缓解（一般 3~6 个月）；或 CTX 1.5~2.0mg/（kg·d），口服至基本缓解（一般 3 个月）。年龄 60 岁以上者，CTX 考虑减少剂量 20%。因为 CTX 部分在肾脏排泄，肾功能不全者应减少剂量约 20%。肾脏有较多慢性病变而血肌酐升高者，往往对 CTX 比较敏感，CTX 剂量应酌减。其主要不良反应为骨髓抑制和中毒性肝损害，并可出现性腺抑制，脱发、胃肠道反应及出血性膀胱炎。应每 2 周检查一次血常规，如血白细胞计数小于 3.0×10^9/L 或中性粒细胞绝对计数小于 1.5×10^9/L，则应暂时停药观察。如出现白细胞减少者可使用粒细胞集落刺激因子（G-CSF），一般不加重血管炎病情。

（3）其他细胞毒药物：①甲氨蝶呤（methotrexate，MTX）对肾损害的疗效多不如 CTX，且血肌酐大于 180μmol/L 者肝损害、骨髓抑制等不良反应显著增强，不宜使用。但研究表明，对于肾损害较轻的血管炎患者，MTX 也有较好的疗效，且不良反应较 CTX 小。②硫唑嘌呤（azathioprine，AZA）、吗替麦考酚酯（mycophenolate mofetil，MMF）诱导缓解疗效多较 CTX 差，多用于激素加 CTX 诱导缓解后的维持治疗。AZA 用于血管炎缓解后的维持治疗，疗效和 CTX 相似，不良反应比 CTX 小，但仍可致血白细胞减少、肝损害等不良反应。MMF 则不易引起血白细胞减少等不良反应，适宜长期维持治疗，唯价格比较昂贵。

4. 肺出血处理　肺部受累表现为肺毛细血管炎时，患者可无明显临床症状或仅表现为痰中带血，但可快速进展为弥漫肺泡出血（diffuse alveolar hemorrhage，DAH）引起危及生命的大咯血及呼吸衰竭，死亡率高达 60%，是临床工作中患者最常见的死亡原因之一。据相关文献报道，韦格纳肉芽肿 DAH 的发生率为 7%~45%，MPA 为 10%~30%，变应性肉芽肿血管炎则相对较少见。因此，临床上患者出现不明原因（注意排除肺部感染及肺水肿）的气促、呼吸困难、咯血（约 1/3 患者可无此表现）、胸痛及与疾病不相平行的贫血（血红细胞计数及血细胞比容下降），警惕肺出血的可能，肺部体检早期可无明显异常，此时应立即行胸部 X 线检查、血细胞计数、出凝血常规、心电图、血氧饱和度监测及动脉血气分析。X 线胸片通常表现为类似于肺水肿的急性双侧肺部浸润影但无心脏增大，较少有胸腔积液。值得注意的是，肺出血早期可能 X 线片可以没有明显变化，而肺出血者病情进展极为迅速，因此本病强调早期发现，积极治疗。给予甲泼尼龙（methylprednisolone，MP）0.5~1.0g，加入 200ml 生理盐水中缓慢滴注，连续 3d 冲击治疗，同时加用静脉注射 CTX 促进诱导缓解。对于血肌酐大于 500μmol/L 尤其是伴有抗 GBM 抗体阳性的患者，在激素和细胞毒药物诱导治疗同时，早期进行血浆置换常可获得到满意的疗效。肺出血严重时，大量红细胞、血红蛋白充满肺泡腔，肺泡弥散功能减弱，引起低氧血症，甚至呼吸衰竭，应给予氧疗，低氧血症仍不能纠正时考虑机械通气。另外注意消除患者紧张情绪、镇静、患侧卧位、头低位防止窒息的发生。

5. 维持治疗　如下所述：

（1）硫唑嘌呤 [1.0~1.5mg/（kg·d）] 合用小剂量糖皮质激素（泼尼松：7.5~10.0mg/d）。

（2）吗替麦考酚酯（MMF）1.0~2.0g/d，分两次服用作为维持治疗，并合用小剂量糖皮质激素（泼尼松：7.5~10.0mg/d）。

（3）每月查血常规和肝功能一次，白细胞小于 3×10^9/L，中性粒细胞小于 1.5×10^9/L 或出现肝损害时需停药观察。

（4）维持性免疫抑制治疗的时间长短尚无共识，建议总疗程 1 年以上。

（5）停用免疫抑制剂后需定期随访（每 3~6 个月一次），检测 ANCA 并结合其他临床或病理指标判断是否有复发，并及时防治复发。

6. 复发的治疗　ANCA 相关性血管炎的一个重要特点是非常容易复发，约有 50% 韦格纳肉芽肿患者在 5 年内至少会有一次复发。MPA 复发率稍低。复发时上述免疫抑制治疗仍然有效。此时免疫抑制剂的剂量取决于复发的程度。

7. 防治药物治疗的副反应　常见的副反应有感染、肝功能损害、骨髓抑制、药物性糖尿病、骨质疏松、出血性膀胱炎等，一旦出现给予相应的处理。

8. 其他治疗　①对于已有肾功能衰竭的患者应及时给予透析支持。急性肾功能衰竭达到透析指征者应尽早透析治疗，经血浆置换和（或）免疫抑制剂治疗后患者可能可以脱离透析。慢性肾功能衰竭患者只能维持性透析治疗。经过治疗缓解或好转的患者，常遗留有不同程度的肾损害或肾功能不全。这时应注意保护残存的肾功能，如使用血管紧张素转化酶抑制剂（ACEI）或血管紧张素 II 受体拮抗剂（ARB），防止肾小球过度滤过和减少尿蛋白，以保护肾功能，同时应注意控制血压和避免使用肾毒性的药物。慢性肾功能衰竭患者只能维持性透析治疗，终末期肾功能衰竭者可考虑肾移植，但移植一般应在病情控制半年到 1 年左右后进行，复发率为 15%~20%。②复发往往和上呼吸道感染及慢性携带金黄色葡萄球菌相关，TMP/SMZ 可用于维持缓解。③丙种球蛋白对血管炎疗效不肯定，主要用于预防感染。④人源化抗 T 细胞单克隆抗体有一定疗效，但尚未大量应用经验。

（三）治疗方案的选择

韦格纳肉芽肿和 MPA 的治疗相似，主要治疗药物为免疫抑制剂，药物毒性总体较大，且患者多为中老年，药物易致严重不良反应，故必须准确判断病情，才能使疗效/不良反应比达到最大化。活动病变可通过治疗逆转，而过度治疗慢性病变只增加不良反应。肾小球纤维素样坏死、细胞性新月体、肾小球囊基底膜断裂、间质炎症浸润甚至肉芽肿形成、肾小管炎、小动脉炎均为显著活动指标需要积极治疗。纤维性新月体、肾小球硬化、肾小管萎缩及肾间质纤维化则是慢性化指标。肾间质纤维化常伴有淋巴细胞浸润，故在纤维化背景下的淋巴细胞浸润并非活动证据，慢性病变不适宜使用过度积极的免疫抑制治疗。中性粒细胞、嗜酸性粒细胞浸润甚至出现多核巨细胞则提示急性病变。无肾活检条件的单位，可参考肾功能变化、尿常规和ANCA滴度加以判断，血尿（特别是肉眼血尿）伴ANCA阳性常提示活动病变；血肌酐高低并不能代表活动病变的程度，但短期血肌酐升高则提示活动病变，特别是伴有血尿（畸形红细胞）时更支持。

通常肾脏急慢性病变共存，治疗方案（即免疫抑制疗法的强度）取决于两者比例。只要有较多的活动病变，仍可采用上述方案或酌情减量（如激素剂量减半）。对肾脏以慢性病变为主者，过分积极治疗无必要，但仍需控制肾外活动病变，特别是防止肺出血的发生，此时免疫抑制方案主要依肾外病变而定。

关于CTX静脉脉冲或连续口服的选择问题，根据国外一项对11个共200名ANCA相关性血管炎患者非随机研究的荟萃分析结果，静脉使用CTX似乎更易诱导缓解，并且减少感染的发生，复发率虽无统计学差异，但其绝对值高于口服CTX组。

以往的观点认为，在药物治疗的基础上应用血浆置换并不能改善患者的预后，并进行了一系列关于血浆置换的研究，Pusey CD等人（1991年）发现血浆置换在已经进入透析的肾脏病变较严重的患者可以改善预后，而对于肾脏较轻的患者与单纯药物治疗比较无明显差异。根据Klemmer PJ等人（2003年）的研究，ANCA相关性血管炎伴发弥漫肺出血（DAH）时，血浆置换可以获得良好的治疗效果。一项来自欧洲9个国家的前瞻随机对照研究（2007年），将137名初次起病血肌酐大于500μmol/L的ANCA相关性血管炎患者随机分为血浆置换组（70人）给予隔日一次血浆置换共7次及甲泼尼松冲击组（67人），血浆置换组给予隔日一次血浆置换共7次，甲泼尼龙冲击组给予大剂量甲泼尼龙冲击治疗，两组同时给予口服糖皮质激素和CTX治疗，6个月后改为激素加AZA维持。3个月后，血浆置换组和甲泼尼松冲击组分别有69%和49%患者肾功能得到恢复，脱离透析。12个月后，两组分别有19%和41%的患者进展为ESRD，而两组的死亡率则无明显统计学差异。因此，对于血肌酐大于500μmol/L、肾活检显示为寡免疫复合物的新月体（局灶节段性坏死性）性肾炎，在使用激素和细胞毒药物的基础上加用血浆置换有助于肾功能的恢复并脱离透析，尤其是伴有抗GBM抗体阳性、有肺出血倾向的患者。

四、病程观察和处理

（一）病情观察要点

（1）治疗期间定期监测尿量、尿常规、肾功能，观察其变化情况并判断药物治疗疗效。尿量增多、尿蛋白减少、血尿减轻、血肌酐下降是肾脏炎症得到控制，病情趋于缓解的指标。

（2）定期检测ANCA：目前普遍认为ANCA在ANCA相关血管炎的发病中起着重要的作用，但对于ANCA在病情监测及复发预测方面的价值尚存在争议。少数经临床和病理获得诊断的患者可为ANCA阴性，同时ANCA也可出现在其他疾病过程中，而且血ANCA水平并不完全与患者的临床和病理改变相平行，这种情况可以通过改进测定方法如同时用间接荧光和ELISA方法测定ANCA并结合临床表现和其他辅助检查结果综合分析得到解决。Han等通过对48个诱导缓解的患者长期随访（平均42.6个月）发现，共有16个患者在随访期间发生23次复发，其中有12次复发前都有PR3-ANCA或是MPO-ANCA滴度4倍以上的升高，2次复发前PR3-ANCA和MPO-ANCA均升高4倍以上，有3次复发虽有ANCA的升高，但不到4倍，余下6次复发前及复发时ANCA不升高或是降低。另外，将伴有ANCA 4倍以上升高的情况分为2组，Ⅰ组维持原治疗不变，Ⅱ组加强免疫抑制剂的治疗，结果发现在随访期间Ⅰ组的复发率为100%（10/10），发生在ANCA升高后的2~12个月内，平均为5.8个月。Ⅱ组11次升高有2次复发，分别发生在ANCA升高后的3、6个月。因此认为，血ANCA较基础水平明显升高对于预测复发，指导治疗具有重要的价值。

（3）观察患者肾外病变情况：肺毛细血管炎导致的肺出血往往可以危及患者生命，注意预防及早期识别，注意患者有无咳血丝痰、咯血、气促、发绀等表现。一旦出现上述表现，应尽快做胸片检查以了解是否有肺出血及其范围。对有肺出血者，还需积极监测血气分析以了解是否有低氧血症。

（4）密切监测药物副反应：继发感染时，给予及时有效的抗生素治疗，避免造成肾功能进一步恶化。由于肾小球滤过率下降，应尽量避免使用肾毒性的抗生素如氨基糖苷类抗生素，而且经肾脏排泄的抗生素如头孢类和喹诺酮类抗生素需根据 GFR 调整剂量。定期复查血常规和肝功能，当白细胞小于 $3.0 \times 10^9/L$，中性粒细胞小于 $1.5 \times 10^9/L$ 或出现肝损害时需停药观察。如果患者出现免疫低下的表现，如常并发带状疱疹感染或巨细胞病毒感染，需适当减少免疫抑制剂的剂量，以免引起免疫抑制过度。

（二）疗效判断与处理

一般来说，如果经诱导治疗后症状和体征改善（如食欲改善、水肿消失）、ANCA 阴转、尿量增多、血尿减轻、尿蛋白减少、肾功能与其病理改变相适应［例如肾活检显示 50% 肾小球硬化，该患者 GFR 不可能完全恢复至正常水平，最多只能恢复至 $50ml/(min \cdot 1.73m^2)$，这时也可认为已经缓解］。重复肾活检显示肾脏活动性病变明显减少，则表示已达到临床缓解。

五、随访

（1）避免受凉感冒，注意休息，避免使用可致肾损害的药物。

（2）用药期间每月查血常规和肝功能，生育期女性患者随访过程中还需注意月经史。

（3）停用免疫抑制剂后需定期随访（每 3~6 个月一次），检测 ANCA 并结合其他临床或病理指标判断是否有复发，并及时防治复发。

六、预后

如果不经治疗，多数患者进展至不可逆肾功能衰竭，一年内死亡率可达 80%，常死于严重肾脏病变或是大量肺出血。激素加环磷酰胺治疗可使 90% 以上患者获得缓解。国外有研究表明 8 年生存率可达 80% 以上，预后和血肌酐水平呈负相关，主要死亡原因为肾衰竭、肺出血及严重感染。约有 50% WG 患者在 5 年内会有至少一次复发，MPA 复发率稍低，复发时重新使用免疫抑制治疗仍然有效。

（李红波）

第十节　多发性骨髓瘤肾脏损害

一、流行病学

多发性骨髓瘤（multiple myeloma，MM）是浆细胞异常增生的恶性疾病，约占所有肿瘤的 1%，血液系统肿瘤的 10% 左右，年发病率 4/10 万。美国的调查表明，MM 中位发病年龄为 60~65 岁，黑种人发病率高于白种人。我国 MM 中位发病年龄为 56.3 岁，发病高峰 50~65 岁，男女之比 2.4：10.0。大多数病例为原发性，少部分为意义未明的单克隆丙种球蛋白血症演变而来。

MM 肾脏受累常见。骨髓瘤肾病是 MM 最常见和严重的并发症，又被称为骨髓瘤管型肾病（myeloma cast nephropathy，CN）。由于大量轻链从肾脏排泄，加之高血钙、高尿酸、高黏综合征等因素，就诊时 50% 以上患者已存在肾功能不全。USRDS 2006 年报告显示在 2002—2004 年的终末期肾脏病患者中，MM 的发病率为 1.1%，同期患病率 0.4%，平均年龄约 70 岁。

二、分子生物学

遗传学发现约有 50% MM 有核型异常，主要是超二倍体，而荧光原位杂交法显示至少 90% 患者染色体异常，包括 14q32 易位、17p 和 22q 缺失及 13 号染色体的单体性和缺失、易位，其中有些发生频率高且直接与预后相关，尤其是 13 号染色体异常。

MM 相关的肾损害相当广泛，包括管型肾病、轻链沉淀病、AL 型淀粉样变性病。

三、病因病理

MM 发生可能与职业、辐射接触、慢性抗原刺激、遗传因素、病毒感染等危险因素有关。MM 肾脏损害常见，主要机制包括以下几个方面。

（一）游离轻链蛋白的肾脏损害

MM 中异常免疫球蛋白或其片段的重链（heavy chain，HC）和轻链（light chain，LC）的产生比例发生了改变，所产生的过多游离轻链即本周蛋白（Bence – Jones protein，BJP）在引起肾脏损害方面非常重要，但并非所有排泌 BJP 的患者均出现肾损害，部分患者于病程中排泌大量 BJP，但无肾脏受累。

1. 对近曲小管细胞的直接毒性　轻链对近曲小管细胞有直接毒性。轻链相关肾损害病例的所有肾标本均有不同程度的近曲小管损害，表现为细胞空泡形成，脱屑，刷状缘的缺失，凝固性坏死以及细胞吞噬作用和溶酶体系统性增强，偶见溶酶体内晶体结构形成。

2. 管型阻塞　MM 肾损害以管型肾病最常见。MM 患者肾小球滤过的轻链超过近端小管最大重吸收能力，到达远端肾小管，在酸性小管液中与 Tamm – Horsfall 蛋白（Tamm – Horsfall protein，THP）形成管型，其成分还包括纤维蛋白原、白蛋白，围绕炎性细胞及多核巨细胞，阻塞远端小管，此即管型肾病。

（二）白介素 – 6（IL – 6）介导的肾损害

IL – 6 可由 T、B 细胞和系膜细胞等多种细胞合成。IL – 6 及 IL – 6 受体（IL – 6R）与某些肾脏病及 MM 有密切联系。许多研究表明 IL – 6 是体内外 MM 细胞的主要生长因子，其与肿瘤细胞负荷和病情活动有关。IL – 6 及 IL – 6R 可作为 MM 观察病情及治疗反应的指标。

（三）高钙血症

MM 分泌大量破骨细胞活化因子导致骨质吸收、溶骨破坏引起高钙血症，急性高钙血症可以导致肾小球滤过率下降，这可能与高钙导致肾小球入球小动脉收缩后肾小球滤过压下降以及血容量减少有关，慢性高钙血症可引起严重的肾小管损伤、肾小管间质钙盐沉积，病变以髓襻升支和髓质集合管最明显。

（四）高尿酸血症和其他

MM 核酸代谢增强，常有高尿酸血症，化疗后可发生急性高尿酸血症，导致肾小管间质性损害。血清 M 蛋白增加可致高黏血症，MM 细胞肾脏浸润直接导致肾损害；脱水、放射造影剂、非类固醇类抗炎药、ACEI 类降压药可加重肾损害。少数情况下，可发生骨髓细胞肾浸润，直接破坏肾结构。

四、临床表现

MM 主要由于骨髓瘤细胞增生破坏骨髓、浸润骨髓外组织及产生大量异常 M 蛋白所引起的一系列后果，临床表现多种多样。

（一）肾外的改变

主要包括以下几个方面。

1. 浸润性表现　如下所述：

（1）造血系统：常见中重度贫血，血小板减少多见，白细胞一般正常。

（2）骨痛：早期和主要症状，占 75%，好发于颅骨、肋骨、腰椎骨、骨盆、股骨，腰骶疼痛最常见，骨质破坏处易发生病理性骨折。

（3）骨髓外浸润：70% 有骨骼外器官浸润，以肝、脾、淋巴结、肾脏常见。

（4）神经系统病变：肿瘤或椎体滑脱致脊髓压迫引起截瘫，如侵入脑膜及脑，可引起精神症状、颅内压增高、局灶性神经体征，周围性神经病变主要表现为进行性对称性四肢远端感觉运动障碍。

2. 异常 M 蛋白相关症状　如下所述：

（1）感染发热：正常免疫球蛋白形成减少，发生感染概率较正常人高 15 倍。

（2）出血倾向：M 蛋白可引起血小板功能障碍、抑制Ⅷ因子活性，常见皮肤紫癜，内脏和颅内出血见于晚期患者。

（3）高黏综合征：发生率 4% ~ 9%，IgA、IgG3 型 MM 多见。一般 IgA > 40g/L、IgG > 50g/L、IgM > 70g/L 时常出现症状，表现为头晕、昏迷、乏力、恶心、视物模糊、手足麻木、心绞痛等，严重者呼吸困难、充血性心力衰竭、偏瘫、昏迷，也可见视网膜病变。少数患者 M 蛋白为冷球蛋白，可出现雷诺现象。

（4）淀粉样变性病：约 10% MM 患者发生，轻链型、IgA 型、IgG 型、IgD 型，发生淀粉样变性病的概率分别为 13%、2%、5%、20%。可见巨舌、腮腺及肝脾大、肾病综合征和充血性心力衰竭等表现。

（二）MM 肾脏损害

常见，可有多种表现，有时为首发表现，但人们常对其认识不足，易误诊和漏诊。

1. 蛋白尿　发生率为 60% ~ 90%，很少伴有血尿、水肿、高血压、临床常易误诊为慢性肾小球肾炎，尿蛋白定量多小于 1g/24h，尿蛋白电泳显示低分子溢出性、肾小管性蛋白尿，β_2 微球蛋白增高，本周蛋白可阳性。少数患者尿蛋白大于 1.5g/24h，为中分子和高分子蛋白尿，提示肾小球病变。

2. 肾病综合征（nephrotic syndrome，NS）　MM 中肾病综合征并不常见，但在轻链型和 IgD 型 MM 肾脏损害中较常见，提示肾淀粉样变性病或轻链沉积病。MM 肾病综合征特点：大量非选择性蛋白尿，低白蛋白血症，多无明显镜下血尿，高血压少见，双肾体积增大，即使在严重肾功能衰竭时尿蛋白丢失仍然很多，肾脏体积无缩小，并伴肾小管功能受损。双侧肾静脉血栓发生率高。

3. 慢性肾小管功能不全　常见肾小管上皮细胞内有轻链沉积，尿中长期排出轻链（以 γ 型多见）引起慢性小管病变，远端和（或）近端肾小管性酸中毒。患者表现为口渴、多饮、夜尿增多、尿液浓缩和尿液酸化功能障碍。尿钾、钠、氯排泄增多或范科尼综合征以及小管性蛋白尿等。部分患者可仅以范科尼综合征为表现，长达 10 年后才出现骨髓瘤症状。

4. 慢性肾功能衰竭（chronic renal failure，CRF）　发生率 40% ~ 70%，特点为：①贫血出现早，与肾功能受损程度不成正比。②临床多无高血压。③双肾体积多无明显缩小。

5. 急性肾功能衰竭（acute renal failure，ARF）　常因脱水（如呕吐、腹泻、利尿药等），感染，高尿酸血症，高血钙，药物等诱发，病死率高。造影剂是诱发 MM 患者 ARF 的重要因素。造影剂可结合小管蛋白特别是轻链和 THP，增加肾小管分泌尿酸引起小管沉淀和阻塞。脱水更加重造影剂肾毒性。非甾体抗炎药物可抑制环氧化酶使前列腺素的产生减少，降低肾小球滤过率，有利于 THP - 轻链沉积和管型形成，诱发 ARF。呋塞米可增加肾小管液 Na 离子浓度，亦可促进 THP - 轻链沉积。

6. 代谢紊乱　①高钙血症：25% MM 患者发生，主要为骨髓瘤细胞分泌大量破骨活化因子导致骨质吸收，病变部分成骨细胞活化受抑，产生高血钙，引起多尿、脱水、肾小球滤过率降低、钙质在肾小管及间质沉积，并加重轻链管型形成。②高尿酸血症：肿瘤细胞破坏及化疗后，产生大量尿酸阻塞肾小管，当尿 pH 小于 5 时，尿酸大量沉积。

五、辅助检查

（一）血常规和骨髓象

常见中重度贫血，血小板减少多见，白细胞一般正常。骨髓涂片浆细胞大于 15% 且存在畸形浆细胞。由于病变骨髓细胞呈现灶性分布，故在骨压痛处或多部位穿刺，以提高阳性率。

（二）血清和尿液 M 蛋白

多数血清总蛋白超过正常，球蛋白增多，血清蛋白电泳可见 M 蛋白，单克隆 IgG，移动速度与 γ 球蛋白相等，IgA 在 β 区，IgM、IgD、IgE 在 γ 与 β 区间，IgD、IgE 浓度超过正常 10 倍以上才能出现单株峰。90% 患者可出现蛋白尿，其中半数尿中出现本周蛋白。本病初期本周蛋白间隙出现，晚期才经常出现，建议行血、尿免疫固定电泳提高诊断的准确性和敏感性。

（三）放射学检查

典型者 X 线平片可发现广泛骨质疏松和（或）溶骨损害，前者多见于脊柱、肋骨、骨盆，后者累及颅骨、椎体、骨盆、长骨近端。表现为单个或多个圆形或椭圆形穿凿样透亮缺损，也可成"虫咬"状。MRI、PET－CT 等可早期发现 MM 骨骼病变。

（四）其他

（1）常见高钙血症和高尿酸血症；部分血尿素氮、肌酐增高。

（2）尿常规：蛋白或管型。

（3）乳酸脱氢酶（LDH）：增高与疾病严重度相关。

（4）血 β_2－MG：是判断预后与疗效的重要指标，高低与肿瘤活动程度成正比。

（5）血 IL－6 和可溶性 IL－6 受体（SIL－6R）：血 IL－6 和血 SIL－6R 可作为判断 MM 病情与预后的良好指标。

（6）C 反应蛋白（CRP）：血 IL－6 活性和 CRP 浓度正相关，CRP 是随病情变化升降，反映 MM 病情与预后。

六、诊断及鉴别诊断

（一）MM 诊断标准

有多种，尚未统一，如 Durie－Salmon 标准、Kyle－Greipp 标准、西南肿瘤组织标准、Mayo Clinic 标准、WHO 标准及国际骨髓瘤工作组标准，实践中可采用国内标准：①骨髓涂片浆细胞大于 15% 且存在畸形浆细胞。②血清 M 蛋白 IgG＞35g/L，或 IgA＞20g/L，或 IgD＞2.0g/L，或 IgE＞2.0g/L，尿中出现 M 蛋白大于 1.0g/24h。③溶骨性病变或广泛的骨质疏松。IgM 型 MM，除①、②项外，须具备典型 MM 临床表现和多部位溶骨；只有①、③项属不分泌型 MM；对仅有①、②项者（尤其骨髓无原、幼浆细胞），需除外高丙种球蛋白血症和反应性浆细胞增多症。

（二）肾脏损伤的评估

1. 诊断线索　肾脏病若遇有以下情况应考虑 MM，进一步行骨髓穿刺加活检及血、尿免疫固定电泳检查：①年龄 40 岁以上不明原因肾功能不全。②贫血和肾功能损害程度不成正比。③肾病综合征血尿不突出、血压低者。④早期肾功能不全伴高钙血症。⑤血沉明显增快，高球蛋白血症且易感染。⑥高尿酸血症而肾功能正常。⑦骨痛伴病理性骨折。⑧原因不明的近端肾小管酸中毒。⑨原因不明的肾性尿崩症。⑩成年型范科尼综合征。

2. 肾穿刺活检指征　因绝大多数 MM 以经典管型肾病为主，不需要对每一位 MM 肾损害患者实行肾穿刺，但在以下两种情况时可考虑：①肾小球损害为主，伴白蛋白尿大于 1g/24h。②出现病因、病理难以临床推断的肾性急性肾衰竭。

3. 肾脏病理　光镜下管型伴有周围巨细胞反应，其多见于远曲小管和集合管。管型色泽鲜亮，中有裂隙。肾小管变性、坏死或萎缩；肾小管、肾间质内可有钙盐、尿酸盐沉积；间质炎性细胞浸润、纤维化。较少见骨髓瘤浸润。免疫荧光管型中可见 κ 或 λ、白蛋白、THP 沉积，亦可见 IgG、部分 IgA、IgM 补体沉积。电镜下管型一般由许多呈丝状扁长形或菱形结晶组成。部分患者也可以表现为淀粉样变性，或轻链沉积病样肾脏组织学改变。

（三）鉴别诊断

须与意义未明的高丙种球蛋白血症、转移癌的溶骨病变、反应性浆细胞增多症相鉴别。

七、治疗

（一）降低血液中异常球蛋白的浓度

1. 常规化疗　如下所述：

1）MP 方案：即美法仑（melphalan，MEL，M）加泼尼松（predisone，P）方案，是对多数不准备做大剂量化疗（high dose chemotherapy，HDT）的患者初治的首选方案。治疗应持续直至达到平台期（异常蛋白水平稳定 3 个月）然后方可停止。治疗前中性粒细胞大于 1.0×10^9/L，血小板大于 75×10^9/L，拟行 HDT 患者避免使用美法仑，它对正常骨髓干细胞的毒性可能蓄积，并损害以后干细胞采集。美法仑经肾脏排泄，肾功能损害的患者足量使用可能发生骨髓抑制。如果 GFR 小于 $40 \sim 50$ml/（min·$1.73m^2$）应将初始药量降低到 50%，并在随后的疗程中根据骨髓毒性而加以调整。GFR 小于 30ml/（min·$1.73m^2$）的患者不应使用美法仑。

2）以烷化剂为基本药物的联合化疗方案：这些方案一般都有环磷酰胺（C）和美法仑（M）再联合以下两种或两种以上药物：长春新碱、泼尼松、多柔比星（A）和卡莫司汀（B）。多数联合方案同单用烷化剂相比较有效率提高，但无明显生存优势，在不打算 HDT 治疗患者可以考虑作为 MP 方案的替换。研究证明 ABCM 方案较单用美法仑有显著生存期优势，中位存活期为 32 个月对 24 个月，部分指南推荐使用。采用联合方案前，要对可能增加的疗效和随之增加的不良反应进行权衡，尤其对于年龄大于 65 岁的患者。拟行 HDT 者，采集干细胞前不应用含烷化剂方案。除调整美法仑剂量外，肾功能不全者，环磷酰胺代谢产物部分经肾排泄，GFR 在 $10 \sim 50$ml/（min·$1.73m^2$）药量应减少 25%，GFR 小于 10ml/（min·$1.73m^2$），药量减少 50%。

3）VAD 方案：VAD 方案为长春新碱、多柔比星连续输用 4d，同时联合大剂量地塞米松。它对刚确诊的患者疗效高达 60% ~80%，完全缓解率可达 10% ~25%。VAD 起效快，90% 在 2 个疗程后可达到最大疗效，能迅速降低肿瘤负荷，不损伤造血干细胞，有肾功能不全时无需调整剂量，骨髓抑制程度较轻，恢复较快。这些特点使其成为严重肾功能不全、拟采集干细胞行大剂量化疗联合外周血干细胞移植、需迅速降低肿瘤负荷如：高钙血症、肾衰竭、神经受压患者的首选方案。缺点为需要中心通道给药及有类固醇相关不良反应的高发生率，剂量上受多柔比星心脏毒性限制。VAD 方案缓解期不持久，而且同 MP 或联合化疗方案相比没有长期生存的优势。

4）大剂量地塞米松（high doses of dexamethasone，HDD）：地塞米松本身承担着 VAD 方案的大部分疗效。单用 HDD 作为初治治疗的优点包括简便易行、无骨髓毒性、适用于肾功能不全的患者以及起效迅速。M. D. Anderson 肿瘤中心该方案总有效率 43%，80% 患者于治疗 2 个月内缓解。对细胞毒性化疗禁忌及肾功能不全患者适宜以 HDD 为初始治疗。在后续化疗方案未定和其他支持手段尚未使用前，HDD 可被作为初始紧急治疗。

5）化疗疗效标准

（1）美国国立卫生研究院肿瘤研究所的标准，以血清 M 蛋白或 24h 尿轻链蛋白量减少 50% 以上作为有效。

（2）美国西南肿瘤研究组标准：以血清 M 蛋白减少 70%（降至 25g/L）和尿轻链蛋白量减少 90% 以上（降至 0.2g/24h 以下）作为有效。

2. 大剂量化疗联合干细胞移植　化疗虽延长了 MM 生存期，但不能治愈本病，异体造血干细胞移植有望根治本病。对无合适供者，则可做自身外周造血干细胞移植。

3. 干扰素（interferon，IFN）　IFN 可用于常规化疗后或 HDT 后平台期的维持治疗。5% ~10% 的 MM 者从 IFN 治疗中获得显著的生存延长，常见不良反应为每次开始注射后数小时内常出现流感症状，多在疗程最初 2 ~3 周后逐步缓解，对乙酰氨基酚治疗有效，可在每次注射时服用，倦怠和抑郁是用药较长时间后出现的不良反应，停药后可缓解。

4. 靶位治疗　改变骨髓中肿瘤细胞赖以生存的微环境，阻止或影响骨髓瘤细胞归巢并定位骨髓的过程，使骨髓瘤细胞无法在骨髓微环境中生存而达到治疗目的。

（1）沙利度胺（反应停）：沙利度胺在 MM 治疗中取得成功，是近 20 年来治疗 MM 以来最可喜的进展。其作用机制主要包括：抑制刺激血管内皮生长因子和碱性成纤维细胞生长因子的表达，促进新生血管内皮细胞凋亡，改变肿瘤细胞和基质细胞之间的相互作用，并能通过调节细胞因子的分泌而影响肿瘤生存和生长，经自由基介导造成细胞 DNA 氧化损伤直接杀伤肿瘤细胞，促进白介素－2 和干扰素－γ

分泌，增强 NK 细胞对肿瘤的杀伤力。

沙利度胺主要用于难治性或复发性骨髓瘤。有 30% ~ 45% 复发的 MM 患者单独用沙利度胺治疗可以获得部分缓解，无效者，可联合应用地塞米松。起始剂量为 200mg/d，每 2 周增加 200mg 直至最大剂量 800mg/d。300 ~ 400mg/d 对多数患者有效，大多数患者不能耐受大于 600mg/d 的剂量。

沙利度胺可致静脉栓塞形成（venous thromboembolism，VTE），发生率通常小于 5%，预防性小剂量给予华法林能有效降低其发生率，其他不良反应有：末梢神经病变、便秘、嗜睡、先天畸形、甲状腺功能减退症、中性粒细胞减少和高钾血症等。

（2）其他：蛋白酶抑制药（velcade，PS2341）是治疗 MM 的新药，可以直接抑制 MM 细胞，也可抑制骨髓微环境中通过旁分泌促进 MM 细胞生长的机制，2003 年 5 月美国 FDA 批准用于临床并于 2004 年 4 月在欧洲正式认可。三氧化二砷输注并联合维生素 C，对于复发耐药的 MM 患者，总有效率 25% ~ 40%，本方案毒性作用小，绝大多数患者可耐受。

5. 复发/进展性骨髓瘤　几乎所有骨髓瘤患者将复发。早期复发预后不良，且可能对大多数化疗反应差，在一段长期稳定的平台期后复发或进展的患者可能对进一步的治疗反应良好。复发性 MM 治疗方案包括：重复初始化疗方案、大剂量治疗或对症治疗。

6. 二膦酸盐　有利于减缓骨痛，减少骨骼相关病变如溶骨损害以及镇痛药的使用，改善生活质量。该类药物可介导破骨细胞和肿瘤细胞凋亡有潜在抗 MM 作用。对所有需要治疗的 MM 患者，无论骨病损伤是否明显，建议长期使用二膦酸盐治疗。

（二）并发症的治疗

1. 去除加重肾功能损害的因素　纠正脱水，尽早发现和控制高血钙，避免使用造影药、利尿药、非甾体类抗炎药和肾毒性药物，积极控制感染。

2. 充分饮水　除心力衰竭和重度水潴留外，患者应充分水化，保证尿量大于 2 ~ 3L/d，以减少肾小管和集合管内管型形成。

3. 碱化尿液　减少尿酸和轻链在肾内沉积，预防肾衰竭。可口服和静脉注射碳酸氢盐，维持尿 pH 在 6.5 ~ 7.0。

4. 防治高钙血症及高尿酸血症　口服激素（泼尼松 60 ~ 100mg/d）可减少胃肠道钙吸收，增加尿钙排泄；高钙危象（血钙超过 3.2mmol/L）时可使用降钙素（50 ~ 100MRC 单位，皮下注射）和低钙透析。

5. 抑制 THP 分泌　秋水仙碱（1 ~ 2mg/d）阻止 THP 与尿本周蛋白结合，可能机制是减少 THP 分泌及使 THP 去糖基。

6. 肾脏替代治疗　如下所述：

（1）透析疗法：透析疗法适用于严重肾衰竭患者，并可治疗高钙危象，长期性血液透析已成为 MM 并发终末期慢性肾衰竭的维持性治疗手段，在透析同时给予适当剂量的化疗，亦可取得较满意的疗效，进一步延长其生存期，部分患者有可能透析数月后肾功能改善而脱离透析。

（2）血浆置换：理论上血浆置换对于快速去除循环中的异常球蛋白及其轻链，减轻 MM 管型肾脏损害，改善和恢复肾功能有益。目前指南中血浆置换指征是并发高黏滞综合征；PE 联合化疗用于 MM 相关急性肾衰竭，方案为 10 ~ 14d 行 6 次血浆置换，注意血浆置换和使用化疗药物应相隔一定时间。

7. 肾脏移植　肾脏移植只是很少数经过严格选择患者（预后良好，治疗后达到平台期）的一种选择。目前尚无充分的循证医学证据。

八、预后

MM 患者生存时间差异很大，未经治疗者短者数月，长者数年。使用现代化疗可使病程延长 20 ~ 50 个月。经 MP 方案治疗的 MM 中位缓解时间约 18 个月，中位生存时间 24 ~ 30 个月，完全缓解率小于 3%。美国骨髓瘤透析患者 1 年存活率为 54%，30 个月为 25%，而无骨髓瘤非糖尿病患者 30 个月为 66%。死亡原因主要为感染、肾功能衰竭和出血。与预后不良有关的因素有：年龄超过 60 岁，男性，血红蛋白小于 8.5g/L，血小板小于 $100 \times 10^9/L$，血肌酐大于 $176\mu mol/L$，CRP > 6.0mg/L，血 β_2 - MG > 6.0mg/L。其中高龄及高 CRP 是独立的预后不良因素。

（李红波）

第十一节　高尿酸血症肾病

一、高尿酸血症的发病机制

（一）尿酸的产生及代谢

尿酸是一种弱的有机酸，分子量 168Da。尿酸是一种三氧化嘌呤，含嘧啶和咪唑环亚结构，是嘌呤环的 2、6、8 位被氧化后的产物。尿酸的微酸性来自于第 9 位上氢离子（pKa, 5.75）和第 3 位上氢离子（pKa, 10.3）的电离。第 1 和第 7 位的氢离子不发生明显的电离。嘧啶环第 3 位上的氢不容易随细胞内外液 pH 变化而发生电离。电离的尿酸很容易形成尿酸盐，主要是一钠盐、二钠盐和钾盐。尿酸在 pH 7.4 时主要形成一钠盐，占 98%，主要分布在血浆、细胞外液和滑膜液，只有 4%～5% 的尿酸是与血浆蛋白结合的。尿酸的溶解度很低，其分解产物尿囊素的溶解度是尿酸的 5～10 倍，然而人类缺乏能将尿酸分解为尿囊素的尿酸酶，因此尿酸就是嘌呤代谢的终产物。37℃ 时血浆中尿酸的饱和浓度是 7.0mg/dl。虽然血浆尿酸水平经常超过此值，但尿酸可以超饱和存在于血浆而不致析出，其确切的机制目前尚不清楚。血液系统的恶性肿瘤患者在接受细胞毒药物治疗时血尿酸 - 钠盐可达到 40～90mg/dl 的超饱和浓度，这些患者的尿酸盐溶解度为什么能达这么大目前还不清楚，可能是由于形成了较稳定的尿酸盐溶液或血浆中促尿酸溶解的物质增加，或二者皆有。

尿酸是人体内嘌呤代谢的最终终产物。而嘌呤是两类生物大分子——脱氧核糖核酸（deoxyri - bonucleic acid，DNA）和核糖核酸（ribonucleic acid，RNA）的组成碱基。人体尿酸 80% 来源于细胞核，摄入的动物性或其他富含嘌呤的食物分解代谢所产生的占 20%。嘌呤合成及降解虽然在各组织中都存在，但尿酸只在含有黄嘌呤氧化酶的肝和小肠组织中产生，肾脏也可能有一些。食物中的核酸一般以核蛋白的形式存在，核蛋白在胃内经胃酸及酶的作用分解成核酸和蛋白质。核酸进入小肠后，在肠道各种水解酶的作用下，经过多步水解，最后形成嘌呤碱和嘧啶碱，嘌呤碱和嘧啶碱除少部分被吸收外，大部分被进一步分解而排出体外。因此，机体嘌呤碱的主要来源还是靠自身合成，来自食物的仅占一小部分。血尿酸生成方面的调控主要靠嘌呤的合成及分解代谢完成。其中嘌呤核苷酸的合成有两条途径，即从头合成途径和补救合成途径。嘌呤核苷酸的从头合成过程主要在细胞质中完成，首先合成次黄嘌呤核苷酸（inosine momophosphate，IMP），然后通过不同途径合成单磷酸腺苷（AMP）和单磷酸鸟苷（GMP），进一步合成二磷酸腺苷（ADP）和二磷酸鸟苷（GDP）以及三磷腺苷（ATP）和三磷酸鸟苷（GTP）；与从头合成不同，补救合成过程较简单，是细胞利用游离碱基或核苷重新合成相应核苷酸的过程。体内嘌呤核苷酸的分解代谢主要在肝、小肠及肾脏中进行。嘌呤核苷酸可以在核苷酸酶的催化下，脱去磷酸成为嘌呤核苷，嘌呤核苷在嘌呤核苷磷酸化酶（purine nucleoside phosphorylase，PNP）的催化下转变为嘌呤。嘌呤核苷及嘌呤又可经水解，脱氨及氧化作用生成尿酸。

每日尿酸的 2/3 从尿中排泄，剩余的 1/3 通过消化道由胆管、胃及小肠排出体外。进入消化道的尿酸被大肠埃希菌酶解破坏，因此这一过程叫尿酸的酶解。尿酸盐与蛋白在体内的结合率非常低（4%～5%），因此尿酸盐在肾小球几乎是完全自由滤过的。尿酸在肾脏排泄的经典模型是由 4 步组成的：①肾小球的滤过（100%）。②肾小管的重吸收（98%～100%）。③肾小管的再分泌（50%）。④分泌后的再次重吸收（40%）。最后有 8%～12% 由肾小球滤过的尿酸排出体外。负责尿酸重吸收的转运蛋白主要是位于肾小管刷状缘侧的人尿酸转运蛋白 1（URAT1）和在肝细胞基底侧膜、肾小管基底侧膜和刷状缘侧膜的葡萄糖转运蛋白 9（GLUT9）；而负责尿酸分泌的转运蛋白有多药耐药蛋白 4（MRP4）及有机阴离子转运蛋白（OATs）的 OAT1、OAT3 及 OAT4。因此，肾脏疾病时引起高尿酸血症的机制主要有两方面：①GFR 下降导致尿酸的滤过下降，见于各种原因引起 GFR 下降者。②肾小管功能异常导致对尿酸的重吸收增加和（或）分泌下降时。

（二）高尿酸血症的发生机制

1. 尿酸生成过多　如前所述，尿酸的生成需要嘌呤的合成及分解代谢调控，而这一过程需要一系列酶的参与，每种酶的异常都会导致尿酸产生的异常。目前研究得比较清楚的由尿酸代谢相关酶异常导致的疾病有如下几种：

（1）莱施–奈恩综合征（lesch – nyhan syndrome）：是一种 X 连锁的嘌呤代谢异常性疾病，次黄嘌呤–鸟嘌呤磷酸核糖转移酶（HGPRT）活性几乎全部丧失。1964 年首先发现。HGPRT 缺陷使嘌呤核苷酸补救合成途径障碍，导致次黄嘌呤和鸟嘌呤堆积，从而转变为最终代谢产物——尿酸。在婴儿及儿童时期就易发生高尿酸血症，发病早者出生后 6~8 个月就可出现明显症状。首发症状通常为高尿酸血症所致，很大一部分婴儿尿中有橙色颗粒排出，但这一症状经常被忽略以致出现自毁行为等比较明显的晚期症状时才被发现。

（2）1 – 焦磷酸 5 – 磷酸核糖（PRPP）合成酶活性过高：PRPP 合成酶基因突变可导致该酶活性过高，出现高尿酸血症和高尿酸尿。PRPP 合成酶由 PRPS1 和 PRPS2 两个基因编码，分别位于 X 染色体 Xq22 –24 和 Xp22. 2 – 22. 3。已经有报道 PRPS1 基因点突变导致 PRPP 合成酶变构而使其活性增加。患者可出现血尿、结晶尿、尿道结石、肾脏病及痛风性关节炎。家族性发病者可伴有感觉神经性耳聋。患者都有高尿酸血症和高尿酸尿，体液中由于尿酸过度堆积可以导致各种症状，有报道痛风性关节炎最早可在 21 岁就发病，也可以出现肾绞痛和尿路结石。家族性发病者临床症状出现早。

（3）糖原贮积病：Ⅰ型糖原贮积病（冯·吉尔克病，Von Gierke disease）——患者由于葡萄糖 – 6 – 磷酸酶缺陷（G – 6 – PD），在少年或成年后可出现高尿酸血症和典型的痛风表现。其机制主要是尿酸合成过度，但也有肾脏排泄减少的因素，因为该病患者肾小管乳酸、羟丁酸和乙酰乙酸的排泄增加从而竞争性地抑制了尿酸的排泄。此外，Ⅲ型、Ⅴ型、Ⅶ型糖原贮积病也可以出现高尿酸血症，但一般不出现痛风。G – 6 – PD 基因已被克隆，业已证明该基因突变导致的氨基酸置换（R83C 和 Q347X）可以引起Ⅰ型糖原贮积病。

关于嘌呤代谢过程异常目前已知的除前文提到的几种先天性疾病外，知之甚少，这也从某些特发性高尿酸血症甚至痛风的发病机制不明确，也无特异性治疗的事实得到验证。

2. 尿酸排泄减少　高尿酸血症的发病还与尿酸的排泄有关。

尿酸的主要排泄器官是肾脏，在这一方面，除肾功能减退、GFR 下降导致尿酸滤过减少外，最有可能的机制是肾小管负责尿酸重吸收及分泌的转运蛋白表达或功能异常导致的高尿酸血症，某些 CKD 患者 GFR 已明显下降但血尿酸水平却正常，而另一些 CKD 患者 GFR 并未明显下降但血尿酸水平却明显升高的事实提示，这些 CKD 患者的肾小管尿酸转运蛋白在其中发挥着重要作用。事实上绝大部分高尿酸血症的发病是与这些转运蛋白的异常有关的。关于这些转运蛋白表达或功能异常导致高尿酸血症的研究目前已知的有如下几种：

（1）URAT1 基因（SLC22A12）突变：导致尿酸排泄异常的情况分为两类，一类是导致 URAT1 失功能的突变，这种突变导致 URAT1 重吸收尿酸的功能部分或彻底丧失，从而导致低尿酸血症；而另一类则是突变导致 URAT1 重吸收尿酸的功能增强，这类突变已报道的有内含子区 SNP、启动子区突变以及外显子区突变，这类突变会导致高尿酸血症。至于慢性肾脏病时高尿酸血症的机制目前知之甚少，我们通过对部分 IgA 肾病患者的分析证实了肾功能正常的 IgA 肾病患者也有很大一部分伴有高尿酸血症，而且发现伴有高尿酸血症的这部分 IgA 肾病患者肾脏血管病变和肾小管间质病变明显重于血尿酸正常的患者，这与 Myllymaki J 等报道的一致。我们进一步用免疫组化方法发现伴有高尿酸血症的 IgA 肾病患者肾脏 URAT1 表达明显高于血尿酸正常的 IgA 肾病患者。体外试验证明醛固酮可以刺激肾小管上皮细胞高表达 URAT1，提示肾脏疾病时局部醛固酮增加可能是刺激 URAT1 表达增加从而导致高尿酸血症的重要机制之一。

（2）GLUT9 基因（SLC2A9）突变：如前所述，GLUT9 在肝脏的尿酸转运和肾脏的尿酸排泄过程中发挥着重要作用，GLUT9 的系统性敲除可引起轻至中度高尿酸血症及严重高尿酸尿症，而肝脏特异性

GLUT9 敲除可引起严重高尿酸血症，说明 GLUT9 在肝脏的尿酸转运及肾脏的尿酸重吸收中发挥着重要作用。GLUT9 以肾脏表达为主，GLUT9 SLC2A9 的失功能突变可导致尿酸重吸收障碍而产生低尿酸血症，而 GLUT9 功能增强从而产生高尿酸血症甚至痛风的病例在白种人、中国人等多个人种已相继报道。

（3）ABCG2 基因突变：ABCG2 基因属于 ATP 结合盒家族成员，表达在近端肾小管的顶膜，负责依赖于 ATP 的许多化合物的出细胞转运，因此也负责尿酸的分泌。已知的 ABCG2 基因第 5 个外显子 SNP – rs2231142 与高尿酸血症及痛风相关。

二、高尿酸血症与肾脏病

（一）高尿酸血症是肾脏病进展的危险因素

以往的研究多认为高尿酸血症只是某些肾脏病的伴随现象，并没有重视尿酸本身对肾脏的致病作用。然而，最近的几项研究均证明高尿酸血症是肾脏病进展的独立危险因素。最近对 6 400 名肾功能正常的患者调查发现，血尿酸大于 8.0mg/dl 者 2 年内进展为肾功能衰竭的危险度分别是血尿酸小于 5.0mg/dl 者的 2.9 倍（男性）和 10.0 倍（女性）。这种相对危险度的增加与年龄、体重指数、收缩压、总胆固醇、血清白蛋白水平、血糖、吸烟、喝酒、锻炼习惯、蛋白尿以及血尿等因素均无关。实际上，血尿酸水平的增加对肾功能不全进展的影响甚至大于蛋白尿。芬兰作者对 223 例 IgA 肾病患者的研究发现：伴有高尿酸血症的 IgA 肾病患者肾活检 10 年后的肾脏生存率明显低于血清尿酸水平正常的 IgA 肾病患者（68% vs 86%，$P < 0.01$）。我院对 648 例 IgA 肾病患者的调查发现，发生高尿酸血症者为 192 例，占 29.6%，而 192 例高尿酸血症患者中，肾内动脉病变的发生率为 81.8%（157/192），明显高于血尿酸水平正常组 32.5%（148/456）（$P < 0.001$）。当 IgA 肾病患者血尿酸水平升高至 360μmol/L 以上水平时，肾内动脉病变的发生率明显升高，且随着患者血尿酸水平的升高，IgA 肾病患者动脉病变的发生率随之升高。反之，随着 IgA 肾病肾内动脉病变程度（积分）的增加，IgA 肾病患者高尿酸血症的发生率明显增加。一项对 49 000 名男性铁路工人的调查也发现，血尿酸水平的增加是肾衰竭发生的独立危险因素。这些研究结果均提示高尿酸可以直接引起肾脏损害。

（二）尿酸引起肾脏损害的动物实验研究

为了调查尿酸水平在肾脏疾病中的作用，Kang D. 等用尿酸酶抑制药 oxonic acid 制备了高尿酸血症大鼠模型。和以前的尿酸酶抑制药相比，用这种抑制药制备高尿酸大鼠模型时血尿酸水平的升高较温和，不会因为尿尿酸排泄大增而导致尿酸在肾内结晶沉积和导致梗阻性肾病。但是，小的肾脏损害仍会发生，这可能与肾素血管紧张素系统活化以及高血压有关。血管损伤部分是由于高尿酸刺激血管平滑肌细胞增生所致，也可以是 RAS 系统活化所致。另外，肾脏微穿刺研究发现，高尿酸血症大鼠存在肾小球内高压和肾血浆流量减少，二者都能导致肾脏损害。与以上研究一致，Nakagawa 等发现，高尿酸血症大鼠在第 7 周就出现肾小球肥大，随后出现白蛋白尿并加重，到第 6 个月出现肾小球硬化和肾小管间质纤维化。重要的是慢性高尿酸血症引起的肾脏损害与肾内尿酸结晶沉积无关，是一种独立于尿酸结晶机制之外的一种新的机制介导的。

Kang D. 等进一步用两种肾脏疾病动物模型来验证高尿酸血症对肾脏的损害。一组只给环孢霉素造成环孢霉素肾病，而另一组同时给予尿酸酶抑制药 oxonic acid 使其产生高尿酸血症，结果发现后者的动脉透明变性、巨噬细胞浸润和肾小管间质损害都明显重于前者。两组肾内均未发现尿酸结晶。两组肾内均有肾素合成增加、一氧化氮合成酶 – 1 和一氧化氮合成酶 – 3 表达下降，但这种变化在血尿酸升高的环孢素肾病组比单纯环孢素肾病组更明显。这一结果说明血尿酸水平的增加可以加重大鼠环孢霉素肾病。其机制不是通过肾内尿酸结晶沉积，而是通过 RAS 系统活化和一氧化氮合成抑制所致。与 Kang D 等的研究一致，Kobelt 等报道用别嘌呤醇可以降低环孢霉素肾病大鼠的血压，增加肾血流，Assis 也报道别嘌呤醇能增加环孢霉素肾病大鼠的肾小球滤过率（菊粉清除试验）。肝移植后使用环孢霉素可导致血尿酸升高和肾脏损害，Neal 等报道别嘌呤醇能显著改善这种由环孢霉素导致的高尿酸血症性肾脏损害。

尿酸在慢性肾衰竭模型——残余肾模型中也参与了对肾脏的损害。在这种残余肾大鼠模型中，伴有高尿酸血症者无论血压、蛋白尿还是血清肌酐均明显高于血尿酸正常者。而且前者比后者肾脏肥大和肾小球硬化更明显（24.2% ± 2.5% vs. 17.5% ± 3.4%，$P < 0.05$）、间质纤维化也更明显（1.89% ± 0.45% vs. 1.52% ± 0.47%，$P < 0.05$）。伴有高尿酸血症的大鼠模型还出现肾小球前动脉平滑肌细胞增生导致血管壁增厚、血管壁环氧化酶-2（COX-2）合成增加。别嘌醇可以显著抑制血尿酸的升高，阻滞肾功能和肾脏病变的进展。苯碘达隆由于只能轻度降低血尿酸水平，只部分改善血压和肾功能，对血管改变的影响极小。

（三）尿酸引起和加重肾脏病进展的潜在机制

早期的动物实验已经有直接的证据证明尿酸可以导致肾病，但其作为致病因素导致肾脏病进展的机制不明。Kang D. 等的研究小组及其他研究小组的结果均提示尿酸致肾脏病的机制主要是导致肾小球前动脉病变、肾脏炎症以及使 RAS 和 COX-2 活化而产生高血压。Kang D. 等也进一步解释了这些血管病变和炎症是如何导致肾脏损害的。

1. 刺激血管平滑肌细胞增殖　尿酸是血管平滑肌细胞的有丝分裂源。Kang D. 等和 Rao 等均报道，尿酸可以直接刺激血管平滑肌细胞增殖。最近发现与尿酸共同孵育后大鼠主动脉平滑肌细胞重新表达 COX-2 mRNA。用 COX-2 抑制药或血栓素 A_2 受体阻断药均能阻断尿酸的促血管平滑肌增殖作用。COX-2 在伴有高尿酸血症的残余肾大鼠肾前血管表达增加，而且其表达水平与尿酸水平及血管平滑肌增殖相关。这些发现提示，尿酸可以导致血管平滑肌细胞的增殖和肾脏病进展，这一作用的机制是通过 COX-2 活化从而使血栓素表达增加来实现的。有趣的是最近的研究证实血管紧张素 Ⅱ 也可以通过 COX-2 途径促使血管平滑肌细胞增殖。除了 COX-2 途径，尿酸还可能通过血管紧张素 Ⅱ 导致血管病变。RAS 阻断药可以预防 oxonic acid 诱导的高尿酸大鼠的肾小球前血管病变，血管紧张素 Ⅱ 受体 Ⅰ 阻断药可以部分抑制尿酸介导的血管平滑肌细胞增殖。因此，血管紧张素 Ⅱ 和 COX-2 都可能参与了尿酸介导的血管平滑肌增殖和炎症反应。

2. 肾小球前血管病变　尿酸可以使入球小动脉增厚，增加血管壁巨噬细胞的浸润，肾小球前血管病变导致肾小球及球后循环缺血从而引起肾脏损害。肾小管内流量的减少会刺激肾素分泌增加，也导致明显的高血压。动脉病变还会通过无效自身调节来提高肾小球内压，也会进一步加重肾脏损害。

3. 促炎症和过氧化反应　尿酸也可以促使单核细胞促化蛋白-1（MCP-1）在血管平滑肌细胞的表达，这一作用可能是尿酸直接进入血管平滑肌细胞后使 MAPKinase 和 NK-KB 活化实现的。KangD. 等最近观察到尿酸也可以促使体外培养的人血管细胞表达 C 反应蛋白。高尿酸还可以促进低密度脂蛋白胆固醇的氧化从而促进脂质过氧化。

（四）高尿酸血症通过高血压加重肾脏损害

1. 尿酸增加机体对盐的敏感性　给大鼠以低盐饮食的同时给予尿酸酶抑制药氧嗪酸后，可以制备高尿酸血症模型，这种模型大鼠即使血尿酸恢复正常，其肾脏损害仍持续存在，当再次给予高盐饮食后，模型大鼠比对照大鼠更容易发生高血压。

2. 尿酸与血管内皮功能　血管内皮功能的稳定在抗高血压的发生中起着很重要的作用。研究证明，尿酸可以破坏 NO 的生成，导致血小板聚集，增加细胞因子及炎症因子的释放，从而与高血压的发生密切相关。用别嘌醇抑制尿酸的生成后可以使受损的 NO 生成得到恢复，从而减轻高血压、心力衰竭以及 2 型糖尿病的进展。

3. 尿酸促进血管平滑肌细胞增殖　如前所述，尿酸通过 COX-2、血栓素 A_2 及血管紧张素系统、炎症等促进血管平滑肌细胞增殖，进而促进高血压。

高尿酸血症通过以上多种机制导致或加重高血压，从而导致肾脏损害或加重原有的肾脏病。

三、痛风性肾病

（一）痛风性肾病的发病机制

1. 痛风　尿酸的一价钠盐在关节等部位形成结晶沉积以及进一步形成结石是痛风发作的物质基础。痛风结石可以直接破坏骨与关节，而尿酸结晶可以导致炎症，促发痛风的发作及进展。

尿酸结晶、结石及随后发生的炎症反应固然在痛风的发病及进展过程中发挥着重要作用，但随着近年来的不断深入研究发现，痛风的发病机制远非那么简单，事实上，许多组织、细胞、甚至生物分子均参与了该病的发生发展过程。

（1）慢性痛风的侵蚀性骨破坏：痛风结石或结节的逐渐扩大可机械性通过逐渐增加的压力破坏周围骨组织，但更为重要的是结节内部及周围的许多细胞及其分泌的细胞因子、化学驱化因子以及某些酶类，在侵蚀性骨破坏及关节损害中发挥着重要作用。实验研究证明一价尿酸盐结晶可促使巨噬细胞分泌环氧化酶 - 2（COX - 2）和前列腺素 E_2（PGE_2），二者均可促进破骨细胞的形成及增殖。

（2）破骨细胞的作用：破骨细胞是一种多核的吞噬细胞，通过吸收矿化的骨组织在骨的重塑中发挥着重要作用。骨髓造血细胞中含有破骨细胞的前体细胞，这类细胞的表面表达一种核因子 - κB 受体激活因子（RANK）的分子，当成骨细胞、骨髓间充质细胞等细胞分泌的 RANK 配体（RANKL）与破骨细胞前体细胞表面的 RANK 结合，并在单核细胞集落刺激因子（M - CSF）存在时就可促使破骨细胞的前体细胞分化成为成熟的破骨细胞。骨保护素（osteoprotegerin，OPG）是一种由成骨细胞等分泌的、可溶性的、能与 RANKL 竞争性结合到 RANK 的诱骗受体，能抑制 RANKL 与破骨细胞前体细胞上 RANK 的结合，从而抑制破骨细胞的形成，因此通过 RANKL 和 OPG 水平及活性的变化来调控成骨与破骨的动态平衡，从而调控骨重塑。痛风患者外周血破骨细胞样多核细胞明显增加，在 M - CSF 及 RANKL 存在时，这些细胞很容易被诱导成 TRAP 染色阳性的破骨细胞。虽然用尿酸结晶直接刺激破骨细胞前体细胞并不能使其分化成成熟的破骨细胞，但尿酸结晶刺激过的成骨细胞条件培养液却可以诱导破骨细胞前体细胞分化为成熟的破骨细胞，证明尿酸结晶是通过体液调节来诱导破骨细胞形成的。后来的实验证实，事实上尿酸结晶及痛风结石均可以诱导 RANKL 和 MCSF 分泌增加、抑制 OPG 基因转录及蛋白表达，从而促进破骨细胞的分化成熟。

（3）成骨细胞的作用：成骨细胞负责新骨形成，它与破骨细胞一起是调控骨重塑的两种主要细胞。成骨细胞的前体细胞分化成为成熟成骨细胞的过程需要多种与成骨有关的因子，这些因子包括 RUNX2、SP7（osterix）、IBSP（骨涎蛋白）、BGLAP（骨钙蛋白）等。尿酸结晶显著抑制这些因子的形成，从而抑制成骨细胞的形成及骨矿化，尿酸结晶周围很容易招募中性粒细胞从而进一步抑制成骨细胞的分化成熟。尿酸结晶直接促发了这些过程，与尿酸结晶的大小并无直接的关系。这些研究表明，尿酸结晶一方面可以直接抑制成骨细胞的形成及骨矿化从而使新骨形成减少，而另一方面又可以通过调控 RANKL；OPG 的比例间接地促进破骨细胞的分化成熟，从而使生理状态下的骨重塑平衡遭到破坏，抑制新骨形成及加快骨吸收从而形成侵蚀性骨破坏。

（4）软骨细胞的作用：软骨细胞代谢相对缓慢，在关节软骨中，软骨细胞对细胞外基质形成和维持发挥着重要作用，这些细胞外基质包括各种胶原纤维、蛋白多糖等。尿酸结晶很容易首先沉积在关节软骨的表面，导致骨关节炎的发生，这与痛风容易首先在跖趾关节发病密切相关。关于尿酸结晶导致软骨破坏的机制尚不十分清楚，但近期的研究表明，一氧化氮（NO）可能在其中发挥着重要作用，尿酸结晶导致的前炎症状态可以导致软骨细胞 NO 活化，NO 可显著抑制蛋白多糖及 MMPs 的合成，加快软骨细胞的变性，导致骨关节炎的发生，在这一过程中 Toll 样受体 2（TLR2）介导的 NF - κB 活化也发挥了重要作用。此外，COX - 2 和 PGE2 也参与这一发病过程。

（5）炎症小体的作用：业已证实，炎症小体在一价尿酸盐结晶导致的炎症反应中担负着重要角色。炎症小体 NALP3 介导尿酸盐结晶促发的 IL - 1β 和 IL - 18 改变，NALP3 基因敲除可以显著抑制 IL - 1β 和 IL - 18 水平及 IL - 1β 受体表达，从而减轻尿酸盐结晶导致的炎症反应。

2. 急性痛风性肾病　当高尿酸血症急性发作时，往往导致急性肾衰竭，这种情况通常叫作"急性痛风性肾病",通常发生于大量过多的尿酸生成时。这种内源性的尿酸生成过多可以是某些酶的异常或代谢紊乱导致嘌呤及尿酸合成过量,也可以是大量组织破坏所致,如横纹肌溶解综合征以及某些恶性肿瘤化疗后导致的细胞大量破坏。

高尿酸血症患者若首次给予足量促进尿酸排泄的药物会导致肾绞痛和急性肾功能衰竭。这种情况下,由于药物抑制了尿酸在近段小管的重吸收导致大量尿酸突然在远端肾单位沉积而发病。

3. 慢性痛风性肾病 慢性高尿酸血症引起的慢性肾脏损害应称之为慢性尿酸性肾病,习惯上称为痛风性肾病。慢性尿酸性肾病是常见的肾脏损害,发生的机制主要有以下 3 个方面。

(1) 高尿酸血症造成肾脏超负荷排泄尿酸:肾脏是排泄尿酸的主要器官,肾脏过度排泄尿酸很容易引起尿酸盐结晶沉积于肾脏组织,沉积的部位主要是肾间质组织,导致间质性肾炎,也可阻塞肾集合管。

(2) 高尿酸尿症:肾小管管腔和尿液中尿酸浓度增高可对肾脏造成明显的损害,损害的程度甚至比血尿酸浓度增高造成的更为严重。

(3) 并发症所致的肾损害:临床上所谓"痛风性肾病"多数非单纯的高尿酸血症所致,而系在此基础上并发肥胖、高血压、高脂血症、糖尿病、动脉硬化、冠心病、脑血管疾病、肾结石和尿路感染等因素共同参与所致。这些并发症会加重肾脏损害,使病情复杂化。例如痛风患者伴高血压者比对照组高 2 倍以上。

4. 尿酸结石 尿酸在尿路结晶可引起结晶尿、结石和梗阻。在美国尿酸结石占整个肾脏结石的 5% ~ 10%,但是这一比例在全球不同地区各不一样,英国接近这一比例,德国和法国稍高于这一比例,以色列报道的最高,占结石的 75%。尿酸结石多见于痛风患者,结石多在关节症状出现之前就已形成。随着血尿酸水平升高和尿尿酸排泄率的增加,尿酸结石形成的概率增大。

(二)痛风性肾病的临床表现

1. 痛风的临床表现及检查 急性痛风性关节炎发病前没有任何先兆。轻度外伤、暴食、高嘌呤食物或过度饮酒、手术、疲劳、情绪紧张、内科急症(如感染、血管阻塞)均可诱发痛风急性发作。常在夜间发作的急性单关节或多关节疼痛通常是首发症状。疼痛进行性加重,呈剧痛。体征类似于急性感染,有肿胀、局部发热、红及明显触痛等。局部皮肤紧张、发热、发亮,外观呈暗红色或紫红色。大趾的跖趾关节累及最常见(足痛风),足弓、踝关节、膝关节、腕关节和肘关节等也是常见发病部位。全身表现包括发热、心悸、寒战、不适及白细胞增多等。开始几次发作通常只累及一个关节,一般只持续数日,但后来则可同时或相继侵犯多个关节,若未经治疗可持续数周。最后局部症状和体征消退,关节功能恢复。无症状间歇期长短差异很大,随着病情的进展越来越短。如果不进行预防,每年会发作数次,出现慢性关节症状,并发生永久性破坏性关节畸形。手足关节经常活动受限,在少数病例,骶髂、胸锁或颈椎等部位关节亦可受累。黏液囊壁与腱鞘内常见尿酸盐沉积。手、足可出现增大的痛风石并排出白垩样尿酸盐结晶碎块。环孢菌素引起的痛风多起病于中央大关节,如髋、骶髂关节,同样也可见于手。

痛风的影像学检查影像学检查在痛风的诊断中有十分重要的作用。

(1) X 线:有快捷、方便、良好的天然对比度及空间分辨率等优势。但发现特征性改变时往往已到晚期,与 CT、MRI、超声等相比,其诊断的敏感性仅为 30% 左右。

(2) CT:克服了 X 线的组织重叠、敏感性低等缺点,有成像速度快、密度分辨率高等优点,为痛风的早期诊断提供依据。CT 的高分辨率、强大的图像后处理功能、特别是三维重建技术能较完整地显示并测量痛风石的体积,观察其随时间的变化,评估临床治疗效果。佀由于 CT 昂贵的检查费用及电离辐射,可能会限制其作为评估痛风疗效的常规检查方法。

(3) MRI:具有较高的软组织分辨率,可以任意方位成像,无电离辐射等优点,在骨关节及软组织成像中具有独特的优势,能早期发现病变。

(4) 超声:在评估尿酸结晶导致的关节病中,高频超声(high resolution ultrasonography,HRUS)是一种有前景的工具。在痛风骨关节改变方面,高频超声(频率约 13MHz)的敏感性高于 MRI,它能早期显示沉积在痛风患者关节内的单钠尿酸盐（MSU）晶体及软组织内的痛风石，无辐射、经济、方便、快捷，能动态监测痛风对治疗的反应，直接引导穿刺。缺点是对微小骨质破坏不敏感及复杂结构难以良好显示，而且目前尚没有在超声下诊断痛风的金标准。

2. 痛风性肾病的临床表现及检查　急性尿酸性肾病的发生是由于大量尿酸沉积肾小管的结果，患者往往有引起急性高尿酸血症和（或）急性高尿酸尿症的病史，如肿瘤化疗后、急性横纹肌溶解、痛风或高尿酸血症患者使用大剂量排尿酸药物而又没有相应碱化尿液时，容易导致急性肾功能衰竭。

慢性尿酸性肾病的临床特征：约85%患者在30岁以后才开始发现肾脏病变。早期有轻度单侧或双侧腰痛。有20%～40%的患者早期可间歇出现少量蛋白尿，一般不超过＋＋。随着病情进展可出现持续性蛋白尿，还可有镜下血尿。尿呈酸性、可有轻度水肿、中度良性高血压。几乎均有肾小管浓缩功能下降，肾小管浓缩功能受损早于肾小球功能受损。可有夜尿增多、多尿、尿比重降低、等张尿。其后肾小球滤过率下降，尿素氮升高。病情常缓慢发展，晚期因间质性肾炎或肾结石导致肾功能不全而威胁生命，需要肾替代治疗。痛风性肾病导致的慢性肾衰竭约占尿毒症病因的1%。

单纯性尿酸性肾病，如果病因非常清楚，一般不需要肾脏活检。但如果考虑是伴随其他肾脏疾病出现的高尿酸血症，则需要进行肾活检以明确，肾脏病理改变如下：

（1）急性尿酸性肾病：由短时间内大量尿酸结晶堆积于肾脏集合管、肾盂和输尿管所导致。由于尿液中尿酸浓度骤然增高形成过饱和状态。显微镜下可见管腔内尿酸结晶的沉积，形成晶体或呈雪泥样沉积物。可阻塞肾小管，近端肾小管扩张，而肾小球结构是正常的。这种肾病通常是可逆的。这些沉积物导致梗阻及急性肾衰竭。间质纤维化及痛风石通常不会出现。如果得到恰当的治疗，肾功能可恢复正常。

（2）慢性尿酸性肾病：长期但不严重的高尿酸血症患者易出现肾脏的小管间质的慢性病变。有时也称痛风性肾病。其严重程度与血尿酸升高的持续时间和幅度有关。慢性高尿酸血症可导致尿酸晶体主要在远端集合管和肾间质沉积，尤其在肾髓质和乳头区。镜下可见尿酸和单钠尿酸盐在肾实质内沉积。间质尿酸结晶来源于集合管。这些结晶体形成核心，周围有白细胞、巨噬细胞浸润及纤维物质包裹。这种标志性组织学改变称为痛风石。经典的痛风性肾病，痛风石在皮髓交界处及髓质深部沉积。在有长期痛风病史的患者中，肾脏不仅表现为痛风石形成，而且还伴有纤维形成、肾小球硬化、动脉硬化及动脉壁增厚。

（3）肾结石：镜下可见尿酸结晶在肾乳头和集合管内沉积。

（三）痛风性肾病的治疗

1. 痛风急性发作期的治疗　治疗的目的：通过抗感染治疗缓解急性炎症及疼痛，治疗的目标是使疼痛缓解或彻底消失。急性期的主要治疗药物有以下3种。

（1）非甾体类抗炎药（NSAID）：对已确诊的痛风急性发作有效。痛风发作急性期可短时间使用大量的NSAID，但须注意胃黏膜损害、肾损害以及药物间的相互作用。NSAID通常与食物一起服用，连续服2～5d。NSAID可以引起许多并发症，包括胃肠道不适，高钾血症（出现于那些依赖前列腺素 E_2 维持肾血流量的患者）和体液潴留。用NSAID有特别危险的患者包括老年患者、脱水者，尤其有肾脏疾病史的患者。

（2）糖皮质激素：不能使用NSAID或NSAID无效甚至发生多发性关节炎时，可以使用糖皮质激素。泼尼松35mg，1/d共5d的疗效与萘普生500mg，2/d的疗效相当，而且并未表现较大的不良反应，长效皮质激素也可以通过关节注射达到痛风的长期缓解。

（3）秋水仙碱：疗效一般很显著，症状通常于治疗后12h开始缓解，36～48h完全消失。秋水仙碱易导致恶心、呕吐、腹泻等消化系统不良反应，严重腹泻可造成严重的电解质紊乱，尤其在老年人可导致严重后果，秋水仙碱也可以导致严重骨髓抑制甚至死亡。传统的秋水仙碱的用法及剂量是首次给予1.2mg，然后每小时追加0.6mg至6h，累计总剂量4.8mg，但最近的一项病例对照研究发现，首次给予1.2mg后，只在随后的1h追加0.6mg，累计总剂量只有1.8mg的小剂量治疗方法疗效与大剂量方法相当，但消化道反应等不良反应却明显减少，甚至与安慰药相当，因此FDA已批准使用小剂量方法来控制痛风的急性发作。

2. 慢性痛风的治疗 慢性痛风的治疗包括降尿酸治疗和抗炎两方面。

（1）降尿酸治疗的主要药物

别嘌醇：抑制尿酸生成。应用于对饮食控制等常规治疗无效、结石复发或痛风患者。别嘌醇也可以使已形成的结石体积减小，但有些人会出现严重的过敏反应，皮肤坏死溶解、表皮脱落性皮炎、多型红斑（stevens－johnson 综合征）、白细胞增多等。有肾功能减退的患者的风险更大，尤其是没有调整用药量的时候。如果肾功能是正常的，别嘌醇的初始剂量应该为每天 100mg，逐渐加量至 300～400mg，最大剂量每天 800mg。如果有肾功能不全，应随时调整剂量。每天 300mg 的剂量对于 85% 的患者都是有效的。

促进尿酸排泄的药物：①丙磺舒（probenecid，羧苯磺胺）。②苯溴马隆（benzbromarone）是迄今为止最强效的降尿酸药物。对于严重的肾脏疾病患者也可服用。通常患者都能适应，可用于长期性治疗高尿酸血症及痛风病。毒性作用轻微，对肝肾功能无明显影响。③磺吡酮（sulfinpyrazone 硫氧唑酮）。④benziodarone：对于别嘌呤醇过敏者可使用，有临床观察发现其大剂量应用时，在肾移植患者中降尿酸效果优于别嘌醇。⑤氯沙坦：该药物除可降低血压外，还有促尿酸排泄的功能。其机制可能是与尿酸竞争转运，并可以保护肾功能。

尿酸酶类药物：静脉注射尿酸酶药物可以将尿酸分解为尿囊素。目前商品化的尿酸酶主要有两类，一类是天然的尿酸酶，如从黄曲霉菌提取纯化的 uricozyme，另一类则是用基因重组技术制备的尿酸酶，如 rasburicase。

其他：促进肠道排泄尿酸药：如一些药用炭类的吸附剂，与别嘌醇合用效果好。血液透析对于因恶性肿瘤治疗而产生的急性高尿酸血症可以考虑使用。

（2）抗感染治疗的主要药物

秋水仙碱：每次口服 0.6mg，1～2/d，持续使用最多可达 6 个月，能降低痛风急性发作的次数。

非甾体类抗炎药：典型的药物有萘普生，250mg，2/d，可持续给药 8 周至 6 个月，给药期间为防止消化道不良反应应加用质子泵抑制药等抑制胃酸分泌的药物。

3. 痛风的一般治疗 除特殊疗法外，在急性发作期还需要注意休息，大量摄入液体，防止脱水和减少尿酸盐在肾脏内的沉积。患者宜进软食。为了控制疼痛，有时需要可待因 30～60mg。夹板固定炎症部位也有帮助。降低血清尿酸盐浓度的药物，必须待急性症状完全控制之后应用（一般为 1～2 周）。

饮食治疗方面应限制高嘌呤饮食，限制饮酒及高热量食物的摄入。

防治肥胖及代谢综合征。

4. 痛风性肾病的治疗 如下所述：

（1）降尿酸治疗及一般治疗：同痛风的治疗。

（2）透析治疗：对于因恶性肿瘤使用溶细胞药物治疗而产生的急性高尿酸血症或肾功能衰竭引起的高尿酸血症必要时可以考虑血液透析或腹膜透析治疗。

5. 痛风治疗新进展 除了抗炎及降尿酸治疗外，通过对痛风发病机制的深入研究，人们已尝试用新的途径或药物来治疗痛风。例如，抑制 IL－1β 通路的药物，抑制这条通路的药物目前已经在观察的有 3 种：anakinra，是 IL－1β 受体的拮抗药，最初是用来治疗类风湿关节炎的；rilonacept 或称 IL－1 诱骗药，是将两个分子的 IL－1β 受体用免疫球蛋白 Fc 段连接在一起的制剂；canakinumab，是抗 IL－1β 的单克隆抗体，已用来治疗儿童周期性发热。其中后两种药物在治疗痛风方面的几项临床观察结果已经或将相继报道，canakinumab 与氟羟泼尼松龙骨骼肌内给药的对照研究，以及 canakinumab 与秋水仙碱或 NSAID 治疗痛风的对照研究结果均显示 canakinumab 有显著的治疗作用。rilonacept 与安慰药的一项对照研究也显示 rilonacept 在控制痛风复发方面效果显著。关于这些新兴药物的疗效及安全性尚需进一步观察，但相信通过这些新的药物和治疗手段的不断出现，痛风的防治将会逐渐走向更加容易控制、更少药物的不良反应的未来。

（李红波）

第十二节　溶血尿毒综合征

一、概述

溶血尿毒综合征（hemolytic uremic syndrome，HUS）表现为微血管病性溶血性贫血、血小板减少和急性肾功能衰竭（ARF）三联征，它与 Moschcowitz 报道的血栓性血小板减少性紫癜（thrombotic thrombocytopenic purpura，TTP）的临床表现极为相似，后者还伴有神经系统症状和发热。尽管 TTP 和 HUS 发病机制不尽相同，但是二者的病理表现均为血栓性微血管病（thrombotic microangiopathy，TMA），所以若发生无其他原因可解释的微血管病性溶血性贫血、血小板减少、伴或不伴有轻重不一的神经系统症状和肾功能损害，都可统称为 TTP - HUS。唯一的例外是儿童肠出血性大肠埃希菌感染后出现的 HUS。

在美国，疑似 TTP - HUS 的年发病率每百万人 11 例，特发性 TTP - HUS 的年发病率每百万人 4.5例。未治疗的 TTP - HUS 死亡率 90% ~ 100%，血浆置换治疗后死亡率降至 10%。HUS 在成人和小儿均可发病，但多见于小儿，是小儿尤其是婴儿期急性肾功能衰竭的主要病因。

（一）病因

HUS 的发病原因主要有以下几种。

（1）感染性：细菌（最常见的有大肠埃希菌 O157：H7 菌株以及其他血清型、志贺痢疾杆菌 1 型、肺炎球菌），病毒（HIV）。

（2）遗传性：von Willebrand 蛋白分解酶活性降低、补体因子 H 缺乏。

（3）药物性：奎宁、噻氯匹定、氯吡格雷、环孢素、FK506、OKT3、丝裂霉素、5 - 氟尿嘧啶、口服避孕药等。

（4）自身免疫性疾病：系统性红斑狼疮、硬皮病、抗磷脂综合征。

（5）造血干细胞移植。

（6）妊娠。

（7）特发性。

（二）发病机制

儿童 HUS 80% 是由产 vero 细胞毒素的大肠埃希菌（verocytotoxin - producing Escherichia coli，VTEC）感染引起的。这种毒素又称为志贺样毒素（shiga - like toxin），由噬菌体 DNA 编码，存在于多种血清型的大肠埃希菌中。志贺样毒素由 1 个 A 和 5 个 B 亚单位构成。B 亚单位能够同细胞上的 CD77（又名 N - 脂酰鞘氨醇三己糖苷，globotriaosylceramide，Gb3）末端的 "半乳糖 α_1 - 4β 半乳糖" 双糖结构结合。儿童肾小球毛细血管内皮细胞上 Gb3 表达较多，炎症因子可上调肾小球内皮细胞 Gb3 的表达。志贺样毒素通过 B 亚单位进入细胞内，而 A 亚单位可使一份腺苷从 28S 核糖体 RNA 上脱离出来，阻止宿主细胞蛋白合成，引起细胞坏死或凋亡。内皮细胞损伤、剥离，内皮下胶原暴露启动凝血过程，最终在微血管形成血栓。尽管志贺样毒素可以刺激内皮细胞分泌异常巨大的 von Willebrand 因子多聚体，但由 VTEC 导致的 HUS 的血小板 - 纤维蛋白栓中通常不含 von Willebrand 因子。

补体因子 H 的基因突变也是造成 HUS 的原因。因子 H 能将 C3bBb 复合物中的 Bb 置换出来，这导致两个后果：其一，游离的 C3b 很快被因子 I 灭活；其二，作为补体旁路的 C3 转化酶 - C3bBb 复合物不能形成，C3 向 C3b 的转化也减少。C3b 产生减少，补体系统活化程度降低。因此，因子 H 有保护内皮细胞免遭补体旁路活化损伤的作用。但是单有因子 H 活性降低并不足以引起 HUS，除非有感染、自身免疫性疾病启动了补体的活化。

机体降解 von Willebrand 因子能力下降是一些非腹泻相关性 TTP - HUS 的重要原因。von Willebrand 因子贮存在内皮细胞的 Wiebel - Palade 小体中，内皮细胞受到刺激或损伤时释入血流。von Willebrand 因子以二聚体形式合成，大约有 40 个二聚体相互聚合形成大分子进入血流，在血流高切应力的作用下伸展开，暴露出酪氨酸与蛋氨酸之间（tyr－842－Met－843）的蛋白酶水解位点，生成小多聚体。von Willebrand 因子是凝血因子Ⅷ的载体，有血小板糖蛋白Ⅱb/Ⅲa 及胶原的结合位点，对血小板糖蛋白受体复合物Ⅰb－Ⅸ有高度亲和力，从而活化、凝聚血小板。von Willebrand 因子多聚体分子量越大，在高切应力血流中展开时，其活化血小板能力越强。正常情况下 von Willebrand 因子多聚体可以被蛋白酶分解，这种酶是"带血小板反应素基序的去整合素样金属蛋白酶"（a disintegrin－like and metalloproteinase with thrombospondin motif，ADAMTS）家族成员，由于带有血小板反应素－1样区域被称为 ADAMTS13。突变的 ADAMTS13 基因通过常染色体隐性遗传，患者体内酶活性在纯合子中是消失的，在杂合子中活性不足正常人的 5%。酶活性的降低使得 von Willebrand 因子多聚体不能降解，在局部聚合血小板，形成血栓。获得性 ADAMTS13 酶活性降低见于体内产生针对该酶的抑制性 IgG 型自身抗体。服用噻氯匹定后出现的 TTP 就有此类抗体。

总之，TTP－HUS 发病机制多种多样，但最终都是在微血管产生血小板血栓，其后果是血小板消耗性减少、机械性溶血和受累血管供血区的组织器官功能障碍。腹泻相关性 HUS 主要累及肾脏，各种致病因素损伤肾小球毛细血管内皮细胞，致血小板在肾小球毛细血管内皮细胞损伤处聚集，并使纤维蛋白在损伤部位沉积，形成了纤维蛋白丝网。血液中的红细胞和血小板在流经肾脏毛细血管时冲撞到纤维蛋白丝网处而破裂，从而引起了微血管性溶血性贫血和血小板减少。这种微血管病和内皮细胞的肿胀，引起肾内血循环障碍及广泛的肾内微血管的血栓栓塞，致使 GFR 急剧下降，严重的可引起肾皮质坏死，导致肾衰竭。

（三）病理

HUS 的特征性损伤为微血栓形成，分布于肾、脑、皮肤、胰腺、心脏、脾脏和肾上腺的小动脉和毛细血管内。HUS 肾脏病理改变主要有三种：肾小球、动脉、小球和动脉病变共存，小儿以肾小球病变为主。光镜下毛细血管壁增厚、内皮细胞肿胀、管腔变窄、内皮下间隙增宽、小球毛细血管壁出现双轨征，系膜区增宽。儿童动脉病变少见。成人和较大儿童以两种病变共存多见，小叶间动脉可见血栓，肾小球有缺血表现，小球毛细血管壁皱缩，Bowman 囊增厚。

免疫荧光：早期于毛细血管壁和系膜区可见纤维蛋白，其后偶见 IgM、C3、C1q、备解素沉积等。

二、诊断

（一）临床表现

小儿及成人均可发病，白种人多见，主要发生在 6 个月至 4 岁的婴幼儿和儿童，性别分布无明显差异，成人以女性多见。90% 的儿童表现为腹泻相关性，而成人与腹泻有关的不足半数。一年四季都可发病，国内以晚春及初夏为高峰。

HUS 大多有前驱症状。大肠埃希菌 O157：H7 释放 Verotoxin、产毒志贺杆菌释放志贺毒素（shiga－toxin，STX）导致血性腹泻是最常见的表现，个别呈急腹症，还可以出现类似溃疡性结肠炎、急性阑尾炎、肠套叠、直肠脱垂等表现。梭状芽孢杆菌、肺炎球菌和病毒感染亦见报道。

急性期表现：

1. 急性肾功能衰竭　HUS 的患者出现肾功能衰竭是很常见的，轻者呈非少尿型，重者呈少尿型，占一半以上的病例。尿常规检查通常接近正常，很少有细胞及管型成分。可有蛋白尿，多为 1～2g/d。约 78% 患者在少尿期需透析治疗，其中 66% 轻症患者 2 周内逐渐好转。约 40% 患者变成慢性肾功能不全需长期透析治疗。若患者以肾功能衰竭为主，而少有神经系统表现，通常诊断为 HUS；反之，通常诊断为 TTP；既有严重肾功能衰竭又有严重神经系统表现（如癫痫、昏迷），通常统称为 TTP－HUS。

2. 溶血性贫血　表现为短期内血红蛋白迅速下降，一般降至 70～90g/L，严重者降至 30g/L。网织红细胞升高。非结合胆红素升高，血浆结合珠蛋白降低，抗人球蛋白试验（Coombs test）阴性。血 LDH 升高，反映了溶血及组织缺血，但无特异性，可用于评估病情变化。外周血涂片破碎红细胞（裂红细胞, schistocytosis) 占所有红细胞比例大于 1%, 在放大 100 倍的显微镜下每视野见到 2 个或 2 个以上裂红细胞是微血管病性溶血的特征性表现, 是诊断 TTP 或 HUS 所必需的。正常人 58% 会有裂红细胞, 但是裂红细胞比例平均只有 0.05%, 很少超过 0.5%。肾功能衰竭、心脏机械瓣膜植入、先兆子痫的患者 80% 会出现裂红细胞, 但平均比例也只有 0.2% ~ 0.3%。

3. 血小板减少　90% 患者血小板减少, 最低可达 10×10^9/L, 持续 7 ~ 14d 逐渐升高。出现肾衰竭的患者血小板减少的程度往往较轻。裂红细胞数目增加时会使血小板虚假性增高。血小板减少可出现紫癜, 但不会有严重的出血。血小板减少并不伴有凝血功能障碍, 此点有助于与弥漫性血管内凝血 (disseminated intravascular coagulation, DIC) 鉴别。

4. 中枢神经系统　多数患者有神经系统症状, 多数是严重的头痛、意识混乱。局灶的、客观的体征少有, 但可发生昏迷、癫痫, 重症可致死亡。神经系统的症状偶尔可以发生在康复期。MRI 可以早期发现结构上的损伤。

5. 发热　近来发热病例减少。若有寒战、高热、弛张热提示败血症而不是 TTP - HUS。

6. 心脏受累表现　心脏组织中微血管血栓形成可导致心律失常、猝死、心力衰竭 (发生率 9.5%)、心梗 (发生率 18%)。LDH > 1 000IU/L 同时肌钙蛋白 I > 0.20ng/mL 预示急性心梗的敏感性和特异性分别达 86% 和 95%。

7. 低补体血症　近半数患者出现低补体血症, 除了因子 H 先天性不足外, 推测还与毒素、内皮损伤启动补体活化有关。

8. ADAMTS13 活性降低　柠檬酸化的血浆可用于测定 ADAMTS13 活性。成人 TTP - HUS 发作期 ADAMTS13 活性不足正常人的 5%。儿童腹泻相关的 HUS 的 ADAMTS13 活性正常。目前 ADAMTS13 活性测定尚未标化和普及。检测 ADAMTS13 活性并非诊断和启动治疗所必需。

(二) 诊断和鉴别诊断

没有其他原因可解释的微血管病性溶血、血小板减少就可诊断为 TTP - HUS。在成人通常不去区分 TTP 与 HUS。儿童腹泻后出现的微血管病性溶血、血小板减少常诊断为 HUS。在血小板减少不明显的病例, 诊断有困难时可行肾活检。系统性血管炎的表现类似 TTP - HUS, 但系统性血管炎通常有特征性抗体、血小板计数正常, 通常是外周神经受累而不是中枢神经受累, 有关节痛、皮疹。重症 TTP - HUS 要同 DIC 鉴别。DIC 常见于败血症、休克, 可有微血管病性溶血、血小板减少, 甚至 ADAMTS13 活性降低。但 DIC 凝血因子时间、部分凝血活酶时间延长、纤维蛋白原减少, 凝血因子 V 与 Ⅷ 减少, 3P 试验阳性。

严重抗磷脂综合征患者有大血管与微血管血栓形成。鉴别点在于这些患者体内有狼疮样抗凝物, 凝血因子时间、部分凝血活酶时间延长。

三、治疗

对于没有其他原因可解释的微血管病性溶血、血小板减少, 美国血库学会、美国血浆分离置换学会、英国血液学标准委员会建议将血浆置换作为标准治疗。每日血浆置换量应为患者预计血浆容积的 1.0 ~ 1.5 倍。血浆置换至少持续到血小板计数恢复正常后 2d。血浆置换的原理是清除异常巨大的 von Willebrand 因子多聚体和 ADAMTS13 的自身抗体, 并补充 ADAMTS13。停止血浆置换后病情恶化或病情反复, 有 ADAMTS13 自身抗体者要考虑激素治疗。家族性 TTP 的儿童每 3 周输入 1 次新鲜冻干血浆, 这些血制品含有患者缺乏的 ADAMTS13。病儿通常无需血浆置换。

家族性 HUS 用血浆置换治疗或输入新鲜冻干血浆 (含补体因子 H) 都无确切的疗效。

腹泻相关性 HUS 无特殊治疗。抗生素、止泻药会加重病情, 要避免使用。轻症患者只需维持水、电解质平衡。重症患者需透析支持, 但部分患者要终生透析。对于所有发生急性肾衰竭的患者提倡尽早进行透析治疗。腹透并不比血透的效果好。要避免输注血小板, 除非有活动性出血或需要手术。

四、预后

HUS 为急性肾衰竭中预后最差的。年龄大、肾损伤重、有中枢神经系统受累及反复发作者预后差。无尿持续的时间越长，肾功能恢复的机会越小。

（李红波）

第十三节　肾病综合征出血热

肾综合征出血热（HFRS）原称流行性出血热（EHF），是由肾综合征出血热病毒引起的一种自然疫源性传染病。临床上以急性起病、发热、低血压休克、出血及肾损害为主要特征。

一、诊断依据

（一）流行病学资料

鼠是本病主要传染源。本病发生有一定地区性和季节性。一年四季均可发病，但有两个流行高峰，野鼠型主要发生于每年10月到次年1月，家鼠型发病季节主要在4~6月。患者来自疫区或有在潜伏期内进入疫区病史，与鼠类等宿主动物（如猫、狗、猪等）或其污染物有直接或间接接触史（如被鼠咬伤、食用过被鼠排泄物污染的食物等）。

（二）临床表现

潜伏期4~6d，以7~14d为多见。典型病例常具备三大主要症状（即发热、出血、肾损害）及五期经过（即发热期、低血压休克期、少尿期、多尿期和恢复期）。非典型和轻型病例可以出现跃期现象（越过低血压休克期和（或）少尿期），而重型患者则可出现发热期、休克期和少尿期之间相互重叠。

1. 发热期　多为急起发热，体温常波动于39~40℃，可伴有畏寒或寒战，热程3~13d，一般为4~6d。伴有头痛、腰痛及眼眶痛（"三痛"）。多数患者可出现恶心、呕吐、腹痛及腹泻等胃肠道症状。可有毛细血管损害的表现：①颜面、颈部及上胸部皮肤充血潮红（"三红"）如酒醉貌。咽部、软腭及球结膜也可见充血。②皮肤出血点，多见于腋下、胸背部位，多呈搔抓样、条索状或簇集状分布。软腭部可见针尖样出血点。③眼睑及球结膜水肿，严重者可出现面部水肿（"三肿征"）。病后1~2d即可出现肾脏损害。早期表现以蛋白尿为主，发热末期部分患者有少尿倾向。

2. 低血压休克期　多发生于病程4~6d。多数患者发热末期或热退同时出现血压下降，少数热退后发生。主要表现为心慌烦躁、面色苍白、四肢厥冷、脉搏细弱、血压下降、脉压缩小及尿量减少等休克症状。同时发热期症状如"三痛"及消化道症状加重，出血、外渗征更明显。此期一般1~3d。

3. 少尿期　低血压期之后，少尿期接踵而至，或与低血压期重叠，亦有从发热期直接进入少尿期者，也可有发热、休克、少尿三期重叠。本期常发生于5~8病日。24h尿量少于1 000ml者为少尿倾向，少于400ml者为少尿，少于50ml者为无尿。此期可有尿毒症、高血容量综合征、酸中毒、水与电解质紊乱等一系列症状、体征。消化道症状及出血、渗出现象加重，常有顽固性呃逆、呕吐、腹痛，皮肤瘀斑，并可有便血、呕血、咯血等，颜面及全身可出现水肿，可有胸腔积液、腹腔积液形成。可出现血压增高，心音亢进。本期易出现各种严重并发症如：腔道出血以消化道出血最常见；脑水肿、脑出血引起抽搐、昏迷；心力衰竭、肺水肿表现为呼吸困难，咳粉红色泡沫痰；呼吸窘迫综合征及继发细菌感染等。

4. 多尿期　多数患者少尿期过后进入此期，亦有从发热期或低血压期直接进入此期者（无低血压和（或）少尿期）。此期多发生于病程第9~14d，持续时间一般1~2周。少尿期末尿量渐增多，每日尿量达3 000ml以上即为多尿期。通常随尿量增多，患者其他症状随之日见好转。此期主要的并发症是水、电解质紊乱及继发感染。

5. 恢复期　尿量逐渐恢复到每日2 000ml左右，食欲增加，临床症状逐渐消失，体力渐恢复，各种实验室检查指标渐恢复正常。此期一般持续 1~3 月。

（三）实验室检查

1. 血常规　白细胞计数早期可正常，病后 3~4d 见白细胞总数增高，多有（10~20）×10^9/L，重症患者可高达 50×10^9/L，少数呈类白血病反应。淋巴细胞增高并可见异形淋巴细胞。血小板减少并可见异形血小板。红细胞及血红蛋白于发热末期及低血压期由于血液浓缩可见明显升高。

2. 尿常规　蛋白尿于病程第 2d 即可出现，随病情加重而增加，少尿期达高峰。亦可有血尿及管型尿。部分患者尿中可见膜状物。

3. 血液生化检查　血尿素氮及肌酐多在低血压休克期开始增加，少尿期及多尿早期达高峰，以后渐下降。低血压休克期及少尿期二氧化碳结合力下降最明显。血清钾、钠、钙、氯等随病期不同可有增高或降低。

4. 凝血功能检查　血小板减少，凝血因子时间延长，部分患者可有 DIC 存在的证据。

5. 免疫学检查　血清特异性 IgM 抗体阳性或 IgG 抗体效价予恢复期较发病早期有 4 倍以上升高即有确诊价值。另外，从早期患者血清及尿沉渣中检出该病毒抗原或多聚酶链反应检出血清中该病毒 RNA 均可确定诊断。

二、诊断要点

（1）居住疫区或 2 月内有疫区旅居史，流行季节有与鼠类及其污染物直接或间接接触史。

（2）临床上急性起病，有发热中毒症状，有毛细血管损害表现（充血、出血及外渗征）及肾损害证据。典型病例有五期经过（发热期、低血压休克期、少尿期、多尿期及恢复期）。

（3）外周血白细胞总数升高，可见异形淋巴细胞，血小板减少，突然出现大量蛋白尿及尿中膜状物均有助于诊断。血清学检套特异性 IgM 抗体阳性或 IgG 抗体滴度恢复期较早期有 4 倍以上增高即可确定诊断。

三、治疗

治疗原则是：早诊断、早休息、早治疗和就近治疗；并针对各期病理生理改变对休克、肾功能衰竭和出血进行预防性综合性治疗。

（一）发热期

1. 一般及对症治疗　卧床休息，给高热量、高维生素及易消化的饮食，高热者以物理降温为主，忌用强烈发汗退热药。中毒症状严重者可选用肾上腺皮质激素（如氢化可的松 100~200mg 加入葡萄糖液中静脉滴注）。呕吐可给予灭吐灵 10mg 肌内注射或维生素 B$_6$ 50~100mg 静脉滴注。对精神紧张、烦躁者可用安定 10mg 肌内注射。

2. 液体疗法　补充足够的液体和电解质。一般每日补液量为前一日出量加 1 000~1 500ml 为宜，以口服为主，不足者可静脉输入。输液以平衡盐液为主，注意补充电解质（如钾），发热后期根据患者情况必要时适量补充 5% 碳酸氢钠等。

3. 出血的防治　可选用止血敏、安络血及维生素 K$_1$、维生素 C 等药。

4. 抗病毒治疗　常用病毒利巴韦林（唑）成人 1 000mg 溶于葡萄糖液中静脉滴注，每日一次，连用 3~5d。也可应用肾综合征出血热恢复期患者血清或特异性高价免疫球蛋白、干扰素等。

（二）低血压休克期

1. 扩充血容量　以早期、快速、适量为原则，争取 4h 内使血压稳定。常用液体有平衡盐、低分子右旋糖酐、碳酸氢钠、甘露醇、清蛋白、血浆等。晶胶比例以 3：1 为宜。通常先用平衡盐或 10% 低分子右旋糖酐 200~300ml 快速静脉滴注或静脉推注，使收缩压维持在 13.3kPa（100mmHg）左右，以后根据血压、脉压、末梢循环和组织灌注情况及血红蛋白等，选用适当液体，调整输液速度和用量。扩容量要适宜，一般每日补液不超过 2 500~3 000ml。

2. 纠正酸中毒   常用5%碳酸氢钠，可根据二氧化碳结合力的测定结果酌量给予补充，或按每次5ml/kg给予，每日总量不超过800ml。亦可选用11.2%的乳酸钠。

3. 血管活性药   经补液、纠正酸中毒后血红蛋白自已恢复正常，但血压仍不稳定者，可根据休克类型合理选用血管收缩剂（常用阿拉明）或血管扩张剂（常用多巴胺或苄胺唑啉）或两种药物联合应用。

4. 其他   ①如有心功能不全，应及时应用强心剂。②吸氧。③应用肾上腺皮质激素，如氢化可的松或地塞米松。

（三）少尿期

本期主要矛盾是肾功能不全及其各种并发症。治疗原则是"稳、促、导、透"即稳定机体内环境、促进利尿、导泻和透析治疗。

1. 稳定内环境   给予高热量、低蛋白易消化的食物。补液量应限制为前一日出量（尿、便及呕吐量）+500～700ml，以高渗葡萄糖液为主，限制钠盐。注意维持酸碱及电解质平稳、稳定血压及血浆渗透压。

2. 促进利尿   常用速尿，从小量开始如每次20mg～40mg，如利尿效果不明显可逐步加大剂量至每次100～200mg，静脉推注，2～6h可重复一次，每日可连用2～6次。强效利尿剂还可用利尿酸钠每次25～50mg或丁尿胺1～2mg加入葡萄糖中，静脉注射。亦可联合应用血管扩张剂如酚妥拉明10～20mg或山莨菪碱10～20mg加入葡萄糖液中静脉滴注。

3. 导泻疗法   常用甘露醇粉25～50g或20%甘露醇125ml口服，每日1～2次。亦可应用硫酸镁口服或大黄30g泡水后冲服。肠出血者不宜应用。

4. 透析疗法   有助于排除血中尿素氮和过多水分，纠正电解质和酸碱平衡失调，缓解尿毒症。有明显氮质血症、高血钾或高血容量综合征患者，均可采用血液透析或腹膜透析。

5. 治疗并发症   如下所述：

（1）出血的治疗：应针对出血原因选用药物治疗。凝血因子消耗所致者补充凝血因子或血小板；DIC纤溶亢进期则应用六氨基己酸或对羧基苄胺；肝素类物质增加所致者宜选用鱼精蛋白；尿毒症所致出血则需透析治疗。消化道出血除上述治疗外，应按消化道溃疡病出血的治疗方法，应用甲氰咪胍及局部应用止血药如凝血酶、云南白药等。

（2）心力衰竭、肺水肿：应停止或控制输液，应用西地兰强心、安定镇静以及扩血管（如酚妥拉明）和利尿药。若无尿或少尿且存在高血容量者，紧急情况下可采用放血疗法。

（3）如并发ARDS（成人呼吸窘迫综合征），应严格控制补液量，选用大剂量肾上腺皮质激素（如地塞米松）静脉注射，进行高频通气或应用呼吸机进行人工终末正压呼吸等。

（4）继发感染时选用对肾脏无毒性或低毒性的抗生素。

（四）多尿期

主要是维持水和电解质平衡，防治继发感染。补充足量液体和电解质，一般补液量按排出量的75%计为宜，应尽量口服补液，因过多的静脉补液易使多尿期延长。

（五）恢复期

加强营养，按病情轻重休息1～3个月或更长时间，体力活动宜逐步增加。

（崔金艳）

第六章

肾小管间质疾病

第一节　肾小管性酸中毒

肾小管性酸中毒（renal tubular acidosis，RTA）是由于肾小管 HCO_3^- 重吸收障碍或分泌 H^+ 障碍或两者同时存在引起的一组酸碱转运缺陷综合征，表现为阴离子间隙正常的高氯性代谢性酸中毒。临床上分为 4 型，分述如下。

一、近端肾小管酸中毒（Ⅱ型）

（一）病因病理

致病本质为近曲小管重吸收 HCO_3^- 功能缺陷，机制包括上皮细胞受损、$Na^+ - K^+ - ATP$ 酶活性降低或碳酸酐酶缺乏。这些机制引起代谢性酸中毒和尿 HCO_3^- 增加。

近端肾小管酸中毒的病因较为复杂（表 6 - 1）。除了遗传性疾病和影响碳酸酐酶活性，一般很少单纯影响 HCO_3^- 重吸收。

表 6 - 1　近端肾小管酸中毒常见病因

单纯性 HCO_3^- 重吸收障碍

原发性（遗传性）：婴儿一过性

碳酸酐酶活性改变

　遗传

　药物：磺胺、乙酰唑胺

　突发性

骨硬化伴随碳酸酐酶Ⅱ缺乏

复合型 HCO_3^- 重吸收障碍

　原发性：散发

　　　　　遗传

　遗传性系统性疾病

　　酪氨酸血症

　Wilson 病：半胱氨酸血症

　Lowe 综合征

　继发性低钙血症及继发性甲状旁腺功能亢进症

　维生素 D_3 缺乏

　异常蛋白血症（多发性骨髓瘤、单克隆 γ - 球蛋白病）

药物或毒物

　链佐星、庆大霉素

精氨酸、铅、汞

肾小管间质病

　肾移植

　干燥综合征

　髓质囊性变

其他

　肾病综合征

　淀粉样变

　阵发性睡眠性血红蛋白尿

（二）临床表现

1. 骨病　其骨病的发生较Ⅰ型RTA患者多见。在儿童中，佝偻病、骨质疏松、维生素D代谢异常等较常见，成年人为骨软化症。

2. 继发性甲状旁腺功能亢进症　部分患者尿磷排泄增多，出现血磷下降和继发性甲状旁腺功能亢进症。

3. 继发性醛固酮增多症　促进K^+的排泄，可出现低钾血症，但程度较轻。

4. 肾结石及肾钙沉着症　较少发生。

（三）辅助检查

1. 酸负荷试验　如尿pH≤5.5应怀疑本病。

2. 碱负荷试验　口服碳酸氢钠法：从1mmol/（kg·d）开始，逐渐加量至10mmol/（kg·d），酸中毒被纠正后，测血、尿HCO_3^-浓度与肾小球滤过率，计算尿HCO_3^-排泄分数。

尿HCO_3^-排泄分数＝尿［HCO_3^-］×血［肌酐］/血［HCO_3^-］×尿［肌酐］。

正常人尿HCO_3^-排泄分数为零；Ⅱ型、混合型RTA＞15%，Ⅰ型RTA 3%～5%。

（四）诊断及鉴别诊断

（1）存在慢性高氯性代谢性酸中毒。

（2）碳酸氢钠负荷试验尿HCO_3^-排泄分数大于15%。

（3）肾排钾增高，在HCO_3^-负荷时更为明显。

（4）可有高磷尿症、低磷血症、高尿酸、低尿酸血症、葡萄糖尿、氨基酸尿、高枸橼酸尿症、高钙尿症及少量蛋白尿。

（5）鉴别诊断须与氮质潴留所致酸中毒的其他疾病和其他类型肾小管性酸中毒鉴别。

（五）治疗

（1）纠正酸中毒：Ⅱ型RTA补碱量较Ⅰ型RTA大，因此症多见于婴幼儿，以儿童为例，其补HCO_3^-的量为10～20mmol/（kg·d），此后以维持血中HCO_3^-浓度于正常范围调整剂量。

（2）噻嗪类利尿药：可适当使用。当HCO_3^-的剂量用至22mmol/（kg·d）而酸中毒不能被纠正时，氢氯噻嗪有助于纠正酸中毒。开始剂量为1.5～2.0mg/（kg·d），分2次口服。治疗中应注意低血钾的发生。

（3）补充维生素D_3及磷。

（六）预后

视病因不同各异。常染色体显性遗传和并发眼病的常染色体隐性遗传近端小管酸中毒需终身补碱。散发性或孤立性原发性近端小管酸中毒多为暂时性的，随着发育可能自行缓解，一般3～5年或以后可以撤药。

二、远端肾小管酸中毒（Ⅰ型）

（一）病因病理

远端肾小管酸中毒主要是远端肾小管酸化功能缺陷，在管腔液和管腔周液间无法形成 H^+ 浓度梯度，在全身酸刺激下仍然不能排泄 H^+ 使尿 pH 下降到 5.5 以下。其可能的机制包括：①远端小管氢泵衰竭。②非分泌缺血性酸化功能障碍。常见病因见表 6-2。

表 6-2　远端肾小管酸中毒常见病因

原发性（散发和遗传性）

自身免疫性疾病

　高 γ-球蛋白血症

　冷球蛋白血症

　干燥综合征

　甲状腺炎

　肺纤维化

　慢性活动性肝炎

　系统性红斑狼疮（SLE）

　原发性胆汁性肝硬化

　血管炎

遗传性系统性疾病

　镰状细胞贫血

　马方综合征

　骨硬化伴 CAⅡ酶缺乏

　髓质性囊肿病

　Ehlers-Danlos 综合征

　遗传性椭圆形红细胞增多症

肾钙化

　原发性或继发性甲状旁腺功能亢进症

　维生素 D 过量

　结节病

　乳碱综合征

　甲状腺功能亢进症

　遗传性果糖不耐受

　遗传性或散发性，突发性高钙血症

　髓质海绵肾

　Fabry 病

　Wilson 病

药物及毒物

　两性霉素 B、镇痛药、锂

　甲苯

　环己烷氨基磺酸盐

肾小管间质病

慢性肾盂肾炎

梗阻性肾病

高草酸尿

肾移植

麻风

（二）临床表现

（1）轻者无症状。

（2）典型病例可表现为：①常有酸中毒，可有烦渴、多饮、多尿。②低血钾表现。③骨病：儿童可有骨畸形、侏儒、佝偻病。成年人可有软骨病。④泌尿系结石。

（三）辅助检查

1. 血液化验 血氯升高，血 HCO_3^- 降低，血钾正常或降低。

2. 尿液化验 尿中无细胞成分，尿 pH > 5.5，尿钾排泄量增加。正常人尿铵排泄量约为 40mmol/d，Ⅰ 型 RTA 尿铵排泄量小于 40mmol/d。

3. 负荷试验 如下所述：

（1）氯化铵负荷试验：酸血症时，正常人远端小管排 H^+ 增加，而 Ⅰ 型肾小管性酸中毒（RTA）不能排 H^+ 使尿液 pH 不能降至 5.5 以下。对可疑和不完全性 Ⅰ 型 RTA 常用氯化铵负荷试验，以提高诊断敏感性。试验方法为：分 3 次口服氯化铵 0.1g/（kg·d），连用 3d。第 3d 每小时留尿 1 次，测尿 pH 及血 HCO_3^-，当血 HCO_3^- 降至 20mmol/L 以下而尿 pH > 5.5 时，有诊断价值。有肝病者改用氯化钙 1mmol/（kg·d），方法与阳性结果的判定同氯化铵负荷试验。

（2）尿 PCO_2 测定：在补充碳酸氢钠条件下，尿 HCO_3^- 可达到 30 ~ 40mmol/L，这时如果远端小管排 H^+ 正常，远端小管液的 H^+ 和 HCO_3^- 可形成 H_2CO_3。由于远端小管刷状缘缺乏碳酸酐酶，尿 H_2CO_3 不能很快进入循环而进入肾盂，进入肾盂后才释放生成 CO_2。因为肾盂面积小，CO_2 不能被吸收而进入尿液排出体外。因此，新鲜尿液中 CO_2 可以反映远端小管排 H^+ 能力。静脉滴注 5% 碳酸氢钠，维持 0.5h 以上。静滴过程中检测尿 pH，一旦尿液呈碱性，无论血 HCO_3^- 浓度是否恢复正常，只要尿 PCO_2 小于 9.3kPa（69.8mmHg），可认为分泌 H^+ 的能力正常。

（3）尿、血 PCO_2 差值［（U－B）PCO_2］测定：其原理同尿 PCO_2 测定。正常人（U－B）PCO_2 > 2.67kPa（20mmHg），Ⅰ 型 RTA 者则小于 2.67kPa（20mmHg）。

4. 特殊检查 X 线平片或静脉肾盂造影（IVP）片中可见多发性肾结石（图 6-1）。

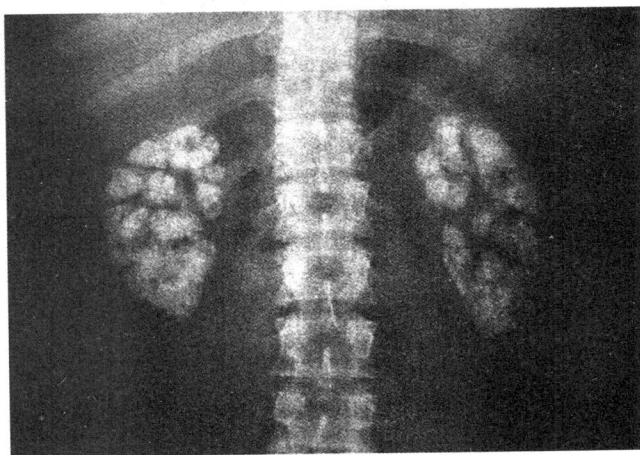

图 6-1 远端肾小管酸中毒典型的泌尿系结石

（四）诊断及鉴别诊断

（1）凡有引起 I 型 RTA 的病因者。

（2）典型临床表现。

（3）高氯血症代谢性酸中毒。

（4）原因未明的尿崩症，失钾或周期性瘫痪，肾结石，佝偻病，骨或关节痛，均应疑及本病。

（5）阴离子间隙正常，尿铵小于40mmol/d，氯化铵负荷试验尿 pH > 5.5，碳酸氢钠负荷试验，尿、血 PCO_2 差值（U - B）PCO_2 小于2.67kPa（20mmHg），可诊断本病。

（6）本病应与肾小球疾病所致的代谢性酸中毒鉴别，后者常有肾小球滤过率下降，氮质血症的临床表现。

（五）治疗

1. 病因治疗　I 型 RTA 患者多有病因可寻，如能针对病因治疗，其钾和酸分泌障碍可得以纠正。

2. 纠正代谢性酸中毒　I 型 RTA 碱性药物的剂量应偏小，剂量偏大可引起抽搐。因肝脏能将枸橼酸钠转化为碳酸氢钠，故常给予复方枸橼酸合剂即 Shohl 溶液（枸橼酸140g，枸橼酸钠98g，加水至1 000ml），50～100ml/d，分3次口服。

3. 电解质紊乱的治疗　低钾者常用枸橼酸钾合剂。补钾亦应从小剂量开始，逐渐增大。禁用氯化钾，以免加重高氯血症酸中毒。

4. 骨病的治疗　针对低血钙、低血磷进行补充治疗。

（1）纠正低钙血症：可口服碳酸钙2～6g/d，同时需补充维生素 D 类药物，常用维生素 D_2 或维生素 D_3 30万 U。当血钙为2.5mmol/L 或血清碱性磷酸酶恢复正常时则停用，以避免高钙血症，应用维生素 D 时必须与碱性药物同用。

（2）纠正低磷血症：低磷者给予无机磷1.0～3.6g/d，分次口服，或磷酸盐合剂（磷酸二氢钠18g加磷酸氢二钠145g，加水至1 000ml），每次10～20ml，每日4次口服。

（六）预后

I 型 RTA 早期诊断及治疗，一般较好。有些患者可自行缓解，但也有部分患者可发展成为慢性肾衰竭。

三、混合型肾小管酸中毒（Ⅲ型）

混合型肾小管酸中毒为 I 型和 Ⅱ 型的混合类型。

四、高钾型肾小管酸中毒（Ⅳ型）

（一）病因病理

此型 RTA 多为获得性（表6-3）。醛固酮分泌不足或远端小管对醛固酮反应减弱是主要机制。尽管远端小管泌 H^+ 功能正常，但分泌铵的能力很低，总排酸能力下降。

表6-3　高钾型肾小管酸中毒常见病因

醛固酮伴随糖皮质激素缺乏

　Addison 病

　双侧肾上腺切除

　21 - 羟化酶缺乏

　羟类固醇脱氢酶缺乏

　AIDS

单纯性醛固酮缺乏

　遗传性：皮质酮甲酰氧化酶缺乏

一过性（婴儿）

肾素分泌低下（糖尿病肾病、肾小管间质疾病）

非甾体类抗炎药

β 受体阻断药

肾素－血管紧张素系统阻断药

肾移植

醛固酮耐受

假性低醛固酮血症Ⅰ、Ⅱ型

螺内酯

钙调素抑制药（环孢素、他克莫司）肾毒性

梗阻性肾病

镰状细胞贫血

锂

氨苯蝶啶

甲氧苄啶

肾移植

（二）临床表现

（1）存在高氯性酸中毒。

（2）尿钾排泄明显减少，血钾高于正常。

（3）尿中不含氨基酸、糖和磷酸。

（三）辅助检查

1. 血液生化检查　动脉血气分析为高氯性代谢性酸中毒并发高钾血症。

2. 尿液化验　尿 pH > 5.5，血浆 HCO_3^- 浓度正常时，肾脏对 HCO_3^- 重吸收下降（15%）。

（四）诊断及鉴别诊断

（1）临床确诊依据为高氯性代谢性酸中毒并发高钾血症，高钾血症和肾功能不平行。

（2）存在慢性肾脏疾病或肾上腺皮质疾病。

（3）持续的高钾血症，应疑及此病。

（4）排除肾功能不全导致的高钾血症。

（五）治疗

1. 一般治疗　如下所述。

（1）限制饮食中钾的含量，避免应用易致高钾的药物。

（2）限制饮食中钠的含量尽管对此类患者有益，但应避免长期限制钠的摄入。

2. 病因治疗　需针对原发性病因进行治疗。

3. 药物　如下所述。

（1）原发病的治疗。

（2）纠正酸中毒：给予小量的 $NaHCO_3$ 1.5 ~ 20.0mmol/（kg·d）。

（3）氟氢可的松：剂量为 0.1 ~ 0.3mg/d，适用于低肾素、低醛固酮或肾小管对醛固酮反应低的患者，以增加肾小管对钠的重吸收，尿钾及净酸排泄增加。常用超生理剂量，故有高血压及心功能不全者应慎用。

（4）呋塞米：可抑制氯的重吸收，增加钾和氯离子的分泌，增加血浆醛固酮的含量，有纠酸和对抗高钾的作用。常用剂量为 20 ~ 40mg，每日 3 次，口服。禁用螺内酯、氨苯蝶啶、吲哚美辛等。

（5）离子树脂：口服能结合钾离子的树脂，可减轻高钾血症和酸中毒。

（6）透析治疗：经上述处理高钾血症不能缓解者，可考虑透析治疗。

（崔金艳）

第二节　Bartter 综合征

Bartter 综合征是一组临床表现为低血钾、代谢性碱中毒、肾性失钾、高尿钙、高肾素高醛固酮血症、正常或偏低血压的遗传性肾小管病，遗传方式主要为常染色体隐性遗传。确切的发病率尚不清楚，国外文献报道在 Costa Rica 地区和科威特发病率为（1.2～1.7）/10 万，瑞典为 1.2/100 万。

随着分子遗传研究的进展，Bartter 综合征目前分 5 型，$Na^+ - K^+ - 2Cl^-$ 共转运蛋白 NKCC2 基因突变导致Ⅰ型 Bartter 综合征，钾通道 ROMK 突变导致Ⅱ型 Bartter 综合征，NKCC2 和 ROMK 突变导致表型非常严重的新生儿 Bartter 综合征，CLCNKB 突变导致Ⅲ型 Bartter 综合征，CIC - K 的 β 亚单位 barttin 突变导致Ⅳ型 Bartter 综合征（表现为新生儿型 Bartter 综合征伴感音性耳聋），钙敏感受体 CaSR 激活突变导致Ⅴ型 Bartter 综合征（为常染色体显性遗传，表现为 Bartter 综合征伴低血钙、血甲状旁腺激素水平降低）。

Ⅰ型和Ⅱ型 Bartter 综合征为新生儿 Bartter 综合征，临床特点是出生前羊水过多和早产。出生后反复发热、呕吐、多尿、脱水，导致生长发育迟缓甚至威胁生命。继发于高钙尿的肾性钙化也很常见。患儿有特征性的面容，三角形脸、耳、眼突出，前列腺素 E 水平很高。大部分经典型 Bartter 综合征在儿童期发病，症状多表现为继发于低血钾的肌无力和抽搐。由于低血钾诱导的肾源性糖尿病和尿崩症造成的多尿、夜尿也很常见。

一、发病机制

肾小球滤过的氯化钠大约 20% 在髓襻升支粗段（TAL）被重吸收，TAL 上皮细胞顶膜侧和基膜侧表达各种通道蛋白和转运体在 Na^+、Cl^- 重吸收中发挥着重要的作用。上皮细胞顶膜侧 $Na^+ - K^+ - 2Cl^-$ 共转运体（$Na^+ - K^+ - 2Cl^-$ cotransporter，NKCC2）内向转运 1 个 Na^+、1 个 K^+、2 个 Cl^- 离子；K^+ 通过顶端膜侧 ATP 调节内向整流 K^+ 通道（inwardly rectifying K^+ channel，ROMK）再循环入管腔，从而保持管腔中足够的 K^+ 浓度，并维持管腔侧带有正电荷，可使 Ca^{2+}、Mg^{2+} 经细胞间隙被动重吸收；ROMK 基因（KCNJ1）突变会使 Na^+、Cl^- 的回吸收速率下降；在 TAL 上皮细胞基膜侧 Na^+ 的排出通过 $Na^+ - K^+$ 泵（$Na^+ - K^+ - ATP$ 酶）；而 Cl^- 的排出主要是通过氯通道 C1C - Kb，C1C - Kb 氯通道需要其 β 亚单位 barttin（BSND）才能发挥功能。以上突变均可以使髓襻升支粗段盐重吸收功能存在障碍。盐重吸收功能障碍导致细胞外液量减少，从而引起高肾素 - 醛固酮血症，转运到集合管的 Na^+、Cl^- 和水增加进一步刺激 K^+ 和 H^+ 的分泌，同时伴有的高肾素 - 醛固酮血症会进一步导致低钾血症。

二、病理

通过光镜、电镜可见到肾小球旁器细胞肥大增生，含有大量内分泌的原始颗粒，致密斑细胞有增生及退行性变。肾小球玻璃样变和粘连、肾小球基膜增厚或局灶节段硬化、小动脉狭窄。肾小管上皮细胞可有低钾性空泡变性，有时伴有不同程度的间质纤维化。

三、诊断

继发于肾性失钾的低血钾、代谢性碱中毒、正常或偏低的血压是 Bartter 综合征的临床特点，同时可以伴有高肾素高醛固酮血症、高尿钙、血及尿前列腺素 E 水平升高。通常在儿童期起病，男性更容易发病。大多数 Bartter 综合征患者在出生前或新生儿期表现为羊水过多和早产、多尿和烦渴多饮。出生后表现包括生长障碍、威胁生命的发热和脱水、低血压、肌无力、癫痫发作、手足抽搐、感觉异常及由软骨钙质沉着症引发的关节痛，也有成年发病的报道。

（一）低血钾

明显和持续的低钾血症，常在 1.5～2.5mmol/L，尿钾升高。出现厌食、频繁呕吐、腹胀、便秘、乏力、多尿和遗尿。偶尔引起肾盂、输尿管积水及巨结肠等空腔器官扩张症。由于失钠和碱中毒，平时喜欢吃咸和酸的食物。严重低血钾者可发生肌瘫、心律失常甚至阿－斯综合征，可猝死。

（二）低氯性碱中毒

Cl^-、Na^+、K^+ 丢失，血 pH 偏碱，常感四肢麻木，肌肉颤动，缺钙，Chvostek 试验阳性，Trousseua 试验阳性。血 HCO_3^- 可达 40mmol/L。

（三）其他症状

发育障碍，智力低下，身材矮小，骨骺闭合延迟，X 线片示骨龄延迟，腹痛、十二指肠扩张，偶有佝偻病，与糖代谢紊乱、营养不良及水、电解质、酸碱代谢紊乱有关。肾小管病变继发电解质紊乱可有高尿钙、高尿酸，甚至发生痛风、肾结石、肾衰竭。X 线片可有肾盂积水。随着分子生物学技术的进步，可以通过对相应基因突变的筛查对 Bartter 综合征进行基因诊断。

四、鉴别诊断

诊断 Bartter 综合征时首先要与呕吐、滥用利尿剂和镁缺乏等鉴别。长期呕吐会导致尿氯浓度降低。镁缺乏引起尿钾排泄和碱中毒，症状很像 Bartter 综合征，但这种情况下一般血镁、尿镁都偏低。在无家族史的患者，诊断 Bartter 综合征前应多次检查尿中利尿剂的含量。

Bartter 综合征常因低血钾而误诊为其他疾病，需与肾小管性酸中毒、原发性醛固酮增多症（简称原醛）及假性醛固酮增多症（Liddle 综合征）、肾素瘤、肾动脉狭窄相鉴别。

另外，经典型 Bartter 综合征和 Gitelman 综合征的表型有重叠和交叉，两者都表现为低钾性碱中毒，肾性失钾，RAS 系统激活，血压不高。Gitelman 综合征是编码远曲小管表达的 NCCT 的基因突变，Bartter 综合征是由于编码髓襻升支粗段的离子转运体（包括 NKCC2、ROMK、CLCNKB 等）的基因突变。典型的病例不难区分。通常，Gitelman 综合征比 Bartter 综合征病情轻，发病年龄晚。Gitelman 综合征表现为低尿钙、低镁血症，前列腺素增加不明显；而 Bartter 综合征典型表现为高尿钙或正常尿钙，血镁正常，前列腺素分泌增加。对于临床表现不典型的 Bartter 综合征和 Gitelman 综合征，两者的鉴别诊断需要结合 Cl 清除试验和基因突变检测（表6-4）。

表6-4　Bartter 综合征鉴别诊断

疾病	血压	血钾	pH	AT Ⅱ	Ald	PGE
RTA	N	↓	酸中毒	N	N	N
Bartter 综合征	N	↓	低氯性碱中毒	↑	↑	↑
原醛	↑	↓	碱中毒	N	↑	N
肾素瘤	↑	↓	N	↑	↑	↑
Liddle	↑	↓	高钠碱中毒	↓	↑	N 或↓

五、治疗

传统治疗是通过食物及药物补钾，如醛固酮拮抗剂、前列腺素酶合成抑制剂及保钾利尿剂氨苯蝶啶口服。吲哚美辛治疗可纠正生化异常，使尿量显著减少，促进生长发育，但未能改善肾钙化。特异性 COX－2 抑制剂如罗非昔布替代非选择性 COX 抑制剂吲哚美辛治疗，可避免胃肠道毒性。血管紧张素转换酶抑制剂（ACEI）的应用可以通过抑制 RAS 系统减少钾排泄，见效比螺内酯快。另外，β 受体阻滞剂普萘洛尔、TXA_2 合成酶抑制剂等也有部分疗效。上述治疗方案以联合用药较好，能达到长期用药的目的。

（崔金艳）

第三节　假性醛固酮增多症

一、概述

假性醛固酮增多症（pseudo – hyperaldosteronism，PHA）是一组临床表现类似于原发性醛固酮增多症，但血液中醛固酮含量明显降低的疾病。狭义的假性醛固酮增多症仅指 Liddle 综合征。根据其发病原因可分为药物性、遗传性和内分泌性假性醛固酮增多症。

1. 药物性假性醛固酮增多症　最多见于甘草酸类药物，发病机制为甘草甜素（甘草酸）在小肠内转化为甘草次酸，吸收入血后能抑制 11β – 羟类醇脱氢酶（11β – HSD）的活性，使皮质醇失活减慢，大量的皮质醇与盐皮质激素受体结合，引起严重高血压和明显的低钾性碱中毒。

2. 遗传性假性醛固酮增多症　根据其致病基因位点的不同，分为以下 3 种类型：①Liddle 综合征，为常染色体显性遗传病，目前已明确该病是由于患者的上皮细胞钠通道（ENaC）β 亚基或 γ 亚基的错义或移码突变造成 PY 基序的序列改变或缺失，最终导致钠通道活性增加，远端肾小管钠重吸收增加、钾丢失。②表象性盐皮质激素过多综合征（AME），为常染色体隐性遗传病，其病因为先天性 11β – HSD 缺陷，基因定位于 16q22，多见于儿童及青年人，11β – HSD 缺陷使皮质醇不能转化为皮质素，从而皮质醇作用于盐皮质激素受体，引起盐皮质激素过多。③真性盐皮质激素过多综合征，为常染色体隐性遗传病，该征由两种酶缺陷引起：17α – 羟化酶缺陷为 CYP17A1 基因突变所致，位于 10q24.3 上，其功能缺陷时，皮质醇合成减少，促肾上腺皮质激素（ACTH）代偿性分泌增加，导致产生大量具盐皮质激素活性的类固醇，引起高血压、低血钾；11β – 羟化酶缺陷为 CYP11B1 基因突变所致，位于 8q21 上，发病机制为 11β – 羟化酶缺陷，使得 11 – 脱氧皮质醇不能转化为皮质醇，以及去氧皮质酮转化为皮质固酮和醛固酮过程受阻。

3. 内分泌性假性醛固酮增多症　可见于 Cushing 综合征、异位促肾上腺糖皮质激素综合征（EAS）等，发病机制尚不明确，有研究支持该症是由于 ACTH 本身或依赖 ACTH 的肾上腺类固醇抑制 11β – HSD 活性的结果。

二、临床表现及诊断

Liddle 综合征主要表现为高血压、低血钾和碱中毒，常有肌无力、麻痹、手足抽搐、多尿、烦渴、感觉异常、视网膜病变等。化验检查呈严重肾性失钾，血钾常低至 2.4～3.5mmol/L，血醛固酮不高或降低，尿 17 – 羟和 17 – 酮类固醇及 ACTH 试验均正常。结合本病对螺内酯治疗无效，唾液及汗液 Na^+/K^+ 比例增高等特点可确定诊断。

药物性假性醛固酮增多症表现为全身乏力、四肢麻木、不能站立行走、头痛、胸闷、血压升高、腹胀；严重者可出现心律失常、呼吸困难。实验室检查可见：血、尿醛固酮不高、反而降低，患者尿 17 – 羟及游离皮质醇远较正常为低，但血浆皮质醇正常。

表象性盐皮质激素过多综合征（apparent mineralocorticoid excess，AME）表现为高血压、低血钾、碱中毒、低肾素、低醛固酮。

真性盐皮质激素过多综合征：临床表现除高血压、低血钾外，均有性征异常，如男性不完全性性早熟，伴生殖器增大，女性出现不同程度的男性化，呈假两性畸形。

内分泌性假性醛固酮增多症：大多有糖代谢异常、高血压、水肿和色素沉着。化验检查有低血钾性碱中毒，血浆皮质醇和尿 17 – 羟醇及 17 – 酮醇排出增加。

三、治疗

1. Liddle 综合征的治疗　①低钠饮食，小于 90mmol/d。②低血钾者适当补钾，一般口服或静脉补充门冬氨酸钾镁，补钾的同时需注意预防低血镁。严重低血钾引起的肌麻痹及严重心律失常时，可短暂补充氯化钾，待血钾升至正常水平以后即停补钾以免发生高钾血症。

2. 药物性假性醛固酮增多症的治疗　首要措施是停用甘草及其制剂，以及含有甘草的食品和保健品。甘草的洗脱期为 2 周，一般患者在停用甘草后两周内各项指标常可恢复正常。对于甘草使用量大、临床症状重者，可能需要更长时间才能恢复，最长可达 4 个月之久。此时可采用低钠饮食、补钾、降压等对症治疗。螺内酯、依普利酮具有良好的降压效果，肾小管上皮钠通道抑制剂氨苯蝶啶或阿米洛利也有一定作用。对于严重的低钾患者，可考虑给予地塞米松，以减少皮质醇对盐皮质激素的激活作用。

3. 内分泌性假性醛固酮增多症的治疗　应根据不同的病因作相应的治疗。EAS 应治疗原发性恶性肿瘤，视具体病情做手术、放疗和化疗。如能根治，其相应症状可以得到缓解；如不能根治，需要用肾上腺皮质激素合成阻滞剂美替拉酮、酮康唑等。

4. 表象性盐皮质激素过多综合征的治疗　限钠饮食，药物选择同药物性假性醛固酮增多症。

5. 真性盐皮质激素过多综合征的治疗　应用糖皮质激素替代疗法。原则为：①青春期后患者宜用对垂体 ACTH 抑制作用强、长效的地塞米松，开始剂量应大于生理量，一般地塞米松 0.7mg，3 次/d，1 周后逐渐减至维持量，剂量应个别化，一般 0.2～0.7mg，1 次/d，在晚上睡前服用。②儿童患者主张用氢化可的松，以尽量减少对生长发育的影响。初始每日剂量可按 10～25mg/m² 体表面积估算，分 3 次给药，以后根据患儿生长情况和疗效评估结果及时调整剂量。但对于延误诊断者效果可能欠佳，此时可加用保钾利尿剂和钙拮抗剂。

（崔金艳）

第四节　假性醛固酮减少症

一、概述

假性醛固酮减少症（pseudohypoaldosteronism，PHA）是以高血钾、高氯性代谢性酸中毒、高血压为特征，同时血浆醛固酮和肾素水平正常或偏低、肾上腺功能正常的一组疾病。可分为 Ⅰ 型（PHA Ⅰ）与 Ⅱ 型（PHA Ⅱ）。

1. PHA Ⅰ　又称 Cheek - Perry 综合征、醛固酮不敏感综合征，是一种常染色体显性/隐性遗传病，系 Cheek 及 Perry（1958 年）首次报道。隐性遗传者与位于肾远曲小管和集合管上皮细胞的钠通道（epithelial sodium channel；ENaC）功能障碍有关。显性遗传者与盐皮质类固醇受体功能障碍有关。

2. PHA Ⅱ　又称 Gordon 综合征、家族性高血钾高血压，是一种常染色体显性遗传疾病，由 Gordon 等人于 1970 年首次报道。其实质是由于 WNK（with nolysine kinases）激酶家族的两个成员 WNK4 和 WNK1 的基因突变，从而影响了它对 $Na^+ - Cl^-$ 共转运子（NCCT）的抑制调节作用，导致 Cl^-、K^+ 潴留。血浆肾素和醛固酮受抑继发于容量的扩张。

二、临床表现及诊断

1. PHA Ⅰ　发病年龄多在新生儿期，可于出生后数小时出现反复呕吐、多尿、腹泻，渴感减退或消失，体重减轻，体格与智力发育障碍（甚至是白痴）；有些病例则于限盐或应用醛固酮拮抗剂才显露症状。如未采取及时有效治疗，多因脱水或继发感染而夭折。实验室检查：血钠偏低（130mmol/L），血钾升高（5～8mmol/L），血浆肾素活性增高（继发于脱水），尿醛固酮排量亦大增，但尿 17 - 酮及 17 - 类固醇及 ACTH 试验正常，使用外源性醋酸去氧皮质酮或 9α - 氟氢可的松无反应。PHA Ⅰ 应与 21 - 羟化酶缺乏症和 18 - 羟化酶缺乏症所致的失盐综合征相鉴别，后者除有失盐表现外，同时有外生殖器发育异常即女性男性化或男性假性性早熟，血浆肾素活性和醛固酮浓度往往低于正常；血 ACTH 明显升高而血浆皮质醇明显降低，临床上用皮质醇治疗有效。本症除临床表现为失盐外，血浆肾素活性升高而血醛固酮浓度降低，应用外源性醛固酮治疗无效。

2. PHA Ⅱ　主要表现是高血压、高血钾、GFR 正常的三联征，部分患者还有高氯血症和远端肾小管酸中毒，大部分表现为家族性发病，其余约 1/3 为散发病例。PHA II 的症状与另一种遗传性肾小管疾病 Gitelman 综合征正好相反，两者为"镜像病"。PHA II 的临床表现有一定的特殊性，诊断时，必须具有高血钾，再结合高血氯、代谢性酸中毒、高血压，同时肾功能正常，临床上基本能够明确诊断。由于这些临床表现分开并不具有特征性，很多疾病可以出现一部分症状，因此需要排除其他一些疾病，如慢性肾衰竭、IV 型肾小管酸中毒、原发性高血压药物影响等，临床鉴别中主要是观察肾功能和血容量改变。

三、治疗

1. PHA I　临床上以补充食盐为主要治疗手段，部分患儿需用碳酸氢钠纠正酸中毒。通过补充氯化钠（3~6g/d）可纠正低钠、高钾和酸中毒，降低血浆肾素及醛固酮水平，使临床症状改善。治疗有效的指标为患儿失盐状态纠正，渴感恢复，生长发育恢复正常。随年龄的增长，肾小管功能日趋完善，绝大多数患儿在 18~24 个月时常不再需要治疗。

2. PHA II　由于是存在遗传缺陷，PHA II 患者需要终身服用小剂量噻嗪类利尿剂，包括氢氯噻嗪、环戊噻嗪、苄氟噻嗪。给予噻嗪类利尿剂（如氢氯噻嗪 25~100mg，1 次/d），绝大多数患者服药后 1 周左右的时间，高血压、高血钾、高血氯、代谢性酸中毒即可被很好地纠正。PHA II 若能早期得到诊断和合理治疗，患者的水及电解质代谢异常早期就能纠正，预后良好。

（郝秀英）

第五节　急性间质性肾炎

急性间质性肾炎（acute interstitial nephritis，AIN），又称急性肾小管间质肾炎（ATIN），是一组由多种病因引起、发病多与超敏反应相关、临床表现为急性肾衰竭、病理改变以肾间质的炎性细胞浸润、肾小管呈不同程度变性为基本特征的一组临床病理综合征。通常肾小球、肾血管不受累或受累相对轻微。该病占全部急性肾功能衰竭病例的 10%~20%。根据病因可分为如下 3 类。①药物过敏性急性间质性肾炎，系由过敏引起。②感染相关性急性间质性肾炎，发病与感染相关。③特发性急性间质性肾炎，病因不明。

一、药物相关急性间质性肾炎

药物相关急性间质性肾炎（drug associated AIN，DAIN）是药物相关肾损害中最常见的类型之一，45%~85% 的 AIN 可能都是由药物引起。其临床表现不特异，诊断常需肾活检证实。

（一）病因与发病机制

引起 AIN 的药物种类繁多，可以是单一药物或多种药物混合应用而致病。致病药物主要包括抗生素、非甾体类抗炎药（NSAID，包括解热镇痛药）、抗惊厥药、利尿剂、治疗溃疡病药物以及其他一些常用药物。

药物过敏性 AIN 发病与机体超敏反应相关，确切机制不明，很可能是不同药物通过不同的机制致病。多数超敏反应可能系药物作为半抗原与机体组织蛋白（载体）结合后引起，包括细胞免疫反应（迟发型超敏反应）及体液免疫反应（由肾原位免疫复合物形成或循环免疫复合物沉积而致病）。部分药物因具有直接或间接肾毒性，还可同时导致 AIN 和急性肾小管坏死。

（二）临床表现

1. 肾脏损伤表现　临床表现缺乏特异性。绝大部分患者的肾脏损伤出现在应用致病药物 2~3 周后 1 天至 2 个月不等，表现为迅速发生的少尿型或非少尿型急性肾功能衰竭（ARF）。除肾小球功能损伤（血清肌酐、尿素氮迅速升高）外，肾小管功能损害也常十分明显，常出现肾性糖尿及低渗透压尿，并偶见 Fanconi 综合征或肾小管性酸中毒。因肾间质水肿、肾脏肿大而牵扯肾被膜，患者常有双侧或单侧腰痛，血压一般正常，无水肿表现。尿检查常见血尿（肉眼血尿约占 1/3，其余为镜下血尿）、无菌性白细胞尿（常伴白细胞管型，早期少数患者可发现嗜酸性粒细胞尿）、蛋白尿（多为轻度蛋白尿，但非甾体类抗炎药可引起大量蛋白尿直至肾病综合征）。B 超等影像学检查可发现患者双肾大小正常或轻度增大。

2. 全身其他表现　包括以下几种情况：①药物热，其特征为用药后 3～5d 出现或感染性发热消退以后再出现第二个体温高峰。②药疹，常呈多形性红色斑丘样痒疹或脱皮样皮疹。③外周血嗜酸性粒细胞增高。少数病例还可出现轻微关节痛和淋巴结肿大。

（三）病理

病变呈双侧弥漫性分布。光镜见肾间质水肿，弥漫或多灶状淋巴细胞、单核细胞浸润，伴有数量不等的嗜酸性粒细胞或浆细胞浸润，少数情况下可见中性粒细胞浸润，可见上皮样细胞肉芽肿形成。肾小管不同程度地退行性变，乃至坏死和再生。肾小球及肾血管多正常，可有轻度系膜细胞增生。免疫荧光检查一般为阴性。甲氧苯青霉素（methicillin）、苯妥英钠或利福平所致急性过敏性间质性肾炎可见 IgG 和补体 C3 沿肾小管基底膜呈线样或颗粒样沉积。部分患者血清抗肾小管基底膜抗体阳性。由非甾体类抗炎药引起者电镜检查有时可见肾小球微小病变改变（脏层上皮细胞足突广泛融合）。

（四）诊断

对 DAIN 的诊断思路为应首先鉴别患者是否为急性或慢性肾功能衰竭，对确认急性肾功能衰竭者可根据其肾小管功能异常显著、缺乏肾炎综合征或肾病综合征表现等特征初步确定 AIN，并根据近期用药史、全身药物过敏表现、嗜酸性粒细胞尿等特点做出 DAIN 的临床疑似诊断。肾脏病理表现是确诊 AIN 的"金标准"。

（五）鉴别诊断

1. 与肾小球肾炎鉴别　急进性及重症急性肾炎均能导致 ARF，应予鉴别。肾小球肾炎常有以下特点：①常有不同程度水肿及高血压，甚至出现肾病综合征。②尿蛋白量较大，甚至出现大量蛋白尿；血尿突出，常伴红细胞管型；少有无菌性白细胞尿及白细胞管型。③ARF 时，可伴随出现低渗透压尿，但不出现肾性糖尿及肾小管酸中毒。非甾体抗炎药所致 AIN 常同时出现肾小球病变，临床表现为肾病综合征，病理呈微小病变型，常无全身药物过敏典型表现，确诊必须靠肾活检病理检查。

2. 三种 AIN 间鉴别　DAIN 应与感染相关性 AIN、特发性 AIN 相鉴别：①感染相关性 AIN 是系统感染（常为肾外感染）引起机体超敏反应导致。细菌感染所致急性间质性肾炎病理表现为肾脏肿胀充血，严重者可见出血点及小脓肿。在血行感染者呈双侧较弥漫性分布，上行感染者多数为单侧分布或一侧为主，且髓质较皮质病变重。镜下可见肾间质充血水肿，大量中性粒细胞浸润，并侵入肾小管，管腔内大量脓性渗出物充填，严重者有小脓肿形成，肾小球病变不明显。②特发性 AIN 系指病理呈典型 AIN 表现，全面检查不能确定病因的 AIN。其发病率不高。病理表现为肾间质水肿伴有大量单核细胞、淋巴细胞，偶见嗜酸性粒细胞浸润，可有肉芽肿形成。肾小管有不同程度的退行性变。肾小球可出现系膜轻度增生，血管正常。大多数病例免疫荧光检查为阴性。少数病例可见 IgG 沿着肾小管的基底膜沉着。

（六）治疗

治疗原则为去除病因、进行支持治疗，以防治并发症及促进肾功能恢复。

1. 去除过敏原　应及时停用致敏药物，避免再次使用同类药物。轻症病例停用致敏药物后，AIN 即能自发缓解。

2. 应用肾上腺糖皮质激素治疗　口服泼尼松，每日 30～40mg；疾病好转即逐渐减量，4～6 周即停药。

3. 应用细胞毒药物治疗　单用激素疗效欠佳时可以联用环磷酰胺、霉酚酸酯等。

4. 血浆置换　抗肾小管基膜抗体导致的 AIN 需要应用血浆置换治疗。

5. 透析治疗　AIN 患者伴 ARF 具有透析治疗指征时即应给予透析治疗。

二、感染相关性急性间质性肾炎

广义的感染相关性急性间质性肾炎包括肾实质感染和全身感染所致的急性间质性肾炎两类。前者是指肾盂肾炎，后者是由全身感染引起的免疫反应导致的肾间质非化脓性炎症。本节重点介绍后者。

（一）病因和发病机制

各种病原体均可引起全身感染，从而导致 AIN。

1. 细菌 如金黄色葡萄球菌、链球菌、肺炎球菌、大肠埃希杆菌、白喉杆菌、军团菌等。
2. 病毒 如腺病毒、EB 病毒、巨细胞病毒、单纯疱疹病毒、甲型或乙型肝炎病毒、人类免疫缺陷病毒（HIV）、流感病毒等。
3. 螺旋体 如钩端螺旋体、梅毒螺旋体等。
4. 寄生虫 如弓形虫、血吸虫、疟原虫等。
5. 其他 包括肺炎支原体、衣原体、立克次体、白色念珠菌等。

这些病原体可能主要是通过细胞免疫反应介导引起 AIN。

（二）临床表现

1. 临床症状及体征 起病多急骤，出现突然高热、寒战、恶心、呕吐、头痛等败血症的中毒症状，伴腰痛及肾区叩痛。
2. 实验室检查 血常规检查白细胞增高，细胞核左移。尿常规示轻度蛋白尿，尿沉渣中红细胞、白细胞增多，以白细胞为主，并可见白细胞管型及脱落的肾小管上皮细胞。重症可伴不同程度的肾功能损害，以肾小管功能受损为主。

（三）诊断

诊断思路与 AIN 基本相同。即应首先鉴别患者是否为急性或慢性肾衰竭，对确认急性肾衰竭者，根据其肾小管功能异常显著、缺乏肾炎综合征或肾病综合征（如水肿、高血压）等特征可初步确定 AIN。凡有近期感染史、目前存在全身感染征象及伴随临床表现（如败血症）者均应考虑感染相关 AIN 的可能。

（四）治疗及预后

早期如用抗生素积极治疗，控制感染，肾功能可完全恢复。部分患者发展成为慢性肾衰竭，需透析或肾移植维持生命。少数重症患者死于败血症或少尿型急性肾功能衰竭。

三、特发性急性间质性肾炎

特发性急性间质性肾炎是指临床表现为可逆性非少尿型急性肾功能衰竭、肾脏病理的组织学特征为典型急性间质性肾炎但临床难以确定特异病因的 AIN。本节主要介绍肾小管间质性肾炎——眼色素膜炎综合征（tubulointerstitial nephritis – uveitis syndrome，简称 TINU 综合征）。

（一）临床表现

该病多见于女性，其中以儿童及青少年较多见。主要表现为发热、全身不适、皮疹、乏力、肌痛等，血压多正常，常有轻度贫血及血沉快、C 反应蛋白及纤维蛋白升高、高 γ 球蛋白血症等炎症综合征表现，偶于血中查到抗肾小管基底膜抗体或循环免疫复合物。

1/3 患者有眼色素膜炎，可于肾脏损害之前（数周）、同时或于肾受累发病数周至数月后出现。常见眼部症状有眼红、眼痛、畏光、视力下降。

尿常规有轻到中度蛋白尿，一般少于 2g/d，以小分子蛋白尿为主。偶有红细胞、白细胞及颗粒管型。常有中至重度肾小球功能损害，可出现急性非少尿型肾衰竭。因近端肾小管受累，可表现为 Fanconi 综合征。有些病例中，骨髓和淋巴结活检见肉芽肿。

（二）诊断

凡青少年或成年女性发生非少尿型急性肾衰竭，伴发热、轻至中度蛋白尿、肾性糖尿、血沉快及高

γ球蛋白血症，无明显病因可寻时，均应怀疑特发性急性间质性肾炎，如并发眼色素膜炎时可诊断为TINU综合征。

（三）治疗与预后

特发性AIN的治疗主要是支持治疗和免疫抑制治疗。多数患者经支持治疗后肾功能损伤可自然恢复。

糖皮质激素治疗不仅可改善肾功能，而且可预防或减少间质纤维化。对病情较重者及伴有肉芽肿的特发性AIN应早期应用中等剂量的激素治疗，必要时可考虑给予甲泼尼龙冲击治疗；若无效或停药后复发，可考虑应用其他免疫抑制剂（如环磷酰胺或环孢素等）。

治疗后患者的肾功能可在1~2个月内完全恢复正常。发生急性肾衰竭者应做透析治疗。成人预后较儿童差，遗留永久性肾功能衰竭而需透析者不超过5%。

（郝秀英）

第六节　慢性间质性肾炎

慢性间质性肾炎（chronic interstitial nephritis，CIN），又称慢性肾小管－间质肾炎（CTIN），是一组病因及发病机制不尽相同、临床表现为肾小管功能损害及进展性慢性肾功能衰竭、病理表现为肾间质纤维化及肾小管萎缩的肾疾病。CIN可由多种原因引起，包括下列理化物质：西药如镇痛药、环孢素、顺铂等；中药如含马兜铃酸成分的关木通、广防己等；重金属如铅、镉等；放射线。

慢性间质性肾炎的诊断：①有致慢性间质性肾炎的原发性疾病及秀因，如长期服用止痛剂、非甾体类抗炎药史，有长期接触重金属及毒物史，有伴尿路梗阻的慢性肾盂肾炎及高尿酸血症、低钾、高钙血症史等。②除原发性疾病表现外，以贫血、夜尿及多尿较常见。由止痛剂引起者还有肉眼血尿及肾绞痛史，晚期可出现大量蛋白尿、水肿及高血压。③早期以肾小管功能受损为主，晚期内生肌酐清除率下降，血中尿素氮及肌酐升高。如系止痛药性肾病，逆行造影可见肾乳头坏死特征；如系慢性肾盂肾炎，肾CT或B超检查可见双肾外形不规则、肾盂、肾盏变形。④肾组织活检显示肾小管弥漫性萎缩，间质中淋巴细胞、单核细胞浸润及多灶或弥漫性纤维化，晚期肾小球常被纤维组织包绕、纤维化。

一、镇痛药肾病

镇痛药肾病多发生于西方国家，女性多于男性。患者有长期服用镇痛药史，如服用非那西丁、对乙酰氨基酚及阿司匹林等，并常为混合服用，肾损害发生时服药累积量常已达1~3kg。肾脏主要病变为肾乳头坏死和慢性肾小管－间质性肾炎。此外，长期服用非甾体类抗炎药如甲芬那酸也能导致该病。该病发病机制不明，可能与药物毒性作用相关。

（一）临床表现

为少量蛋白尿（尿蛋白常低于1g/d）、轻度镜下血尿（为变形红细胞血尿）、无菌性白细胞尿、肾小管功能损害（夜尿多，尿比重及渗透压低，部分患者出现肾小管性酸中毒）及进行性肾小球功能减退。贫血发生较早，与肾功能损害程度不平行。早期以肾小管、间质损伤为主要征象，随着病变的发展，晚期将出现肾小球滤过率降低、肾小球硬化。

该病的临床表现可归纳为以下几种：①肾浓缩功能障碍症状，如多尿、多饮、口干烦渴甚至肾性尿崩。②肾脏酸化功能障碍症状，可表现为肾小管性酸中毒，儿童可致发育不良或肾性糖尿及氨基酸尿。③肾脏保钠功能障碍症状，出现缺钠和低容量、低血压等。④肾乳头坏死症状，可见肉眼血尿、腰痛，尿中偶可发现坏死细胞。⑤肾衰竭症状，如厌食、恶心呕吐、高血压、贫血、血肌肝及尿素氮升高等，B超检查肾体积常缩小。

镇痛药肾病患者常伴发肾乳头坏死或尿路（肾盂、输尿管或膀胱）上皮细胞癌。急性肾乳头坏死发生时，患者常出现肾绞痛、肉眼血尿、尿中排出坏死肾组织，甚至诱发急性肾功能衰竭。肾盂造影发现肾盏杯状结构破坏，出现环状影和（或）病理检查证实尿中肾组织为坏死肾乳头即能确诊。久之，坏死肾乳头部位出现钙化。尿路上皮细胞癌发生时，患者常反复出现肉眼血尿，乃至血块，进行尿脱落细胞病理检查、膀胱镜、肾盂造影及 CT 检查常能帮助确诊。

（二）病理

双侧肾脏皮质萎缩明显，体积缩小，切面易见灰黄色坏死的肾乳头。显微镜下可见肾间质中弥漫分布的淋巴细胞和单核细胞，伴有多灶状或弥漫性纤维化。病理检查还显示肾小管弥漫性萎缩，肾小动脉内膜增厚，管腔狭窄，肾小球缺血性萎缩及肾小球周围纤维化，肾乳头出现不同程度的凝固性坏死，易有钙化灶。

（三）辅助检查

无菌性脓尿是该病的特点，尿蛋白多呈少量，每日排出量小于 1g，为低分子量肾小管性蛋白尿以及反映远曲小管损伤的 T－H 蛋白。尿 NAG 酶浓度升高。少数患者呈现肾病综合征范围的大量蛋白尿，提示肾小球亦受累。

（四）诊断

包括：①长期滥用镇痛药病史。②有间质性肾炎与肾乳头坏死的临床表现。③尿中发现脱落的坏死肾乳头组织。④静脉肾盂造影见肾乳头坏死的环形影。⑤肾活检呈慢性小管－间质性炎症伴肾小球硬化。

（五）防治

该病至今无良好疗法，其防治关键是早期诊断，及时停药，保护肾脏。应以预防为主，避免滥服镇痛药。确诊后即应停服镇痛药，并予对症处理。停药后少数轻症患者的肾功能可相对稳定或有一定程度好转，但多数患者肾功能持续进展，最终进入替代治疗阶段。

二、马兜铃酸肾病

马兜铃酸肾病（aristolochic acid nephropathy，AAN）是长期间断服用含马兜铃酸中草药引起的肾损害，在我国其发病率较高。含马兜铃酸成分的中草药有 10 余种，主要致病中草药为关木通、广防己、马兜铃、天仙藤、青木香、寻骨风等。2001 年美国食品药品监督管理局（FDA）要求禁止使用关木通、马兜铃及含有上述药材的中成药如八珍散、当归四逆汤、导赤散、复方地虎汤、甘露消毒丹、口咽宁、龙胆泻肝丸、排石汤、小蓟引子、心怡散、养阴消炎汤。对于服用含马兜铃酸药物累积量需多大才能诱发此病尚无定论，因存在较大个体差异。该病发病机制不明，推断为马兜铃酸肾毒性致病。详见后述相关章节。

（郝秀英）

第七节　反流性肾病

一、概述

反流性肾病（reflux nephropathy，RN）是多种原因引起的膀胱输尿管反流（vesicoureteral reflux，VUR）和肾内反流（interrenal reflux，IRR）所致的肾脏瘢痕性病变，最后可发展为终末期肾功能衰竭，是尿毒症的常见病因之一。女性多发，男女比例为 1：5。病理上主要以反流的乳头管及集合管明显扩张，管腔周围间质水肿、充血伴有炎性细胞浸润为主要特点。本病的病因主要为先天性输尿管、膀胱发育异常和继发性的因素（如感染、尿道梗阻、脊髓损伤、妊娠等）导致。

二、临床表现

1. 尿路感染 尿频、尿急、尿痛和发热，严重时表现为典型的急性肾盂肾炎。
2. 高血压 是后期常见的并发症，也是儿童恶性高血压的最常见病因。
3. 蛋白尿 多见于男性患者，虽然不严重，但提示已发展到肾内反流。
4. 肾功能损害 本病是慢性进行性疾病，最后进展为肾衰竭，尤其是儿童和男性患者。
5. 妊娠时表现 多数作者认为 RN 患者妊娠可致肾功能迅速恶化，尤其是在妊娠前已有高血压或蛋白尿者，特别是血肌酐大于 $200\mu mol/L$ 时。
6. 夜尿、多尿 临床上 RN 患者夜尿、多尿常见。由于 VUR 患者远曲小管功能最先受到影响，因此出现夜尿、多尿等尿液浓缩功能异常的表现，是反映肾功能损害的敏感指标。
7. 其他 如发热、腹痛、腰痛、尿路结石、血尿等，原发性膀胱输尿管反流有家族性倾向。

三、诊断

（一）临床表现

详见二、临床表现。

（二）特殊检查

排尿性膀胱尿道造影（micturating cystourethrography，MCU），即在排空的膀胱中注入造影剂 100 ~ 200ml，令患者排尿时摄影，可见造影剂逆行向上充盈输尿管乃至肾盂、肾盏。

按照 MCU 的结果，国际反流研究委员会将膀胱输尿管反流分为 5 级（图 6 - 2）：

Ⅰ级：膀胱内造影剂向上反流至下段输尿管。

Ⅱ级：造影剂反流至肾盂、肾盏，但输尿管无扩张。

Ⅲ级：输尿管轻度扩张和（或）迂曲，肾盂轻度扩张和穹隆轻度变钝。

Ⅳ级：输尿管中度扩张和迂曲，肾盂、肾盏中度扩张，但多数肾盏仍维持乳头状态。

Ⅴ级：输尿管严重扩张和迂曲，肾盂、肾盏严重扩张，多数肾盏中的乳头形态消失。

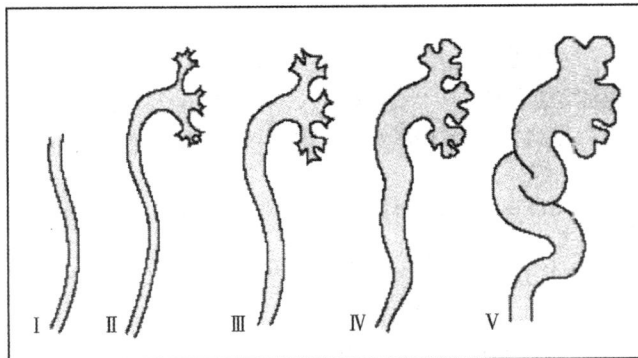

图 6 - 2 输尿管膀胱反流的排尿性尿道造影的分级标准

（三）诊断标准

（1）反复发作的尿路感染。
（2）存在膀胱输尿管反流。
（3）肾盂、肾盏扩张变形及肾皮质变薄。
（4）肾体积缩小。
（5）高血压及少量小分子蛋白尿。

四、治疗方案及原则

（1）手术：膀胱输尿管反流持续存在或重度膀胱输尿管反流并发感染者。

（2）一般治疗：注意个人卫生，多饮水，定期排空膀胱，避免便秘。

（3）治疗尿路感染：有显性尿路感染者，应用有效抗生素2周，然后使用长程低剂量抑菌疗法。

（4）控制高血压。

（孔　征）

第八节　梗阻性肾病

梗阻性肾病（obstructive nephropathy）是指因为尿流障碍而导致肾脏功能和器质性损害的疾病。本病可以是急性，也可为慢性，病变常为单侧性，但不少情况也可以是双侧性。尿路梗阻通常是造成梗阻性肾病的重要原因。而阻塞性尿路病（obstructive uropathy）是指泌尿道存在结构或功能的改变阻碍了尿液的正常流动，但并未影响到肾实质病变。由于尿路梗阻导致的肾实质及肾功能损害通常可因梗阻的解除而停止甚至逆转，因此及早发现梗阻的原因、解除梗阻是诊断与治疗梗阻性肾病的关键。

一、病因

小儿尿路梗阻的原因主要为先天性尿路畸形，通常于6岁前发病。成人尿路梗阻的主要病因多见尿路结石、前列腺肥大、腹膜后或盆腔肿瘤。

造成尿路梗阻主要原因有内源性和外源性两大因素。前者指由于泌尿道管腔及管壁的异常，而后者指除了泌尿道管腔和管壁外的其他因素。

腔内梗阻最常见原因为结石，可发生在输尿管任何一处，但以三处自然转折或狭窄处最多。肾内结石多由许多代谢障碍疾病引起，常见于尿酸结晶或服用可溶性较差的磺胺药等。部分多发性骨髓瘤患者的尿中含有大量本－周蛋白，其可以沉着于肾小管造成阻塞。在部分肾乳头坏死病例，坏死的组织可以脱落造成梗阻。此外泌尿系统出血形成血块也可能阻塞尿路。

输尿管壁本身障碍有功能性及解剖性异常两大类。前者常因输尿管纵行肌或环状运行肌障碍，致使尿液不能正常下行。此类梗阻多发生在输尿管盆腔交界处，在小儿大多是双侧性，左侧肾常较严重。功能性异常所致的梗阻还可发生在输尿管膀胱交界处，以男性为多，大多为单侧性。由解剖性病变造成输尿管壁病变包括炎症、肿瘤等所造成的狭窄。

膀胱功能障碍导致尿路梗阻的原因大多为神经源性，可因先天性肌肉发育不全或脊髓功能障碍等引起。后天性常见于糖尿病、脑血管病变、多发性硬化症或帕金森病等。

外源性尿路梗阻常因生殖系统、胃肠系统、血管或后腹膜其他病变引起。前列腺肥大或肿瘤常是男性发病的原因。女性则多因怀孕、子宫或卵巢等病变引起。克罗恩病或胃肠其他肿瘤可以压迫输尿管而导致梗阻。腹膜后病变可因炎症、纤维化、肿瘤（原发性或转移性）引起。

二、分类

根据尿路梗阻的程度可分成完全性梗阻和不完全性梗阻；根据性质可分为先天性和获得性；根据病程则可分为急性和慢性梗阻；根据梗阻的部位可分成单侧性梗阻和双侧性梗阻或腔内梗阻和腔外梗阻。如梗阻发生在输尿管膀胱连接部以上则称为上尿路梗阻，如发生在输尿管膀胱连接部以下则称为下尿路梗阻。

三、发病机制

依照梗阻发生快慢，单侧或双侧，以及梗阻完全程度而有不同。主要病理生理改变如下所述：

（一）输尿管内压力上升

取决于尿流率、梗阻部位和程度。管腔内压力过高可促使管腔扩张，蠕动加强。如果梗阻较轻，则增高的腔内压可随蠕动的动力作用有时可自行将梗阻部分克服。正常输尿管腔内压力为 0.8～1.33kPa（6～10mmHg），但许多由先天性障碍所致的梗阻病例，平时输尿管腔内压力较正常偏高。在明显梗阻时该压力可达到 5.33～6.67kPa（40～50mmHg）。

（二）肾血流动力学改变

在急性双侧性梗阻的动物试验中可观察到肾血流量（RPF）先有短暂上升，但之后（约 1 小时后）即减少，肾小球滤过率（GFR）下降。早期 RPF 升高与局部前列腺环素和前列腺素 E 产生增加有关，而后期下降与血管紧张素Ⅱ、血栓烷 A_2、抗利尿激素产生增加、一氧化氮（NO）产生减少有关。致密斑在此过程中起着重要的调控作用。慢性双侧性梗阻一般肾血浆流量仍可保持一定水平，大约为正常的60%～70%。急性单侧梗阻时近端肾小管压力可以正常，RPF 改变可以不十分明显，对侧 RPF 可代偿性上升，其机制可能是肾－肾反射被激活所致。慢性单侧输尿管梗阻一般输尿管内压力不如急性者为高，近端肾小管内压力一般反而下降，约为正常 30%，RPF 因为慢性梗阻下各种代偿机制多已动员，因此一般反而下降40%左右。

（三）GFR 下降

取决于梗阻的严重程度和持续时间。早期（梗阻后 2～3h）与肾内前列腺素分泌和肾神经调控的肾－肾反射有关；晚期（24h 后）主要与 RPF 下降和入球小动脉收缩有关。急性梗阻在数小时后 GFR 便开始下降，至24h 时下降至正常的30%。在输尿管慢性部分梗阻 GFR 可保持不变或缓慢降低，但完全梗阻后便进行性下降。梗阻使近端小管内压力上升，导致肾小球跨毛细血管膜净水压压力梯度的下降，进而造成 GFR 的下降。在输尿管结扎后整体肾脏 GFR 的下降，与单个肾单位 GFR 的下降和有滤过功能的肾单位数量的减少有关。慢性梗阻引起的 GFR 降低往往不可逆。

（四）肾小管功能

部分而非完全性的梗阻主要表现为远端肾小管功能障碍异常。常见肾脏对尿液浓缩功能障碍。少数病例浓缩功能障碍可以极为明显，这主要由于不完全性梗阻后在未梗阻的髓质部位血流增加，将形成肾髓质间质的高渗透梯度和渗透性物质带走；其次，过高的小管内压可以影响髓袢上升支粗段的 NaCl 转运，从而影响了逆流倍增效应的进行；再者，由于集合小管受压力影响，该处细胞对血管加压素反应失常也是机制之一；部分病例还可以表现为对钠盐重吸收障碍。小管酸化功能在梗阻较长期的病例也可出现，表现尿 pH 值偏高以及代谢性酸中毒。

（五）肾间质纤维化

是长期尿路梗阻后一个常见肾脏组织表现，其过程主要与细胞外基质（ECM）蛋白的合成与降解失衡、小管上皮细胞损害有关。近期研究证实氧化应激、缺氧、巨噬细胞浸润和细胞因子产生增加是梗阻后肾脏间质纤维化的重要原因。NF－κB 的激活和 TNF－α mRNA 的转录增加导致 TGF－β 和 AngⅡ产生增加是其发生发展的重要环节。上述因素促进成纤维细胞的增殖、分化和积聚，肾小管上皮细胞凋亡增加并导致各类化学趋化因子和黏附因子的表达上调而引起一系列炎症反应，进一步加剧了纤维化进程。动物研究证实 TGF－β 抑制药可延缓梗阻肾病的纤维化进程。近有研究发现 Wnt 基因家族表达与梗阻性肾病间质纤维化有关，Wnt－4 基因的高表达可阻止肾间质细胞向上皮细胞转化，并可刺激成纤维细胞Ⅰ型胶原和 α－平滑肌肌动蛋白的表达。

（六）肾脏代谢的变化

在梗阻性肾病的肾脏中尚存在一些代谢性障碍，除远端部位肾小管有 cAMP 产生障碍外，尚有对 PTH 反应障碍、泌 H^+ 及 HCO_3^- 重吸收障碍、$Na^+－K^+－ATP$ 酶、$Mg^{2+}－ATP$ 酶障碍、ATP 产生障碍，以及葡萄糖氧化、糖原新生等许多代谢障碍。

(七) 梗阻解除以后肾功能改变

完全性梗阻 24h 后解除，GFR 需 14～60d 才能恢复到稳定水平，但仍有约 15% 的肾小球功能不可逆减退。RPF 在梗阻解除后大多可渐渐上升，但因血液大多重新分布到髓质，所以真正改善有限。这可能与肾组织常分泌较多血栓素 A_2 有关。

在双侧梗阻解除后常可出现"梗阻后利尿（post - obstructive diuresis）"的现象，给予抗利尿激素并不能纠正，此被认为与梗阻时积聚的大量溶质物质及一些能促进水钠排泄的体液因子（如 ANP）有关。其机制有：①肾乳头间质内溶质含量的减少。②远端肾小管上水通道蛋白表达减少。③存在髓袢对 NaCl 重吸收障碍。④集合管对抗利尿激素和 cAMP 反应性下降。⑤cAMP 产生障碍。⑥近髓肾单位的永久功能丧失而影响髓质渗透梯度的形成。

四、病理改变

早期主要为肾小管管腔扩张，以集合管及远端小管为主。随着时间的延长，肾小管上皮细胞变为扁平并渐萎缩，病变由远端部分肾小管逐渐迁延到近端肾小管。肾小球在早期病变不明显，鲍曼囊可以扩张，肾小球周围渐渐出现巨噬细胞浸润，纤维化形成。其后肾小管 - 间质慢性炎症细胞、成纤维细胞或肌纤维母细胞浸润可以更明显，间质纤维化加剧，小球部分可以完全塌陷或出现硬化样改变，肾血管也可产生缺血硬化样改变。

五、临床表现

患者可无症状或表现多样化，根据基本病因、梗阻程度、病程长短而有不同。

(一) 疼痛

典型的表现为肾绞痛，可以是持续性但常阵发性加剧。肾盂或输尿管上段梗阻往往有腰部疼痛，而输尿管下段梗阻时疼痛可向会阴部放射。严重时可出现恶心、呕吐或食欲缺乏。在慢性梗阻性肾病患者，有时疼痛不是很突出。

(二) 排尿异常

双侧完全性梗阻可以造成无尿，但大部分本病患者梗阻并不完全，因此常呈多尿，同时常伴有烦渴。在并发感染时可出现膀胱刺激症状。由膀胱颈部阻塞引起者（例如前列腺肥大）则可有尿潴留、排尿踌躇、尿失禁或尿流变细等表现。

(三) 肾盂积水、肾实质萎缩和肾功能不全

正常肾脏集合系统的尿液量为 5～10ml，若梗阻持续则可在梗阻的近侧端出现扩张，表现为肾盂积水。肾盂积水通常是梗阻性肾病时的临床表现，但许多梗阻性肾病（例如肾内梗阻、先天性输尿管畸形时）并不一定有肾盂积水。梗阻侧肾脏常可见有体积增大、实质变薄，但若为不完全性、间歇性的长期梗阻，导致肾脏硬化时体积变小。梗阻若持续最终可发展至肾功能不全甚至终末期肾病。急性肾功能不全常见于尿路完全性梗阻。

(四) 高血压

常见，其机制可能与肾素分泌过多或对水、钠调节机制障碍有关。一般由单侧肾脏梗阻病变导致的高血压以肾素依赖型为多，双侧病变引起者则水钠依赖型占多数。

(五) 反复或难治性尿路感染

可发生于任何部位尿路梗阻，但常见于低位梗阻。感染发生与尿流不畅有关，解除梗阻是治疗的首要手段。

(六) 红细胞增多症

少见。主要由于梗阻引起肾脏缺血而刺激促红细胞生成激素分泌过多而致。在外科手术纠正梗阻后可以改善。

（七）酸中毒

主要因为影响肾小管对 H^+ 的分泌而致。部分病例可并发有血钾过高。

（八）尿性腹腔积液

新生儿或婴儿梗阻性肾病时，偶见尿液自发性外渗入腹腔，引起尿性腹腔积液。此时腹腔积液肌酐/血清肌酐比率变为 3：1，而非尿性腹腔积液比例为 1：1，此点可供鉴别。

六、诊断

尿常规、超声波、X 线检查常不仅可以确立诊断，还可明确病因。

尿液常规检查依病因不同而异。大多数病例有蛋白尿，但量一般小于 1.5g/d。常可见红、白细胞。由结石肿瘤等引起者，有时有肉眼血尿，并发感染则可有较多白细胞。肾乳头坏死引起者，典型的尿液色呈"洗肉水"样，经纱布滤过后可见坏死组织。管型检查常可提示病因，例如由磺胺类药、尿酸等引起者，其特殊结晶可附在管型上。并发感染者的病例，其尿 pH 常升高，如果 pH 值经常在 7.5 以上者大多提示梗阻时间已久，且病变已转为慢性。

贫血常继发于慢性梗阻引起的尿毒症。当远端肾小管酸中毒存在时，出现高氯性代谢性酸中毒。双侧肾积水时尿素氮/尿肌酐比值低于 10：1。

腹部 X 线平片检查简单易行，可以显示90%的结石和其他置入物（如支架）。必要时可通过静脉肾盂造影（IVP）来明确梗阻的部位和性质。B 超检查属非创伤性，不依赖肾功能，故为确定肾盂、肾盏有无积水的首选检查，精确性大于90%。除可测得肾脏大小外，还可探得肾盂积水或结石。如果检查中发现残余尿增多，则提示有前列腺肥大、肿瘤或者神经源性膀胱。多普勒检测单侧梗阻时梗阻侧肾动脉阻力指数较对侧高，常大于 0.7。

通常对超声检查有疑问、肾脏显示不清或梗阻性质不明时可采用 CT 检查。特别是由肿瘤、腹腔后病变等引起者，对确诊病因更为重要。但 CT 价格昂贵，增强 CT 需使用造影剂，对肾功能已明显受损的患者则应慎用。近年来，通过血氧依赖的核磁共振显影技术来反映器官组织的能量消耗，被用于评价急性输尿管梗阻后肾脏 RPF 的变化和 GFR 功能，此技术不需造影剂，有助于判断梗阻肾的功能预后。

放射性核素检查是了解分侧肾功能较好方法，但对梗阻定位较差。泌尿系动态显像对梗阻诊断价值不如 IVP，但此项技术只用小剂量放射性核素，没有造影剂的全身反应，可灵敏地显示残余肾功能。肾图和泌尿系动态显像检查期间，静脉注射呋塞米 0.3～0.5mg/kg，有助于确定有无机械性梗阻。

七、治疗

（一）去除梗阻

根据病因和梗阻部位而定。小于5mm 的结石常可自行排出。震波碎石方法一般对 7～15mm 大小的结石较有效。在输尿管中下段结石经保守治疗（饮水、中药等）后仍无效者应采用在膀胱镜下逆行取石。对已有肾功能损害或用上法不能成功者则需考虑外科手术解除梗阻。手术治疗梗阻病变之前，需全面评价梗阻的病因、严重程度和持续时间。对不同部位梗阻要采取相应措施：如尿流改道手术包括膀胱造瘘置管、肾脏切开术、肾盂切开术、经皮输尿管切开术、耻骨联合上膀胱切开术、经皮输尿管回肠吻合术等。

（二）延缓梗阻性肾病的进展

伴高血压者应予降压药物治疗。近来在动物实验及临床试验中证明阻断肾素－血管紧张素系统的药物，如血管紧张素转换酶抑制药和血管紧张素受体拮抗药可延缓梗阻性肾病的进展。对于有酸中毒的病例则应纠正酸中毒，一方面可减少梗阻的发生，另一方面也可减轻对肾功能的损害。

（三）感染及其他并发症的治疗

由于尿路梗阻常并发有感染，故抗生素常需要同时使用。不少病例梗阻并不完全，但因继发感染造成水肿、炎症分泌物阻塞等可使梗阻变得更明显，使用抗生素后，梗阻可以明显好转，但使用剂量、疗程及选择用药需依据感染的严重程度、病程、病原菌培养结果及肾功能情况而加以调整。通常在药物敏感试验出结果之前，就应选用在肾脏和尿中浓度高的抗生素，疗程要长，通常 3～4 周。对于肾功能已不可逆地完全丧失且反复发生感染的肾脏则可考虑肾切除。

梗阻或梗阻解除后所出现的多尿等造成的水、电解质紊乱等障碍应及时予以纠正。对于已出现急性、慢性肾衰竭者必要时应予透析治疗，终末期肾衰竭也适合肾移植，但手术前通常作双肾切除以去除感染灶。

（孔　征）

第七章

尿路感染和肾结石

第一节　尿路感染

一、概述

尿路感染（urinary tract infection）是指病原体侵犯尿路黏膜或组织引起的尿路炎症。多种病原体如细菌、真菌、支原体、衣原体、病毒、寄生虫等均可引起尿路感染。由于女性尿道短、宽而直的解剖学特点，其发生尿路感染的概率更大。

尿路感染的致病菌包括细菌、病毒、真菌、衣原体、支原体等均可引起尿路感染，其中95%以上是革兰阴性杆菌所致，在细菌性尿路感染中，大肠杆菌最为常见，占急性尿路感染的80%～90%，其次是副大肠杆菌、变形杆菌、克雷伯杆菌、产气杆菌和铜绿假单胞菌。约5%的尿路感染由革兰阳性菌引起，主要是粪链球菌和葡萄球菌。95%以上的尿路感染为单一病原菌所致，混合性细菌感染较少见。单纯性和复杂性尿路感染的致病菌有很大的差异，但肾盂肾炎和膀胱炎的致病菌无明显差异。单纯性尿路感染的致病菌无医院及地域差异，但最近革兰阳性菌的发病率有增加的倾向。真菌性尿路感染较少见，致病菌多为念珠菌和酵母菌，以念珠菌引起的尿路感染为主。与尿路感染是否发生的因素和机制如下。

1. 细菌菌毛　细菌菌毛是革兰阴性杆菌黏附的毒素因子，在感染的最初阶段，细菌表面结构对于细菌耐受尿流、尿液 pH 值和渗透压，进而附着于尿路方面起着重要作用。

（1）菌毛的分类：通过菌毛与红细胞的受体反应产生凝集反应的类型可分为 MS 菌毛和 MR 菌毛，前者的凝集反应能被甘露糖阻遏，称为甘露糖敏感性菌毛（MS 菌毛），反之则为甘露糖抵抗性菌毛（MR 菌毛）。大肠杆菌 MS 菌毛的代表是 1 型菌毛，直径 7nm，长 0.2～2.0μm，受体有甘露糖残基。MR 菌毛的代表是 P 菌毛，直径 6.8nm，长约 1μm。从儿童急性肾盂肾炎的尿中经常可分离出含有 P 菌毛的大肠杆菌，因此 P 菌毛也被称为"肾盂肾炎相关菌毛（Pap 菌毛）"。大肠杆菌的 MR 菌毛还包括 S 菌毛和无明显菌毛结构的非菌毛性黏附素（non - fimbrial adhesin），如 X 黏附素和无菌毛黏附素等。

（2）菌毛受体的分布：1 型菌毛附着于肾近曲小管上皮、膀胱肌层及膀胱黏膜，可与白细胞膜抗原（CD11 和 CD18）及尿中 Tamm - Horsfall 蛋白结合，比较容易清除。P 菌毛可与尿路黏膜的受体结合。与肾小球、肾小囊、近曲小管、远曲小管结合较强，而与膀胱上皮的结合较弱。S 菌毛也可与近曲、远曲小管和集合管结合。

（3）临床较常检出的菌株菌毛：大肠杆菌、沙雷菌、肠杆菌较常检出菌毛，而铜绿色假单胞菌（绿脓杆菌）、变性杆菌、柠檬酸杆菌检出率较低。大肠杆菌中引起肾盂肾炎的菌株与肠道菌株相比一般多均有 P 菌毛、溶血素及 S 菌毛的基因及 1 型菌毛。97% 的儿童急性肾盂肾炎、100% 的成人非闭塞性肾盂肾炎可检出具有 P 菌毛的菌株，但在单纯性的膀胱炎则只有 11%～19% 的检出率。

（4）菌毛和肾瘢痕：MR 菌毛特别是 P 菌毛在感染初期对细菌在肾盂或输尿管黏膜的附着起重要作用，而感染后期形成炎性病灶后则以 1 型菌毛为代表的 MS 菌毛起主要作用。例如，从复杂性尿路感染分离出的具有 MR 菌毛和 MS 菌毛的黏质沙雷菌，克隆各种菌毛的基因，转入无菌毛的大肠杆菌中使其表达相应的菌毛，如将这些大肠杆菌直接注入大鼠的肾实质内，可见肾瘢痕形成。只有 MS 菌毛的细菌可形成明显瘢痕，而 MR 菌毛的细菌肾瘢痕形成不明显。另一方面，这样的菌毛对白细胞活性酶的产生有刺激作用。实验研究发现，有 MS 菌毛株与无 MS 菌毛株和有 MR 菌毛株相比，对多核白细胞过氧化物的产生刺激作用强。也就是说，MS 菌毛能够促进多核白细胞的活性酶产生，引起炎症反应而导致肾实质损害（瘢痕形成）。接种 MS 菌毛保留株时，应用过氧化物的消除剂过氧化物歧化酶及有相同作用的抗坏血酸和硒化合物，可显著抑制瘢痕形成。另外，在这种感染实验中接种细菌后，6h 内如给予适当的抗菌药，可抑制瘢痕形成；24～72h 后给药则不能预防瘢痕形成，这时作为上述的消除剂和抗炎药物，给予类固醇可抑制肾瘢痕形成。因此，在反流性肾病和肾盂肾炎时，为预防肾实质性损伤，应在感染早期应用适当的抗生素和抗炎药物。

2. 革兰氏阳性球菌的黏附　主要通过与自身产生的菌体周围多糖蛋白复合物形成聚合体，这些聚合体与机体纤维连接蛋白等结合蛋白结合附着，细菌表面和机体黏膜均为负电荷，通过这种非特异性结合可达到不可逆的附着。任何基础疾患使机体尿路上皮表面受损，机体的附着蛋白暴露，机体基质即可附着于暴露的附着蛋白上。因此单纯性尿路感染中致病菌大多数是以大肠杆菌为代表的革兰阴性杆菌，但原发疾病使尿路上皮受损，其继发的复杂性尿路感染中多有革兰阳性球菌的参与。

3. 其他致病因素

（1）产气杆菌素：染色体上有产气杆菌素基因的大肠杆菌，其尿路感染致病菌株比肠道大肠杆菌菌株多。

（2）毒素：溶血素，溶血性大肠杆菌较非溶血性大肠杆菌更容易引起尿路感染，并且溶血素也参与了大肠杆菌肾盂肾炎菌株对人类肾小管上皮细胞的毒性作用；细胞毒坏死因子，与细菌侵入宿主细胞内有关；尿素酶，在奇异变形杆菌中，其产生的尿素酶将尿素分解为氨，能促进磷酸镁铵尿路结石的形成，发生急性肾盂肾炎频率更高。

（3）菌体成分：荚膜是细菌周围分泌的黏膜层，其含有的糖蛋白所携带的负电荷可使细菌逃避吞噬细胞的吞噬作用，因而与细菌的致病性密切相关。

（4）生物膜：铜绿色假单胞菌产生包裹，其多糖尿蛋白复合物呈网状向周围扩展，最终凝集形成膜状形态，即生物膜。在体内生物膜与血小板、尿蛋白结合，形成更加坚固的结构，并相互间重组形成多聚体，达到不可逆性的吸附。在留置导尿管为代表的异物、经尿道操作、手术以及复杂性尿路感染均可引起尿路黏膜损伤，附着损伤处的细菌容易形成生物膜，并且导尿管和结石其自身的疏水性使细菌附着性增强，促进生物膜形成。因为生物膜的存在，抗菌药不能有效进入，其杀菌作用难以发挥，导致抗药性，因此炎症相对稳定和呈慢性持续感染状态。

4. 机体的细菌黏附因子　宿主尿路上皮表面有血型抗原的糖结构表达，对细菌附着有很大影响，并且与泌尿系感染的易感性有关。P 血型是用人红细胞与兔的免疫血清进行反应决定的血型，P 血型抗原决定簇是 P 菌毛识别的红细胞糖脂质，P1 血型在儿童复发性肾盂肾炎中较多见。

5. 尿路感染的机体反应　细菌感染时机体出现各种细胞因子介导的防御反应也可能对机体产生不利影响。UTI 中尿路上皮是细胞因子的重要来源，尿路感染患者尿中存在高浓度 IL-6 和 IL-8，这些细胞因子动员白细胞和巨噬细胞，诱导细胞活化，分泌高浓度的细胞因子，启动炎症过程。此外，细胞因子在局部感染向全身性反应转化过程中也起着重要作用。

二、临床表现及诊断

1. 临床表现　根据病程则可分为急性和慢性尿路感染；根据有无原发病分为单纯性和复杂性泌尿系感染；根据感染部位分为肾盂肾炎、膀胱炎和尿道炎。单纯性尿路感染绝大多数见于女性，复杂性泌尿系感染男性多见。急性泌尿系感染多见于女性，慢性泌尿系感染以男性多见。女性急性单纯性膀胱炎多发生于 20～30 岁的性生活后。尿路感染的典型表现为尿频、尿急、尿痛等膀胱刺激症状，部分患者可有发热、肉眼血尿和腰痛等全身症状。

2. 诊断　典型的膀胱刺激症状，典型的白细胞尿，真性菌尿（尿沉渣涂片每油镜视野有 1 个以上的细菌，或者清洁中段尿培养菌落计数大于 $10^5/ml$，或者膀胱穿刺尿培养有菌生长）这 3 条具备 2 条，可以诊断为尿路感染。如果有肉眼血尿、腰痛、发热及外周血白细胞增高等，可诊断为急性肾盂肾炎。

慢性肾盂肾炎的诊断，除了须有半年以上反复发作尿路感染的病史外，还需有肾盂、肾盏损害变性的形态学证据（肾盂造影、彩色多普勒超声诊断仪、CT 等检查），以及肾小管功能受损的证据。

三、治疗

尿路感染的治疗主要是抗菌药物治疗。单纯性尿路感染抗生素即能治愈，而复杂性尿路感染不能仅用抗生素治疗，还要同时治疗原发病，如不能消除原发疾病则根治感染非常困难。在抗菌药物治疗时，应选择对病原菌有强抗菌力的药物，选择在肾组织内和尿中浓度高的药物，即选择经由肾排泄的、不良反应少的药物。

1. 一般治疗　急性期注意休息，多饮水，勤排尿。发热者给予易消化、高热量、富含维生素饮食。膀胱刺激征和血尿明显者，可口服碳酸氢钠片 1g，每日 3 次，以碱化尿液、缓解症状、抑制细菌生长、避免形成血凝块，对应用磺胺类抗生素者还可以增强药物的抗菌活性并避免尿路结晶形成。尿路感染反复发作者应积极寻找病因，及时去除诱发因素。

2. 抗感染治疗　一般首选兼顾革兰阴性杆菌和革兰阳性球菌的抗生素，再结合临床治疗效果和细菌培养及药敏试验进行调整。若临床有效，即使药敏试验不敏感，也不用更换抗生素，若临床症状无改善，应按药敏结果调整为敏感抗生素。抗生素使用时间不得少于 2 周。

（孔　征）

第二节　泌尿系结核

一、概述

泌尿系结核一般是全身结核病的一部分，最常见是肾结核（renal tuberculosis）。泌尿系结核多数起源于肺结核，少数继发于骨关节结核或消化道结核。结核分枝杆菌自原发感染病灶经血行播散引起肾结核，如治疗不及时，结核分枝杆菌可随尿液下行播散到输尿管、膀胱、尿道，引起上述器官部位的感染。含有结核分枝杆菌的尿液还可以通过前列腺导管、射精管进入男性生殖系统，引起男性生殖系统结核。

肾结核的早期病变主要是肾皮质内多发性结核结节，是由淋巴细胞、浆细胞、巨噬细胞和上皮样细胞形成的结核性肉芽组织，中央常为干酪样物质，边缘为纤维组织增生。随着病变发展，病灶浸润范围逐渐扩大，侵入肾髓质后病变不能自愈，进行性发展，结核结节彼此融合，形成干酪样脓肿，从肾乳头处破入肾盂肾盏形成空洞性溃疡，逐渐扩大蔓延累计全肾。其后继发肾盂输尿管黏膜病变和膀胱结核而产生膀胱刺激征。肾盏结核性炎症波及初期，在脓尿、菌尿之前可先出现肉眼血尿。少数情况下，因肾盏颈、肾盂输尿管连接部和输尿管狭窄而引起肾绞痛发作。结核钙化也是肾结核常见的病理改变，可为散在的钙化斑块，也可为弥漫的全肾钙化。少数患者全肾广泛钙化时，其内混有干酪样物质，肾功能完全丧失，输尿管常完全封闭，含有结核分枝杆菌的尿液不能流入膀胱，膀胱继发性结核病逐渐好转和愈合，膀胱刺激征也逐渐缓解或消失，尿液检查趋于正常，这种情况称之为"肾自截（autonephrecto-my）"。膀胱结核时即使有脓尿，普通细菌染色也为阴性（或者酸性无菌性脓尿），给予一般抗菌药物无反应。当肾结核伴有输尿管狭窄时可发展成肾脓肿，此时即使无混合感染也会引起发热，表现为急性肾盂肾炎或肾脓肿的症状。此时行膀胱镜检查，膀胱内可见大范围的急性炎症改变，也有输尿管口的炎症变化及以膀胱三角区为中心的散在结核结节及溃疡。根据输尿管结核的进行性变化，输尿管口的长度缩短并向外上方移位，可见因呼吸运动随肾活动向上方牵拉移动现象。膀胱病变愈合致使膀胱壁广泛纤维化和瘢痕收缩，使膀胱壁失去伸张能力，膀胱容量显著减少（不足 50ml），称为挛缩膀胱。膀胱结核病变及挛缩膀胱常可致健侧输尿管口狭窄或关闭不全，膀胱内压升高，导致肾盂尿液梗阻或膀胱尿液反流，引起对侧肾积水。

二、临床表现及诊断

1. 临床表现　肾结核早期常无明显症状及影像学改变，只是尿检查有少量红细胞、白细胞及蛋白，尿 pH 值呈酸性，尿中可能发现结核分枝杆菌。随着病情的发展，可出现以下典型的临床表现。

（1）膀胱刺激征：即尿频、尿急、尿痛，是肾结核的典型症状之一。尿频往往最早出现，最初是因含有结核分枝杆菌的脓尿刺激膀胱黏膜引起的，以后当结核病变侵袭膀胱壁，发生结核性膀胱炎及溃疡，导致尿频加剧，并伴有尿急、尿痛。晚期膀胱发生挛缩，容量显著缩小，尿频更加严重，甚至出现尿失禁现象。

（2）血尿：常为终末血尿，主因是结核性膀胱炎及溃疡，在排尿终末膀胱收缩时出血所致。当肾结核侵袭血管，也可出现全程肉眼血尿；肾结核的血尿一般在尿频、尿急、尿痛症状发生以后出现。

（3）脓尿：是肾结核常见症状，严重者尿如洗米水样，内含干酪样碎屑或絮状物，显微镜下可见大量脓细胞，也可以出现脓血尿或脓尿中混有血丝。

（4）腰痛和肿块：肾结核一般无明显腰痛，仅在病变破坏严重和梗阻，发生肾周感染或输尿管被血块、干酪样物质堵塞时，可引起腰部钝痛或绞痛，较大肾积脓或对侧巨大肾积水时，腰部可触及肿块。

（5）男性生殖系统结核：50% ~ 70% 的男性肾结核患者并发有生殖系统结核，虽然病变主要从前列腺、精囊开始，但临床上表现最明显是附睾结核，附睾可触及不规则硬块，输精管结核时，变得粗硬并呈"串珠"样改变。

（6）全身症状：肾结核患者的全身症状通常不明显，晚期并发其他器官活动性结核时，可有发热、盗汗、消瘦、贫血等表现。

2. 诊断

（1）症状体征：典型的尿频、尿急、尿痛症状，一般抗菌治疗无效，有或无发热盗汗。

（2）影像学检查：B 超、X 射线、CT 或 MRI 检查，发现肾脏的结核病灶和变形，输尿管串珠样改变。肺部可有陈旧性结核灶。

（3）尿液检查：尿液呈酸性，尿蛋白阳性，有较多红细胞和白细胞。尿沉渣涂片抗酸染色 50% ~ 70% 可找到抗酸杆菌，以清晨第一次尿液检查阳性率最高，至少连续检查 3 次。尿结核分枝杆菌培养时间较长（4~8 周），但可靠，阳性率可达 90%，对肾结核的诊断有决定性意义。

（4）其他检查：血沉增快，PPD 试验强阳性，对结核诊断有辅助价值。抗结核抗体、结核感染 T 淋巴细胞检测（干扰素 - γ 释放试验）等指标对结核的临床诊断意义不大。

三、治　疗

治疗肾结核是全身结核病治疗的一部分，因此应注意全身治疗，包括营养支持、休息、避免疲劳等。肾结核是进行性破坏性病变，不经治疗不能自愈，在有效抗结核药物问世前，死亡率很高，主要治疗手段是肾切除。随着异烟肼、利福平、乙胺丁醇、吡嗪酰胺及链霉素应用于临床治疗结核病后，对肾结核的治疗效果有了很大的提高。

1. 药物治疗　可用 3~4 种抗结核药物：异烟肼 300mg/d，利福平 300mg/d，吡嗪酰胺 1.0~1.5g/d（2 个月为限，避免肝毒性）或者乙胺丁醇 750mg/d，1 种喹诺酮类药物。总疗程为 1 年。

2. 手术治疗　凡药物治疗 6~9 个月无效，肾结核破坏严重者，应在药物治疗的配合下行手术治疗。肾切除术前抗结核治疗不应少于 2 周。肾结核破坏严重，而对侧肾正常，应切除患肾，双侧肾结核一侧广泛破坏呈"无功能"状态，另一侧病变较轻，在抗结核药物治疗一段时间后，择期切除严重的一侧患肾，肾结核对侧肾积水，如果积水肾功能代偿不良，应先引流肾积水，保护肾功能，待肾功能好转后再切除无功能的患肾。应该强调的是，不能简单依据静脉肾盂造影"不显影"就认为该肾无功能而行肾切除术，事实上，很多患者经有效抗结核治疗后，肾功能可部分恢复。肾部分切除术适用于病灶局限于肾的一极。结核病灶清除术适用于局限于肾实质表面闭合性的结核性脓肿且与肾集合系统不相通。输尿管狭窄而肾功能尚好的，可行输尿管修补术。膀胱挛缩者，可行膀胱扩大术。挛缩膀胱的男性患者往往有前列腺、精囊结核引起后尿道狭窄，不宜行膀胱扩大术，尤其并发对侧输尿管扩张、肾积水明显者，为了改善和保护积水肾仅有的功能，应施行输尿管皮肤造瘘，或回肠膀胱造瘘或经皮肾造瘘术等改道手术。

（孔　征）

第三节　尿路真菌感染

一、概述

尿路发生真菌感染的概率较低，发病率仅占尿路感染的4.8%，多为机会性感染，与广谱抗生素的使用、器官移植后使用免疫抑制剂、重度烧烫伤、晚期癌症等免疫力低下有关。

许多真菌都可引起尿路感染，以白色念珠菌感染常见，此外还有隐球菌、曲霉菌、酵母菌及组织胞质菌等。其中念珠菌最为常见，它是人类的正常共生菌，常可在口腔、胃肠道、阴道和损伤皮肤中找到。

二、临床表现及诊断

1. 症状体征　多数无症状，而仅有脓尿，少数可有典型尿频、尿急、尿痛等膀胱刺激征，并发其他部位真菌感染者可有发热、寒战、食欲缺乏、腰痛、恶心、呕吐等全身症状。体检上、中输尿管点压痛，肾区叩痛。

2. 实验室检查
（1）尿液检查：白细胞、红细胞增多，可发现真菌菌丝。
（2）血常规：感染严重时，可有白细胞总数升高，中性粒核左移。
（3）尿沉渣涂片查真菌：油镜每个视野均有真菌，有诊断意义。
（4）尿真菌培养：真菌定量培养大于等于10 000/ml菌落数，有诊断意义。
（5）血清抗念珠菌抗体（血清沉淀素凝集素等）的测定：阳性有助于诊断尿路念珠菌感染。

3. 诊断　真菌性尿路感染的诊断有赖于从尿中发现真菌。

三、治疗

1. 纠正诱因、消除易感因素　如避免长时间使用抗生素、免疫抑制剂、解除尿路梗阻、控制糖尿病等使机体抵抗力下降的疾病，尽量减少导尿及长期留置尿管等。

2. 碱化尿液　消除真菌易于生长的酸性环境，给予碳酸氢钠1.0g口服3次/d治疗。

3. 药物治疗　常用的药物是两性霉素B、5-氟胞嘧啶（5-fluorocytosine，5-FC）、氟康唑、伊曲康唑等。氟康唑经口服肠道吸收好，咪康唑由于尿中排泄少而不适用于尿路真菌性感染，但对白色念珠菌的MIC与两性霉素B相同，用氟康唑后约70%以原型从尿中排除，因而有利于尿路感染的治疗。两性霉素B均有广谱抗真菌活性，耐药也少，但其不良反应多，一般不作为一线用药。5-FC口服吸收良好，但从真菌尿液中分离出的真菌20%对5-FC耐药，该药也有骨髓抑制的不良反应，现在使用较少。

（张春雷）

第四节 肾结石

一、概述

肾结石是泌尿系统的常见疾病，每 20 个人中，就有一个可能会患肾结石。肾结石引起的肾绞痛通常是患者来院就诊的主要原因，同时还可能导致肉眼血尿、尿路梗阻，甚至肾功能不全。人体内各种内环境异常是导致结石形成的主要原因，因此对于结石的治疗，除了去除结石外，还应找出结石发生的原因，从而预防其复发。

1. 结石的种类　已知的肾结石成分有数十种。临床上通常把结石分为四大类：含钙结石、感染性结石、尿酸结石和胱氨酸结石。80% 左右的肾结石为含钙结石，其中主要为草酸钙、磷酸钙。感染性结石占约 10%，主要成分为磷酸镁铵。尿酸结石约占 10%，近年来尿酸结石的发生率有逐步升高趋势。胱氨酸结石只占全部结石的 1% 左右。此外还有一部分药物性结石（如曾发生的三聚氰胺引起的婴幼儿肾结石）、基质结石等。临床上，大部分结石含有不止一种成分。

2. 结石构成　结石由晶体和基质构成，晶体是占结石大部分的草酸钙、磷酸钙等结晶成分，基质是对这些结晶成分结石化具有重要作用的有机成分。分析摘除的结石。一般结石形成的过程为首先形成为首先形成结晶核，接着结晶生长，然后结晶聚集，最终通过结石化（固化）形成结石。结石的剖面上，有机物质以规则的层状、放射状、网眼状存在，提示在结石形成过程中有机物可能发挥了重要作用。

3. 结石形成的条件　大致可分为以下 3 类：①晶体和基质处于容易析出的状态。②结晶处于易于生长、聚集的状态。③成长、聚集的结晶体处于容易结石化的状态。

4. 结石形成的主要原因　包括尿路梗阻、尿路感染、饮食因素、内分泌代谢异常、药物原因，次要原因包括尿液酸碱度、尿酸及尿酸盐、骨钙素、Tamm – Horsfall 糖蛋白、枸橼酸、镁及尿中高分子物质。

（1）尿路梗阻：导致尿流停滞，晶体和基质容易析出，促进结石形成。

（2）尿路感染：尿路感染的细菌中，变形杆菌和大肠杆菌等有尿素分解酶的细菌，分解尿素产生氨，使尿液碱化，结果不溶性的磷酸盐在碱性尿液中析出，特别是磷酸镁铵和碳酸盐结石析出，容易形成结石，同时尿路感染产生的脱落细胞等有机物质也进一步促进了结石的形成。

（3）饮食因素：动物性蛋白质的摄入过多最终可导致尿中的钙、草酸和尿酸等物质增加，提高了患结石疾病的概率。

（4）原发性甲状旁腺功能亢进：与 5% 左右的复发性尿路结石有关，甲状旁腺激素（PTH）分泌过多引起钙磷代谢异常，致使尿钙排泄增多，促进结石的产生，给予手术切除病变的甲状旁腺或给予抑制甲状旁腺功能亢进药物可显著减轻结石的复发。

（5）高草酸尿症：草酸与 70% ~80% 的尿路结石有关，是形成尿路结石非常重要的物质，除大量摄取含草酸的食物如绿色蔬菜、咖啡等外，克罗恩病等炎症性肠道疾病、广泛的肠道切除术和胰腺炎，容易出现脂肪吸收障碍，肠道内过量的脂肪酸与草酸竞争与钙结合，导致本来应该与钙结核从粪便中排除的草酸减少，草酸吸收增加，从而形成高草酸尿症。

（6）高尿酸血症：尿酸是嘌呤代谢的最终产物，75% 从尿中排泄，经肾脏排泄的尿酸几乎 100% 在近曲小管被重吸收，其中 10% 分泌到远曲小管随尿液排出，血清尿酸值的高低与结石发生率无必然联系，尿中排泄的尿酸多少才是结石形成与否的关键，尿酸的溶解度与 pH 值有关，通常条件下，尿呈酸性时溶解度低，pH 值 7.0 左右最高，但因为尿酸在尿中与阳离子结核，容易以尿酸盐的形式存在，此时与前不同，尿酸盐在碱性环境中溶解度低。因此高尿酸尿症尿液越偏酸越容易形成结石，但如果过度碱化也有析出尿酸盐的危险。

（7）胱氨酸尿症：是常染色体隐性遗传的先天性氨基酸代谢异常疾病，主要是二碱基氨基酸 – 胱氨酸、赖氨酸、鸟氨酸、精氨酸在肾小管重吸收障碍和肠道吸收障碍导致氨基酸运输异常，引起上述氨基酸在尿中大量排出，因只有胱氨酸具有难溶性，所以容易形成尿路结石。胱氨酸在尿液中呈六角形结晶，性状具有特异性。胱氨酸的溶解度与 pH 值有密切关系，酸性环境中及其难溶，因此适度碱化尿液，可以减少胱氨酸结石的形成。

（8）肾小管性酸中毒：主要是 I 型，即远曲小管酸中毒与结石有关，约 70% 的此类患者形成结石。其发生机制如图 7 – 1 所示。

（9）库欣综合征（库欣病）：长期使用糖皮质激素增加破骨细胞数促进骨吸收，同时抑制骨形成，使血中钙、磷升高，增加尿钙磷排泄；同时还抑制肾小管对钙、磷的重吸收，增加尿钙、磷排泄；对甲状旁腺细胞有直接作用，促进 PTH 分泌，骨吸收亢进，促进尿钙、磷排泄。

（10）药物性原因：主要药物有治疗青光眼的药物乙酰唑胺（阻碍肾小管上皮细胞的碳酸酐酶，抑制肾小管泌氢功能）、糖皮质激素（前述）、1, 25 –（OH)$_2$D$_3$（升高血钙）、丙磺舒（促进尿酸排泄）。

（11）海绵肾：先天性疾病，表现为双侧或单侧肾脏中一个以上椎体集合管囊性扩张，致使尿液聚集，加上尿液酸化障碍（ I 型肾小管酸中毒），反复发生高钙尿症和尿路感染，从而诱发结石。

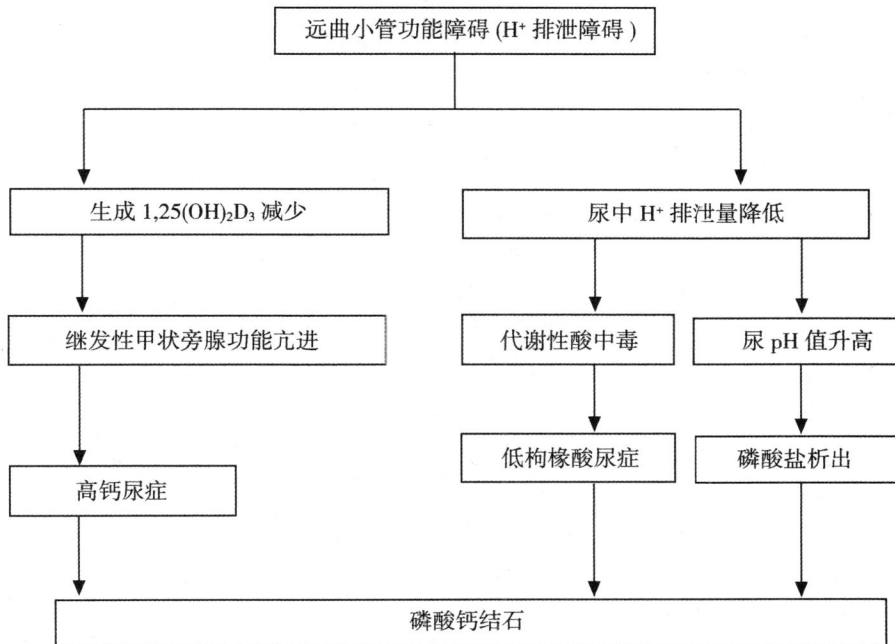

图 7 – 1 I 型肾小管酸中毒肾结石发生的机制

I 型肾小管性酸中毒的主要病因是干燥综合征、系统性红斑狼疮以及甲状旁腺功能亢进、维生素 D 中毒、海绵肾等。

二、临床表现及诊断

发病高峰年龄是 20 ~ 50 岁，男性是女性的 2 ~ 3 倍；儿童的肾结石发病率很低。

1. 症状体征

（1）腰痛：一般为腰部钝痛；当结石落入输尿管并引起嵌顿时，可出现肾绞痛，通常突然发生一侧腰背部剧烈疼痛，可向会阴部放射，常伴有恶心呕吐、面色苍白，坐卧不宁，非常痛苦。疼痛之后，有些患者可以发现随尿排出的结石。

（2）血尿：约 80% 的结石患者出现血尿，部分可出现肉眼血尿。

（3）肾积水：结石堵塞了肾盂、输尿管，尿液排出不畅，造成肾积水。

（4）发热：肾结石可以导致排尿不通畅而继发细菌感染，导致发热。

2. 辅助检查

（1）B 超：可以诊断肾结石。

（2）泌尿系统 X 射线：可以诊断不透 X 射线的阳性结石，静脉肾盂造影可以显示阴性结石。

三、治疗

1. 肾绞痛的急症治疗　同时给予阿托品 1mg 和哌替啶 50～100mg，肌内注射，以缓解症状。

2. 排石治疗　对于直径小于 1cm 的肾结石，首选药物排石，可选用中成药或者汤剂排石，同时给予阿托品或者山莨菪碱口服，多饮水，促进结石排出。

3. 体外震波碎石　适合于至今大于 1cm 的肾结石。目的是将大结石粉碎后再排出。体外震波对肾组织也有一定损伤。

4. 手术取石　对于体外震波无效的大结石，可采取开放手术取石或者肾镜取石。

（张春雷）

第八章

血液透析概述

第一节　血液透析基本原理

血液透析治疗是指血液经由半透膜（人工肾），利用弥散、对流等原理清除血液中的溶质与水分，并向体内补充溶质的方法，以达到清除体内代谢废物或毒物，纠正水、电解质与酸碱失衡的目的。血液透析治疗的基本原理有弥散（diffusion）、超滤（ultrafiltration）及吸附（adsorption）等。

一、弥散

（一）基本概念

溶质依靠浓度梯度从浓度高的部位向浓度低的部位自由扩散的跨膜转运方式叫作弥散。溶质的弥散作用乃遵循 Fick 定律，在人体常温下主要与溶质分子量大小呈负相关。在血液净化治疗中，溶质的弥散量主要取决于溶质浓度梯度、分子量大小及透析膜的有效弥散面积。

（二）影响弥散清除效率的因素

1. 溶质的浓度梯度　弥散是溶质分子的随机跨膜运动，而溶质的跨膜转运速率取决于溶质与两侧膜壁的碰撞频率。碰撞频率与膜两侧溶质的相对浓度密切相关。膜两侧溶液中的特定溶质浓度梯度越大，该溶质从高浓度的溶液侧到低浓度溶液侧的净转运速率也越快，其弥散清除效率就越高。

2. 溶质的相对分子质量　由 Fick 弥散系数决定了溶液中的分子转运速率与分子量呈负相关。因此，溶质的分子量越大，其跨膜转运速率以及与膜壁的碰撞频率越低。

3. 膜的阻力　膜的阻力包括膜两侧液体滞留层所造成的阻力与膜本身的阻力。透析器膜的厚度、结构、孔径及面积的大小和膜所带的电荷等决定膜的阻力。膜的结构如孔道的弯曲程度、彼此间有无交通影响膜的阻力。受膜电荷和膜的亲水性、疏水性影响，膜上吸附的蛋白质可影响中、大分子清除效率。

4. 透析器效率　①衡量透析器效率的指标称为透析率（dialysance），反映了在一定的血液流速条件下，透析器清除溶质的量（mmol/min 或 mg/min）。但在临床实践中，我们常用透析器的溶质清除率来代替透析率以比较各种透析器的效能。与透析率的概念有所不同，清除率定义为超滤为零时，单位时间内自血液清除的某种溶质量除以透析器入口处的该溶质的血浓度，并以容量速率（ml/min）表示。②透析器的膜面积影响单位时间内溶质的清除率，尤其是小分子物质的清除率。目前通过检测透析器总的纤维束体积（TCV）来反映其残留的有效透析面积，其测定值也是判断透析器是否重复使用的先决条件。当 TCV 小于 80% 原血容量时，认为透析器不适宜复用。③透析膜的超滤系数（Kuf）、透析器的尿素转运面积系数（mass transfer urea coefficient，KoA）等也直接影响弥散清除效率。

5. 血液与透析液流速　普遍认为，高血液流速和透析液流速有利于溶质的跨膜转运（即溶质的弥散、对流清除）。根据流体力学原理，当血液与透析液低流速时，易在膜表面上产生滞留液体层从而增加膜厚度和降低膜表面的有效浓度梯度，故而能阻碍溶质分子的跨膜清除。因此，增加血液与透析液流速可最大限度地保持溶质的浓度梯度差，降低滞留液体层的厚度，减少膜的阻力。其中，血液流速对溶质、水清除的影响比透析液流速更加明显。一般情况下，透析液流速应为血液流速的两倍，最有利于溶质的弥散清除。目前，国内普遍采用的血液流速在 200~300ml/min，透析液流速为 500ml/min。

二、超滤

（一）基本概念

溶质通过跨膜转运的第二种机制是超滤，是指水分在静水压和渗透压的驱动下发生的跨膜转运，发生超滤时，溶于水中的溶质将受牵带作用随水一起清除，形成对流过程。反映溶质在超滤时被滤过膜清除的指标是膜的筛选系数（sieving coefficient，SC），即超滤液中某溶质的浓度除以血液中的浓度。因此，利用对流清除溶质的效果主要由两个因素决定，即超滤率和膜对此溶质的 SC，并遵循 Starling 定律。

（二）影响超滤清除效率的因素

1. 跨膜压（trans - membrane pressure，TMP）　透析器内血液间隙与透析液间隙的液体平均压力之差为跨膜压。跨膜压为超滤的主要动力，水在压力差作用下的跨膜移动称为超滤。目前，临床所用的透析器能承受的 TMP 一般在 400~600mmHg（53.2~79.8kPa）。透析膜两侧的静水压决定超滤的速度，透析膜对水的通透性大小取决于孔径和厚度，常用超滤系数（Kuf）来表示。需要注意，商家标明的 Kuf 值是体外实验数据，在体内实际值往往低于实验值的5%~30%。

2. 渗透压　渗透压由透析膜两侧溶液中溶质的颗粒数多少决定，水分向溶质颗粒数多的一侧流动，同时也牵带溶质跨膜移动。随水分移动后膜两侧的溶质浓度相等时，渗透超滤也停止。因此渗透超滤的作用通常是暂时性的，相对于液体压力，其对超滤的影响很小。

3. 膜的特性　注意每批生产的膜性质不尽相同，此外温度、湿度均影响超滤性质。

4. 血液成分　血浆蛋白浓度、血细胞压积以及血液黏滞度都对超滤率有影响。

5. 液体动力学　在血液流经透析器时，膜表面的切变力或浓度梯度的变化对超滤产生影响。

6. 温度　在高通量血液透析或血液滤过时，温度与超滤率呈直线关系。

三、吸附

通过正负电荷的相互作用使膜表面的亲水性基团选择性吸附某些蛋白质、毒物及药物［如 β_2 微球蛋白（β_2MG）、补体、内毒素等］以达到膜的吸附清除作用。必须指出的是，在透析治疗中，迄今所有透析膜的吸附清除作用是非特异性的，且十分有限，一些研究证实（如 AN69）仅为对流清除量的15%~17%即达到饱和状态，膜吸附蛋白质后可使溶质的对流清除率降低。因此理论上，吸附作用越强的膜不宜再复用。由于这类滤器价格相对昂贵，目前还不能常规作为尿毒症患者的长期治疗方法。

（张春雷）

第二节　血液透析适应证与相对禁忌证

作为常规的肾脏替代治疗方法之一，血液透析应用于急慢性肾功能衰竭患者治疗的历史已久。相对于其他的血液净化治疗而言，其在非肾脏病领域的应用更加广泛。

一、血液透析的适应证

（一）急性肾功能衰竭

（1）无尿或少尿2d（48h）以上，伴有高血压、水中毒、肺水肿、脑水肿之一者。

（2）血尿素氮（BUN）21.4~28.6mmol/L（60~80mg/dl）或每日升高 10.7mmol/L（30mg/dl）。

（3）血肌酐（Scr）大于等于442μmol/L（5mg/dl）。

（4）高钾血症，K$^+$大于等于 6.5mmol/L。

（5）代谢性酸中毒，CO$_2$结合力（CO$_2$－CP）小于等于 13mmol/L，纠正无效。

（二）慢性肾衰竭

Scr≥707μmol/L（8mg/dl）；BUN≥35.7mmoL/L（100mg/dl）；Ccr（内生肌酐清除率）≤5ml/min。并伴有下列情况者：

（1）出现心力衰竭或尿毒症性心包炎。

（2）难以控制的高磷血症，临床及 X 线检查发现软组织钙化。

（3）严重的电解质紊乱或代谢性酸中毒，如 K$^+$≥6.5mmol/L，CO$_2$－CP≤13mmol/L。

（4）明显的水钠潴留，如高度水肿和较高的血压。

（5）严重的尿毒症症状，如恶心、呕吐、乏力等。

（三）急性药物或毒物中毒

毒物能够通过透析膜析出且毒物剂量不大、与机体作用速度不太快的可进行透析。应争取在服毒后 8～16h 以内进行，以下情况应行紧急透析：

（1）经常规方法处理后，病情仍恶化，如出现昏迷，反射迟钝或消失，呼吸暂停，难治性低血压等。

（2）已知进入体内的毒物或测知血液中毒物浓度已达到死剂量。

（3）正常排泄毒物的脏器因有原发疾病或已受毒物损害而功能明显减退。

（4）并发肺部或其他感染。

（四）其他

（1）难治性充血性心力衰竭和急性肺水肿的急救。

（2）肝胆疾病，如肝功能衰竭、肝硬化顽固性腹腔积液、完全性梗阻性黄疸患者的术前准备。

（3）水、电解质紊乱，如各种原因稀释性低钠血症与高钾血症。

（4）免疫相关性疾病。

二、血液透析的相对禁忌证

（1）老年高危患者，不合作的婴幼儿或精神病患者。

（2）严重心肌病变或心律失常不能耐受体外循环。

（3）大手术后 3d 内，或严重活动性出血。

（4）恶性肿瘤晚期导致肾功能衰竭。

（5）低血压或休克。

（6）脑血管意外。

（张春雷）

第九章

血管通路技术

第一节　临时性血管通路建立

一、概述

临时性血管通路与长期血管通路相比，具有建立快速、使用即时、没有血流动力学紊乱等优点，特别是临时性导管插入、调整及移去等操作十分方便，因此现在应用较广，主要作为长期血管通路成熟期间的过渡或在短期透析时采用。各种临时性血管通路具有不同的特点，可以依据患者身体状况、经济情况、接受程度及操作可能面临的风险等因素选择。

（一）动静脉直接穿刺法

具有操作简单、并发症少、即穿即用、经济等特点，适用于经济困难和少量次血液净化患者，但动脉穿刺时因动脉位置较深、血管管径较细、穿刺时激烈疼痛血管痉挛穿刺较难成功，透析血流量较低，透析中易出现管道和透析器内凝血，透析效果难以保证。穿刺时使用麻醉药会影响动脉定位；不使用麻醉药，患者会因疼痛而不易接受。另外，直接穿刺法对周围血管的损伤较大，可影响日后患者永久性血管通路的建立。从保护血管的角度看，现多不主张采用直接穿刺法。

（二）动静脉外瘘

具有手术操作简单、手术成功率高、透析患者无痛苦、血流量充分等特点，但其因血管损伤大、容易并发感染和血栓形成、外瘘导管易脱离失血等缺点，因现在标准的外瘘管和连接管、外瘘分离钳已少有生产，故该法在临床上也已鲜见应用了。

（三）股静脉插管

具有简便、安全、迅速、血流量充分、严重并发症少、可反复穿刺等优点，尤其适合于危重卧床患者，但由于穿刺部位位于腹股沟，敷料不易固定，留置导管容易污染，下肢活动受限，需住院透析。导管留置时间较短，通常为 48 ~ 72h，精心护理可保留 3 周。

（四）颈内静脉插管

血流量充分，可达 300 ~ 400ml/min，感染少，方便，穿刺相对容易等特点，但颈部导管及敷料不易固定，颈部结构复杂，穿刺容易损伤胸膜、颈部动脉及神经，可出现严重的并发症，但通常少见。适于门诊透析的中青年患者。导管留置时间较长，可保留 2 个月余或更长。

（五）锁骨下静脉插管

具有导管留置时间长、感染发生少、血流量充分等特点，但锁骨下静脉插管难度较大，并发症较多且严重，一般不作为首选方式，对于有心肺功能不全的患者不宜使用，锁骨下静脉插管容易出现同侧锁骨下静脉插管狭窄，影响日后同侧肢体内瘘建立。导管留置时间的长短与颈内静脉插管相近。

除临时性中心静脉插管外，尚有带涤纶套的永久性中心静脉插管，现分述如下。

— 176 —

二、临时性中心静脉插管

临床上用作中心静脉插管的血管有颈内静脉、锁骨下静脉、股静脉。用作中心静脉插管的导管种类很多，依管腔的不同可分为单腔导管、双腔导管和三腔导管，依管道的功能可分为普通导管、抗凝导管和抗感染导管，另外还有用作长期的留置的带涤纶套的导管。中心静脉寻管并发症中，感染的发生率为35%，导管内血栓形成率35%，出血或血肿发生率为21%。穿刺植管部位的血栓形成尤为明显。

中心静脉经皮插管方法为 Seldinger 技术，手术基本步骤为先以穿刺部位备皮，消毒铺巾，以肝素盐水冲洗穿刺针、扩张管及导管，双腔导管冲洗完导管后夹住导管动脉端，在穿刺点局部麻醉，可在局部麻醉部位用尖刀片切一小口，持穿刺针穿入静脉，放入导引钢丝，退出穿刺针，以扩张管轻扩至血管内，退出扩张管，沿导引钢丝放入导管，拔出钢丝，导管内注入肝素生理盐水，固定导管，外敷无菌敷料。如不是立即连接透析管道，应以肝素帽盖住导管外口。并固定导管外露部分。

（一）经皮股静脉插管

1. 技术要领　穿刺点选择在股动脉内侧 0.5~1.0cm，腹股沟韧带下 2~3cm。穿刺成功的关键在于股动脉的精确定位，应以股动脉搏动最强点，以示指、中指、环指并拢放置于股动脉搏动最明显部位，以判断股动脉的位置和走行，穿刺针应平行于股动脉，缓慢进针，穿入股静脉前可有轻度的阻力，穿刺针进入股静脉后可有轻度的落空感，如果此时没有血液流出，可缓慢回退穿刺针，见到暗红色血液流出后放入引导钢丝，放入引导钢丝时应以较软的"J"形端放入，放入时应无阻力，放入时如遇阻力，可轻轻捻动导丝放入，不可使用暴力，以免损伤静脉血管内膜或导致静脉穿孔。放入的深度为 10~15cm左右，太浅则导丝容易脱出，太深则在放入导管时导丝可能没有外露于导管外，扩张管扩张时手持扩张管前端，边放边捻动，扩张程度以刚刚感到管尖无明显阻力为宜。放入寻管前应确保引导钢丝已经外露于导管外。导管放置完毕后导管如需留置，导管应以缝线固定，导管内注入肝素生理盐水 2ml（含肝素1250U），间隔 24~72h，穿刺部位覆盖无菌敷料，也可使用封闭性薄膜封闭穿刺部位，但封闭性薄膜固定后，如出现导管血流量不佳时，会导致调整导管困难。如导管不需留置，导管于透析结束后拔出，局部以无菌纱布压迫 20~30min，无出血后局部加压包扎 8h，避免穿刺侧肢体激烈运动，并注意观察穿刺部位有无渗血、血肿。

2. 并发症及处理　股静脉插管相对安全，并发症少，严重并发症少于 1%。并发症可分为穿刺损伤并发症及留置导管并发症。穿刺损伤并发症有误入股动脉、针眼渗血、皮下血肿、假性动脉瘤、股动静脉瘘和腹膜后出血等，留置导管并发症有血栓形成、感染等。

（1）误入股动脉：如为穿刺针误入股动脉，可见鲜红色血液喷出，或从注射器活内芯被推动后移，则应拔出穿刺针，局部压迫至少 30min，未见明显出血后加压包扎，更换对侧穿刺，如遇可疑情况，可先放入导引钢丝在没有扩张的情况下放入软质套管针后拔出钢丝，用玻璃注射器连接套管，试着抽吸观察血液颜色及判断压力，如判明为静脉，则可重新放入导丝，拔出套管，再扩张后放入导管，如判断为动脉血则不能进一步放入导管，行局部加压 4~6h 直至无出血，可改为对侧股静脉穿刺。

（2）针眼渗血：多发生于以下几种情形。①放入导管前过度扩张，而中心静脉导管较细，可在穿刺点附近加压。②透析中肝素用量过大，或行血液灌流后血小板过度吸附，可使用鱼精蛋白中和肝素，或使用其他止血药物，局部加压包扎。③穿刺时局部小切口处渗血，可沿导管周围皮肤做一荷包缝合，后局部加压包扎。为防止插管后小切口渗血，穿刺时可不做小切口，直接使用扩张管沿皮下扩张至血管腔，再放入导管，但放入难度相对增大。

（3）皮下血肿：多为穿刺过程中血管损伤，特别是股动脉损伤，压迫止血不够所致，亦有可能为穿刺时股静脉贯通伤，血管后壁针眼渗血。可继续采用加压止血，局部使用冰片、芒硝外敷，并全身使用止血药物。

（4）假性动脉瘤：多由于股动脉损伤后，局部血肿机化并形成假性动脉瘤。

（5）股动静脉瘘：少见，是由于动静脉同时损伤的结果，多为穿通伤，需外科修补。

（6）腹膜后出血：继发于穿刺中静脉对穿，需严密观察，必要时需手术修补。

（7）导管血流量欠佳（或导管功能障碍）：国内一般认为导管血流量低于200ml/min，国外资料认为低于150ml/min，导管功能障碍发生率为31.5%，股静脉导管功能障碍发生率较高，在最初的一周内，股静脉导管功能障碍发生率为42%，在随后的第二周和第三周，发生率为51%。多发生于双腔导管，由于双腔导管的动脉端开口位于导管的侧壁，其发生原因多为以下几个方面。①导管侧孔因负压吸附于血管壁，停机取下连接管，适当旋转导管方向，并以注射器抽吸无阻力再连接管路。②导管血栓形成，可先抽吸，如无效可在导管内注入尿激酶生理盐水（2ml内含5 000～10 000U尿激酶），保留30～60min，吸出尿激酶，如抽吸无阻力，用生理盐水冲洗导管，再用肝素盐水封管，透析间期导管内保留足量肝素。还可在无活动性出血的情况下，用尿激酶25～50万U加入生理盐水50ml中持续泵入，5～10ml/h。如无效，可在无菌情况下用导丝更换导管或更换部位再置导管，但更换导管有继发血栓脱落导致其他部位栓塞的危险。

（8）股静脉血栓形成：高凝状态患者容易出现，表现为留置导管侧肢体水肿，血管造影可发现，应行导管拔出，并予以溶栓治疗。

（9）感染：感染常发生于留置导管，感染细菌种类中葡萄球菌感染占77%，革兰阴性菌感染占23%，因腹股沟部位不易保持清洁和腹股沟倾斜位置，加之大腿的活动可至敷料移位或脱落，患者免疫力低下等影响，感染较易发生，可表现为局部红肿、疼痛及分泌物。应先行血培养、分泌物培养及导管留管液培养，注意勤换药，选择抗生素抗感染及导管内抗生素封管，细菌培养结果出来后调整敏感抗生素抗感染。如感染难以控制，应行导管拔除。如留置导管者出现全身不明原因的发热，应考虑与导管有关。

（二）颈内静脉插管

1. 技术要领　首选右侧，因为右侧颈内静脉与上腔静脉几乎呈直线，而左侧颈内静脉、头臂静脉和上腔静脉呈"Z"字形，插管可能损伤血管，另外，左侧胸导管与颈内静脉毗邻，穿刺容易造成损伤。穿刺点为胸锁乳突肌的胸骨头、锁骨头与锁骨上缘三角形顶点，如标志不明显，可让患者稍微抬头，确定胸锁乳突肌的胸骨头与锁骨头的交点，亦有选择胸锁乳头肌内缘与喉结水平线的交点作为穿刺点的。穿刺前可行彩色多普勒探查颈内静脉的走形、方向及与颈总动脉的毗邻关系，这样可以提高穿刺的成功率，但彩超定位后再行穿刺，容易出现体位及穿刺方向的变化，影响穿刺成功率。也可使用超声实时引导下行颈内静脉插管，有研究显示第一次尝试非超声引导组成功率为56.7%，引导组为86.7%，超声引导穿刺可减少并发症、提高成功率。穿刺时患者平卧肩部垫高头后仰15°～30°，偏向左侧，颈内静脉下段位于颈总动脉的前外侧，进针时针尖偏向下外，指向同侧乳头。可在麻醉时先用小针头探测颈内静脉的大致位置，再用穿刺针穿刺，因颈内静脉压力较低，穿刺时要使注射器保持负压，见暗红色血液并测试压力后放入导引钢丝，因颈部皮肤及皮下组织松软，使用扩张管时常常困难，可先用尖端较细的扩张管过渡，再用常规扩张管，扩张到位时尖端应无阻力，扩展时边扩边捻动扩张管可使扩张变得相对容易，放入导管并固定。导管内注入肝素盐水，穿刺后行胸部X线摄片，一方面确定导管的位置（以导管管尖位于右心房入口处为最佳，过深易诱发心律失常，过浅则血流量不佳），另一方面可以在出现损伤并发症时，作为胸部基础情况进行对照。

2. 并发症及处理　穿刺损伤并发症有误入颈总动脉局部血肿、气胸、血胸、胸导管损伤、神经损伤及静脉穿孔等，留置导管并发症仍为血栓形成、感染等。国外资料显示颈内静脉插管成功率90.9%，穿刺部位位于右侧82.7%，左侧17.3%。在所有并发症中早期并发症主要有动脉穿孔（11.3%）、局部出血（4.7%）、局部疼痛（3.3%）、颈部血肿（0.7%）、导管位置不正（1.3%）。后期并发症有感染（11.3%）、低血流量（3.3%）、导管意外脱落（2.0%）等，无导管相关死亡。颈内静脉插管为相对安全有效的临时性血管通路。

（1）出血并发症：包括血肿和出血：出血发生原因有多种情况。①反复穿刺，血管多处损伤或血管贯通伤。②穿刺时误入颈总动脉，没有充分压迫。③插管使用血管扩张器过度扩张，且导管较细。④透析时肝素使用量过大。⑤颈部剧烈活动。⑥导管意外脱落。

因此，应提高技术熟练程度，争取一次穿刺成功。如误入颈总动脉，应拔除穿刺针，充分压迫止血，避免在穿刺成功前使用肝素，扩张器扩张程度适中，注意导管固定，指导患者注意保护留置导管。暂缓透析或用鱼精蛋白中和肝素及全身使用止血药物。误入动脉如压迫不充分或透析肝素化可出现局部严重血肿压迫气管导致窒息，如患者出现明显颈部肿胀、呼吸困难、发绀等表现应紧急行气管插管改善通气。如判断不清，可先放入软管、拔除引导钢丝，使用玻璃注射器测试压力，避免盲目使用扩张管扩张。

（2）感染：其原因包括穿刺时污染，管道拆接时无菌技术不严格，穿刺点污染。其表现为局部红肿、疼痛、分泌物增多或出现畏寒、发热等全身症状。

导管感染多需拔除导管，进行血培养及管尖培养，全身使用抗生素，并依培养结果调整抗生素。在热退24~48h后，更换部位置入导管，亦可参见股静脉导管感染处理方法。

（3）导管血流量不足：颈内静脉导管功能障碍发生率第一周为8%，在随后的第二周和第三周，其发生率为14%，与股静脉导管相比，发生早期的导管功能障碍的情况要好一些。功能障碍原因包括如下几类。①导管内或管尖部位血栓形成，采用肝素封管为保持导管通畅的最常用方法，注入2ml肝素盐水（含肝素1 000~3 250U/ml）。在固定有尿激酶的导管能较好防止导管内血栓形成，但有研究显示，在固定尿激酶的导管内注入生理盐水与注入肝素盐水，两者的血栓发生率没有明显差别。②导管位置欠佳，导管侧孔紧靠血管壁。③低血压。④导管内径较小。

如发生导管血流量不足，首先观察患者血压，如血压不低可调整导管位置，可旋转导管方向，用注射器抽吸，调整到抽吸无阻力后再连接透析导管，如仍不能解决，可在导管内注入尿激酶溶解血栓，溶解液抽出导管，如仍无效，可在严格无菌的条件下更换导管。也可在同一位置将临时性导管改为带涤纶套的经隧道血管通路导管，其感染发生率为0.3%（100个导管日），导管使用率为72%（30个导管日），在同一位置将临时性导管改为带涤纶套的经隧道血管通路导管是安全的，且感染率较低，生存时间较长。

（4）空气栓塞：少见，原因多为患者处坐位、深吸气、低血压时颈内静脉呈负压，操作不慎可致空气栓塞，表现为突发的胸闷、气急、刺激性干咳、心绞痛、心动过速，甚至发绀、抽搐、昏迷、心搏骤停。依患者体质不同，进入10~100ml空气即可致死。如发生上述情况，应立即夹住导管夹，防止空气进一步进入。取头低位或左侧位，使空气留在右心房，吸氧，必要时高压吸氧，对症处理，改善血压，镇静治疗等。

（5）血管内血栓形成：少见，主要为附壁血栓，经导管血管造影可发现，可能为导管管尖损伤血管壁而导致血栓形成，可使用尿激酶溶解，全身使用抗凝药，同时拔除导管。长期使用中心静脉导管血液透析患者还容易出现右心房、右心房与上腔静脉连接处血栓，但多数出现在伴随细菌感染的情况出现，细菌感染与血栓形成之间的确切关系尚不确切。

（6）其他少见并发症：变态反应、导管部分脱落或断裂形成栓塞、损伤胸膜出现气胸、血胸、血气胸、静脉穿孔及神经损伤（如迷走神经、膈神经、臂丛、喉返神经）等。

（三）锁骨下静脉插管

1. 穿刺途径　锁骨下静脉插管，可选择锁骨上途径和锁骨下途径，但锁骨下途径相对安全。

（1）锁骨下途径：患者取仰卧位，头后仰15°~30°，转向对侧，头低脚高位，垫高两侧肩胛骨，使锁骨下静脉充盈，由于右侧头臂静脉与上腔静脉成角小，胸膜位置较低，远离胸导管（胸导管在左侧注入静脉角），常常选择右侧穿刺，穿刺点位于锁骨中点内侧1.0~2.0cm或锁骨中点与内侧1/3之间、锁骨下缘下方1.0cm处，进针方向与胸骨纵轴呈45°，与胸壁呈15°，针尖指向胸锁关节，恰好穿过锁骨与第一肋骨的间隙，进针深度为3~5cm。

（2）锁骨上途径：穿刺点为胸锁乳突肌锁骨头外缘与锁骨上缘的交点，或向后0.5cm处，针尖指向胸锁关节，进针角度与冠状面呈5°，与矢状面呈50°，与横断面呈40°，进针深度为2~3cm。

2. 技术要领　麻醉时先用麻醉针头探查锁骨下静脉大致位置，但麻醉针头常常较短，不容易探测到。穿刺针连接注射器，注射器内放少许生理盐水，最好使用带侧孔的针头或可直接放入导丝的注射器，可以避免穿入静脉后取下注射器时空气进入血管，边穿刺边抽吸，指导患者平静呼吸，穿刺针进入静脉后嘱患者暂时屏气，放入导引钢丝，放导引钢丝时前端弯头指向心脏方向，如果在穿刺过程中出现同侧颈部或耳部不适，提示钢丝可能进入颈内静脉，需收回导丝旋转180°放入或取出导丝重新放入，放入深度为10～15cm，放入导丝时可嘱患者抬肩或头靠近同侧肩部，使颈内静脉与锁骨下静脉交叉角度变小，可防止导丝进入颈内静脉。放入导丝后依次扩张、放入导管并固定、导管内注入肝素盐水。胸部照片确定导管位置。

3. 并发症及处理　穿刺损伤并发症有误入锁骨下动脉局部血肿、邻近脏器损伤、空气栓塞等，留置导管并发症主要为血栓形成、感染及静脉穿孔。

（1）出血或血肿：损伤锁骨下动脉，压迫10～30min，延期透析或改其他部位穿刺透析。为防止出血的发生，使用无肝素透析或边缘化肝素透析。

（2）邻近脏器损伤：气胸、血胸、血气胸、纵隔积气、上腔静脉穿孔、右心房穿孔、心包积血可引起心脏压塞、纵隔积血、肺出血等，虽少见，但出现这些并发症时病情凶险，多需外科紧急处理。

（3）胸导管损伤：左侧穿刺损伤的可能性大，表现为乳糜胸或皮肤淋巴瘘，乳糜样液体从穿刺点漏出。可行局部压迫止漏，如出现压迫无效，出现大量淋巴液漏出。出现大量乳糜胸、继发呼吸衰竭等情况时，需外科修补。

（4）空气栓塞：由于上腔静脉内可因体位、呼吸而成为负压，所以在穿刺插管过程与导管拆接过程中，可能出现空气栓塞。其处理同颈内静脉插管。

（5）感染并发症：如发生穿刺点感染，可见局部红肿热痛，分泌物增多。若出现败血症，则表现为寒战、发热、血常规改变等。其处理方法同股静脉插管。

（6）血栓并发症：可表现为导管内凝血或锁骨下静脉、上腔静脉血栓形成。其处理方法同股静脉插管。

（7）导管意外脱落：可因固定导管缝线脱落、体位变动或搬动时脱出，也可由于患者意识不清，不自主拔除导致。

（8）自发性上腔静脉穿孔：可能为导管管尖与静脉壁成角，管尖与血管壁反复摩擦或导管质地坚硬导致管尖穿通血管壁。

（9）迟发性气胸：为胸膜损伤后缓慢漏气，表现为呼吸困难。对于并发肺部疾病，特别是正压辅助呼吸的患者不宜行锁骨下静脉插管。

三、带涤纶套的永久性中心静脉插管

带涤纶套的永久性中心静脉插管，其部位可选择右侧颈内静脉及右锁骨下静脉，以右侧颈内静脉优先选择。由于导管较长，质地较软，导管尖端形态特殊，导管不能直接送入，需要血管鞘引导。具体方法为先按常规颈内静脉插管方法放入导引钢丝，在穿刺点出切开皮肤，分离至皮下，在锁骨上窝近锁骨中点或中外1/3处切一小口，适当分离后，用隧道针插入穿刺部位，隧道针尾部带导管，拉动隧道针带导管至穿刺部位的切口，调整涤纶套位置，距锁骨上窝切口2～3cm，用扩张管沿导引钢丝扩张至颈内静脉，退出扩张管，沿导引钢丝送入血管鞘，撕开血管鞘两侧侧翼，拔除血管桥管芯及导引钢丝，沿血管鞘送入导管，边撕开边拉出血管鞘，调整导管位置及方向，防止局部成角，缝合穿刺点部位及锁骨上窝部位的皮肤，以无菌敷料覆盖，伤口愈合后可少用或不用敷料。注意事项、并发症、处理同颈内静脉插管。带涤纶套的经隧道导管已经作为临时或长期血管通路普遍应用于血液透析，这种血管通路作为其他血管通路已经耗尽的情况下采用，主要并发症为导管血栓和感染，该导管具有感染发生少，导管感染发生率为1.01%，留置时间较长。导管感染及导管血流量欠佳处理同股静脉插管。长期留置导管可出现导管破裂，导管破裂可出现失血、管腔感染等并发症，因此应行导管更换，临时处理可行穿孔部位消毒然后以医用薄膜粘贴。手术更换导管可在原穿刺点部位切口皮肤，分离出导管，用穿刺针穿入导管，放入导引钢丝，剪断穿刺点部位远端，拔除颈内静脉段，再分离导管皮下段，拔除导管，再重新植入导管。对于留置导管失功也可采用此方法。至于导管口附近血管内血栓形成，可采用在导管皮下段上方切口皮肤，分离导管，将导管拉回部分，脱离血栓部位。有些导管安置后由于管尖靠近心瓣膜，所以可能出现血流量不佳，也可采用此方法调整导管位置。

永久性中心静脉插管具有置管简单，可立即使用，没有血流动力学紊乱，无心肺再循环。它皮下有一个涤纶扣，被组织生长包绕，有利于导管在皮下的固定，并设置了自然的感染屏障，延长了导管的存留时间。永久性中心静脉插管可出现多种严重并发症，如气胸、血胸、心律失常、心脏穿孔等。颈静脉插管通常比锁骨下静脉插管安全，并发症少。带涤纶套的永久性中心静脉导管最初为临时性血管通路，但随后的研究显示，在其他血管通路不可使用时，其也可作为非常有用的长期血管通路，但有学者认为，一般不采用中心静脉插管作为永久通路。因为一旦中心静脉插管后出现中心静脉狭窄或血栓形成就会导致所有的上肢血管通路丧失。永久性中心静脉插管是其他所有途径废弃后的最后一条透析通路，适用于动静脉内瘘建立困难、腹膜透析不能进行的患者。

（刘延卫）

第二节 永久性血管通路

永久性血管通路（permanent vascular access）是与临时性血管通路或急性血管通路相对而言，为患者设计和建立的血管通路，能够在慢性血液净化治疗时，经受长期反复使用；并保证提供有效的体外循环血流量。

维持良好的血管通路，对长期血液净化患者来说，是能否得到充分治疗的致命性问题，常被医患共同喻称为"生命线"。血管通路的复杂并发症带来的昂贵代价一直困扰着患者和社会，血管通路的失功是导致终末期肾病（ESRD）患者住院治疗的最常见原因。因此，血管通路的高质量设计、建立、使用和维护一直是血液净化领域关注的重要内容。

一、永久性血管通路的发展与主要类型

（一）永久性血管通路的发展

1960 年，Quinton 和 Scribner 首创动 - 静脉外瘘技术进行慢性肾功能衰竭的血管通路。但由于患者生活不方便、易感染、出血等并发症，目前已很少用作永久性血管通路。

1966 年，Brescia、Climino 和同道开始用自身动，静脉制作内瘘（标准内瘘）并成为长期以来一直采用的永久性血管通路。

1976 年，Mohaideen、Avram 等报道了采用聚四氟乙烯材料（PTFE）移植血管旁路移植技术。近10多年来，由于长期存活的透析患者增多及老年人、糖尿病肾病、动脉硬化、痛风、继发性甲状旁腺功能亢进等易并发血管钙化的透析患者增多，血管移植旁路移植技术在美国、西欧、日本等发达国家开展已很普遍，在美国的老年透析患者中应用该技术已占 60% ~80%。

1988 年，Schwab、Buller 等报道，用带涤纶套的血液透析导管（永久性中心静脉导管）留置作为长期血液透析的血管通路。在近几年来，在大多数透析单位，这种导管正发挥越来越重要的作用，欧美许多单位以这种方式作为患者短期或长期透析血管通路，占 10% ~15%。

（二）永久性血管通路的主要类型与特征

具体内容可参见表 9 - 1。

表 9 - 1　永久性血管通路的主要类型与特征

类型	通畅率	优点	缺点
自身动 - 静脉内瘘	60% ~70%/1 年 50% ~65%/2 ~4 年	可长期使用，并发症少，适合日常生活	成熟较慢，不能立即使用，伴有穿刺痛
聚四氟乙烯人工血管旁路移植内瘘	62% ~83%/1 年 50% ~77%/2 年	成熟快（只需 3 周），可自由设计形状、部位，容易穿刺	血栓形成和感染发生率高于前者，需较多维持通畅的干预措施
永久性中心静脉导管留置	30% ~74%/1 年	可立即使用，无动 - 静脉分流引起的并发症，患者无穿刺痛苦	与导管相关的感染发生率较高

二、永久性血管通路手术

（一）永久性血管通路设计原则

设计与建立理想的永久性血管通路应考虑如下问题。①能满足透析时理想的体外循环血流量，对心脏负荷影响较小。自身动－静脉内瘘分流量一般为 200~400ml/min 即可，但人工血管内瘘分流量必须大于 400ml/min 才能保证较长时间的通畅率。②静脉回流通畅（无静脉高压）。③使用方便，经济耐用。④有足够长度的表浅静脉供反复穿刺。⑤外观相对美观，患者感到舒适。⑥对患者日常生活影响不大，并容易自我保护。⑦为以后长期透析过程中多次建瘘保留充足的血管条件。

（二）各种永久性血管通路手术

1. 自身动－静脉内瘘　自身动－静脉内瘘（primary arteriovenous fistulas，AVFs）是指利用自身血管制作的动－静脉分流结构，人为地将血流量足够大的动脉血引流到容易穿刺的表浅静脉，建立理想的体外循环，为进行血液净化治疗创造条件。1966 年，Brescia 和 Cimino 等首先将桡动脉和头静脉在皮下吻合，建立了安全有效的动－静脉通路，术后静脉扩张、肥厚（静脉动脉化），可以反复穿刺，进行长期血液透析。内瘘的出现成为慢性血液透析一大进展，至今仍在世界各透析中心广泛应用，是目前最常用、最安全、最有效的血液净化通路。

1）部位的选择：任何一个肢体上相邻近的动脉和表浅静脉都可以做血管吻合，但腕部戴手表位置的桡动脉和头静脉吻合是透析患者成功的动－静脉内瘘的第一选择。称其为标准内瘘的理由包括这对动静脉非常接近，容易吻合，且无张力；位置浅表，靠近皮下，易显露；位于前臂远端，接近腕关节，有足够的地方可供穿，而且一旦血管瘘闭塞，可以继续向上作血管吻合；头静脉较粗，口径与桡动脉接近，便于吻合；头静脉走行于前臂掌侧，穿刺方便。

建瘘部位的选择原则，一般是先上肢，后下肢；先非惯用手侧（绝大多数为左侧），后惯用手侧；先桡侧后尺侧；先远端后近端；由一般部位到特殊部位。

2）术前准备和手术：终末期肾功能衰竭患者的上肢主干静脉需提前保护，避免注射高渗糖溶液、静脉切开及反复穿刺。桡动脉也应尽可能避免穿刺。静脉充盈不良者，在术前 1~2 周时对相应部位进行热敷。静脉较细者，在相应部位近心端间断用止血带束扎并按摩，促使静脉扩张。

3）血管检查与功能判断

（1）Allen 试验：用于了解手掌动脉弓通畅情况，预测手术后缺血的危险。方法是在腕关节附近阻断桡、尺动脉血流，通过握拳动作将手的血液驱出，然后放开任一动脉，如在 6s 内从手掌到手指可见血液，表示有健全的手掌动脉弓存在。另一方法是检查者只阻断患者的桡动脉令其做握拳动作、驱除手的血液，然后伸开手，继续压迫桡动脉，如果手的颜色在 3s 之内没有恢复，表明尺动脉与桡动脉的交通支闭塞，不能使用桡动脉做外瘘或内瘘做端端吻合。

（2）Doppler 超声检查：了解血管通畅状态。

（3）X 线检查：如平片观察有无钙化、血管造影等，以了解血管走行、有无狭窄、充盈缺损、血栓形成或闭塞。

（4）术中探查：术中观察静脉口径、有无纤维化和钙化、进行输液试验，借以了解静脉回流阻力。如果回流静脉有广泛改变，如静脉内膜增生和（或）管腔狭窄，吻合术后 AVF 的长期通畅率很低。术中仔细检查准备吻合的动脉口径、有无硬化、斑块和钙化等。动脉切开后，可了解动脉血流喷射情况。手术时还可采用 Fogarty 气囊或水囊导管探查动静脉，以便了解血流通畅情况、血管内有无狭窄、成角和血栓形成。应用导管可以确定狭窄的部位，同时对狭窄进行扩张，并可用于清除血栓、恢复血管通畅状态。

4）手术方法与手术步骤

（1）缝合法：可根据手术部位、动静脉距离和口径大小比例采用端侧吻合法，端端吻合法和侧侧吻合法方式。端端吻合一般采用间断缝合，侧侧吻合一般采用连续缝合，也可间断缝合，但一般一面采用连续缝合，另一面采用间断缝合。现在以腕部内瘘为例讲解如下。

a. 缝合4mm以上的血管用6~7个0号缝线，4mm以下的血管用8~9个0号缝线，两端带针，便于从管腔进针和加快缝合速度。皮肤切口应尽可能与将要制作的内瘘血管错开，以防日后切口瘢痕压迫导致血管狭窄。

b. 吻合口通畅试验：吻合结束时，在吻合口的静脉端可触到搏动和震颤，并能听到血管杂音。如果只有搏动，而无震颤和血管杂音，应怀疑近心端血栓形成。需重新打开吻合口，向静脉近端方向插入3号Fogarty导管，除去血栓后，重新吻合。不结扎桡动脉的手术，应触摸到吻合口远端的桡动脉搏动。还需要注意的是，游离较长的血管在做血管吻合时易发生不易察觉的血管扭曲，影响血流通畅，应留心预防和排除。

c. 血管痉挛的处理：开放血管夹后，血流不充分，常由于血管痉挛引起。可酌情止痛、镇静，温热盐水湿敷，1%普鲁卡因或利多卡因局部浸润观察。

d. 缝合皮下、皮肤，张力不宜过大。包扎敷料时不加压力，以免血管受压。

e. 术后可酌情肌内注射山莨菪碱10mg，2/d，连用3d。由于全身抗凝疗法弊多利少，加之考虑到尿毒症的出血倾向，现在已很少应用。但高凝状态患者，反复血栓形成，并排除机械性原因，可使用抗凝血药（肝素和华法林等口服抗凝药）和抗血小板聚集药（阿司匹林、双嘧达莫）。

f. 视情况可酌用抗生素和延迟拆线。

g. 一般术后4~6周，待瘘成熟，静脉动脉化，有明显搏动时应用。在等待期间，可用中心静脉插管过渡透析。

（2）钛轮钉法：1985年，我国高伟将钛轮钉机械吻合血管技术，从血管外科引用于为透析制作动-静脉内瘘取得成功，继后这项技术在很多透析单位推广应用。

a. 钛轮钉规格：一般采用直径2.0、2.5、3.0mm三种。

b. 手术方法：按缝合法在选择的手术部位常规消毒、铺无菌巾、麻醉、切开皮肤、分离并游离拟吻合的动静脉血管，确认在阻断动脉后其远段仍有血供的情况下，分别离断动静脉并结扎远端，近心端用血管夹阻断血流，选择合适口径的钛轮钉并固定在规格对应的吻合夹上，分别将动静脉游离端从背侧经孔穿出，用挂钩或尖头无齿镊将血管周边小心提起并外翻对称挂在4个轮钉上，用带孔的按针、依次垂直套按轮钉钉尖，使轮钉从血管外膜向内膜侧刺穿并固定牢固，静脉端灌注适量肝素生理盐水，然后将连带血管断端的轮钉与吻合夹一起对合，再用抱合钳扣夹，使轮钉交错扣合在一起，机械性地将动静脉端端外翻吻合起来。接着，依次松开静脉、动脉血管夹，观察并确认通血良好后，缝合皮肤、无菌敷料包扎。

c. 其特点包括术后无需特殊处理，手术成功率高，瘘口血流量能保持相对稳定，远期不易并发高输出量心力衰竭，静脉不会发生严重的怒张状态，外观可令患者满意。

d. 此外，这种方法操作简单，容易掌握，在各级单位都可开展。有人16年期间采用钛轮钉法对13~82岁的患者，在多部位制作动静脉内瘘1 186例，观察近期与远期效果，结果是令人满意的。

e. 对于术后何时开始使用，学者们有不同看法。有学者认为用钛轮钉制作的动-静脉内瘘，虽然吻合口对合严密、牢固，承受较大张力情况下不易漏血，但静脉动脉化和缝合法一样需要一定时间，过早穿刺使用仍存在不易止血和易发生皮下血肿等并发症的可能性。

f. 由于钛轮钉法只能做端端吻合，因而使其应用受到限制。

2. 血管移植内瘘术　在无法制作自身动静脉内瘘的情况下，可以采用一段血管旁路移植，建立内瘘。

移植血管可取材于自体大隐静脉（应属自身动-静脉内瘘的特殊形式）、人尸体动脉和静脉、胎盘脐静脉、牛颈动脉及人工血管等。

目前，国际上常采用的移植血管是人工动静脉移植物，即人工血管，其材料是膨体聚四氟乙烯（PTFE）。PTFE血管有多种型号和规格可供选择，常用的内径是6mm，其长度可根据具体需要而定。

1）PTFE血管内瘘的部位：一般在前臂上制作（肱动脉-贵要静脉或头静脉，远端桡动脉-贵要静脉或头静脉），也可设计建立在上臂、胸壁（腋动脉－腋静脉和腋动脉，颈静脉）或下肢（股动脉－股静脉）。

2）制作 PTFE 血管内瘘的时机：国外报道，最好在血肌酐为 352～440μmol/L 或肌酐清除率接近 25ml/min 时行内瘘手术，尤其是糖尿病肾病及大量蛋白尿伴肾功能不全患者。

3）PTFE 血管内瘘术式

（1）直桥式（J 形）吻合：配对动静脉相距大或远端静脉纤细可采用该术式，移植血管两端与动静脉通常做端侧吻合或端端吻合，但应根据所选血管的血供情况而定，移植的血管可供透析穿刺使用。

（2）袢式（U 形）吻合：在前臂、上臂或大腿处移植血管通过 U 形皮下隧道，将其两端分别与所选的动静脉端侧吻合或端端吻合。

（3）插式吻合：是指原血管通路上的某一部分，因形成血栓、狭窄、堵塞、感染及动脉瘤形成做节段性切除后，选用相应长度的移植血管在两个断端间插入搭桥。

（4）跨越式吻合：利用适当长度的移植血管跨越原动静脉内瘘病变部位在其两端正常血管部分之间搭桥。

4）PTFE 血管内瘘手术方法与步骤：以前臂或上臂肱动脉与其附近的贵要静脉（或肘正中静脉或头静脉）之间做袢式（U 形）搭桥为例。在臂丛麻醉或局部麻醉下，切口选择在肘窝上 2cm 或肘窝处，横跨肱动脉和与之搭桥的静脉切开皮肤，分离皮下组织，分别暴露并游离一段肱动脉和静脉，阻断血流纵向切开血管，以肝素盐水冲洗干净，动脉端采用人造血管端 45°角斜行剪断，与肱动脉的侧做端侧连续缝合（动脉端吻合口直径为 0.6～0.8cm），以隧道器做一个长 30～40cm 的皮下 U 形隧道，将人造血管引向已游离好的静脉并与其做端侧吻合或端端吻合（静脉端吻合口直径为 0.8～1.2cm），开放血流，检查吻合口无渗漏血后逐层缝合切口。

须做跨越式移植时，可在血管病变部位的两端各做一个切口，并在靠近病变处游离出一段正常血管，人造血管经皮下隧道跨越病变部位与其两端的正常血管做端端吻合或端侧吻合。

5）PTFE 血管内瘘术后处理：术后酌情应用抗生素 3～5d，低分子肝素 0.3～0.4ml（3075～4100U/d）皮下注射，持续 2 周，之后改为噻氯匹定 0.25～0.50g/d 或双嘧达莫 150mg/d，口服维持。

6）PTFE 血管内瘘开始使用时间：PTFE 血管内瘘需 3～4 周的时间成熟，此时若无并发症等特殊情况，可以穿刺使用。

3. 永久性中心静脉导管留置　永久性中心静脉导管（permanent central venous hemodialysiscatheters）是指可以留置较长时间的中心静脉导管。目前，临床应用的是带涤纶绒毡套的双腔导管，与腹膜透析的 Tenckhoff 导管相似，在导管的皮下部分有 2 个涤纶绒毡套，使导管固定于皮下，组织长入后，形成防止感染的屏障。导管由硅胶或硅树胶制成，有两个腔，近端腔（动脉）用于抽血到透析机，远端腔用于回血到患者。

导管留置部位与临时导管相同，可在多部位深静脉留置，如颈内静脉、颈外静脉、锁骨下静脉，必要情况下也可在股静脉留置。但已有较多资料表明，在右侧颈内静脉留置，发生中心静脉狭窄和血栓形成的概率较其他部位少，故应为首选。

插管可以在手术室、放射介入室或透析操作室中进行，无菌操作最主要。可用静脉切开插管法或经皮穿刺插管法。采用静脉切开法时，静脉必须是可游离的，静脉切开后插入导管。经皮穿刺法则是利用 Seldinger 技术，通过引导钢丝将导管插入，必须使用两种不同的扩张器，小扩张器与临时性留置导管穿刺相同，大的扩张器带有撕脱型外套，将留置导管通过撕脱型外套送入血管，在送入导管的同时，撕开外套管并拉出。此法的优点是可允许重复使用该部位。皮下隧道可用细探条打通，带有轻微弧形的隧道可以减少扭折的发生，隧道应尽量短，以避免导管的端子（即动静脉两端接头部位）进入出口部位，但也需有足够长度使涤纶毡套距皮肤切开处约 2cm，必要时用透视或胸片检查以帮助纠正位置。导管顶端应放在上腔静脉与右心房交界水平或右心房内，以此确保充足的血流量。插管后即可使用。

应指出，永久性中心静脉导管留置并不是十分令人满意的永久性血管通路，导管内血栓形成和导管外表纤维蛋白外鞘形成，常常限制了体外循环血流量。更重要的是，导管相关性感染经常发生并可导致感染扩散，甚至致死。因此，这种方法应限于在自身血管或人工血管均无法建立及心脏功能不能耐受动静脉内瘘分流情况下采用。

三、血管通路的血流量与通畅率

制作的血管通路是否理想，主要取决于血流量。血流量不足会导致透析时再循环加重，减低透析效果，甚至发生血管通路血栓形成乃至失功而废弃。

血管通路血流量与通路的类型、部位和制作后的时间等因素有关。自身动－静脉内瘘开始时的血流量仅仅 200～300ml/min，但当静脉回流系统扩张时，血流量可增加到 800ml/min 以上。用钛轮钉吻合建立起来的动静脉内瘘，血流量能保持相对稳定。人工血管内瘘开始时血流量较大，但却随时间而减少，原因是在静脉流出系统进行性发生内膜和纤维肌性增生。有资料表明，血流量小于 600ml/min 的移植血管内瘘比大于 600ml/min 的更容易形成血凝块，应用的移植血管越接近动脉结构，血流量越快，通畅率越高。

累积通畅率，是指血管通路在一定的时间内能保持通畅的百分比。据报道，自身动静脉内瘘 1 年的累积通畅率是 60%～70%，2～4 年是 50%～65%；PTFE 移植血管内瘘 1 年是 62%～83%，2 年是 50%～77%，超过 3 年在 50% 以下。需要说明的是自身动静脉内瘘的累积通畅率较低是由于早期失败率较高的缘故，不能成熟者大约占 1/4，除此之外，自身动静脉内瘘的累积通畅率至少与 PTFE 移植血管内瘘一样高。永久性中心静脉导管留置的 1 年累积通畅率是 30%～74%，感染是拔管的主要原因。

四、永久性血管通路的并发症

（一）血栓形成

血栓形成是内瘘最常见的并发症，也是内瘘失去功能的主要原因。在一个月之内发生的血栓很可能是由于技术问题或内瘘成熟不良，一个月之后血栓形成发生率大约是每人年发作血栓 0.5～0.8 次，人工血管内瘘血栓的发生率高于自身动静脉内瘘。

1. 自身动静脉内瘘血栓形成 早期血栓形成一般在使用之前发生（术后小于 6 周）。通常是技术上的原因引起的：①手术操作粗暴，引起血管痉挛。②吻合口旋转。③静脉流出道扭曲。④吻合口接近静脉瓣，需手术纠正。但也有因解剖学原因引起的：①吻合口附近静脉硬化。②静脉太细，吻合通血后，直径小于 3.0mm。③手术前曾患血栓性静脉炎，引起静脉近心端狭窄或闭塞，术后容易继发血管瘘血栓形成。④动脉硬化或钙化。还有因局部包扎过紧、血肿压迫、体位不当、静脉注射高渗药物等原因导致的。此外，与全身因素相关的原因包括高凝状态、低血压、各种原因引起的脱水及血容量不足等。

晚期血栓形成发生在术后 6 周以后，原因包括内瘘使用不当，透析后压迫止血或包扎过紧，局部感染引起的血栓性静脉炎，脱水或失血引起的低血压，使用促红细胞生成素或多次输血导致的血细胞比容迅速升高会增加血栓形成的机会，内瘘侧静脉注射或输液，静脉内膜增生严重使接近吻合口的静脉段受血液湍流的冲击，引起内膜损伤，继而血小板和纤维素沉积在管腔内面，导致动脉化静脉壁进行性内膜增殖和狭窄。

其处理的具体方法如下：

1）早期血栓形成的处理：术后一旦发现静脉侧搏动、震颤和血管杂音消失，应立即采取急诊手术。打开原皮肤切口，采取以下方法。

（1）溶栓疗法：可选用尿激酶、链激酶等。

（2）挤压、抽吸法：如为吻合部位血栓，在吻合口两端放血管夹，拆除吻合口前壁缝线，通过用手挤压或用装肝素盐水的注射器反复冲洗和抽吸，即可清除凝块，重新缝合前壁；其他部位的血栓也可以先试用挤压和抽吸法清除，也可采用 Fogarty 导管法取出血栓。

（3）血管切开取栓法：单纯导管法未能取出血栓，可在血栓形成部位，将血管做一个 0.8～1.0cm 纵切口，通过挤压、抽吸或直视下取出血栓。术中发现有吻合技术问题（如静脉扭曲、吻合角不当）或纤维素及血肿压迫，应一并妥善处理。接近吻合口处有静脉瓣所引起的血栓形成，最好结扎侧侧吻合的静脉远端，或改为端侧吻合。

2）晚期血栓形成的处理：通过各种方法使血管瘘再疏通的成功率很高，不要轻易采取放弃的做法，或不处理血栓就直接制作新的内瘘。

（1）如有血栓性静脉炎：肝素抗凝疗法 10d，可能挽救血管瘘。

（2）新鲜血栓：很多作者报道，使用纤维蛋白溶解药溶解新鲜血栓获得成功，但有血栓再形成的可能。如无机械性原因，反复出现血栓形成，或存在高凝状态，可应用抗凝血药和抗血小板聚集药。

（3）机械性血栓摘除：抽吸法及 Fogarty 导管法。

（4）手术切开取栓：由于低血压或局部压迫引起的血栓形成，血栓切除后，可以较好地恢复和保持血管通路功能。由于静脉壁损伤或内膜增生引起的血栓形成，术后不易维持长期通畅。

（5）血栓已机化：上述方法清除血栓不易成功，需在近心端重新吻合。如头静脉近心端保持通畅，可在距离原吻合口近心侧重新吻合。切口与原切口平行，显露桡动脉和头静脉。时间较长的内瘘，桡动脉和头静脉已经扩张，吻合比较容易，术后很快就能使用。如头静脉近心端已经闭塞，可利用附近的其他静脉。如附近无适合的静脉，可将距离较远的静脉做广泛游离，经皮下隧道跨越性移位，或动静脉共同移位，使血管能靠拢进行吻合，但应注意尽量避免张力过大、扭曲或吻合角度不当。必要时采用人造血管或自身血管旁路移植。如果在原来内瘘同一肢体找不到适当的血管进行直接吻合或旁路移植，则要利用其他肢体。

2. 人工血管移植内瘘血栓形成　如下所述：

1）原因：人工血管移植内瘘血栓形成的发生率比自身血管内瘘更高。约 90% 的人工血管移植内瘘的血栓形成与静脉流出道狭窄有关，其病理损害以内皮和纤维肌性化增生为特征。狭窄部位大多在静脉移植血管吻合口或距此 2~3cm 内，部分发生在静脉近心端、中心静脉或移植血管本身。移植血管本身的狭窄是由于假性内膜增生和成纤维细胞自穿刺针眼向内生长所致。少数血管移植内瘘的血栓形成在无明确解剖学损伤情况下发生，如低血压、血容量不足、移植血管受压（如睡眠时受压、透析后患者或工作人员压迫止血压力过大）等。

2）处理方法

（1）手术治疗：血栓切除与修补术常需同时进行，在一组 282 例的试验研究中，2/3 做了修补。在一组 146 个修补术中，22.6% 需建立新的静脉旁路。有的患者需多次修补。修补术后可能需要建立临时性血管通路来过渡。

（2）经皮血管成形术：近年来，对于早期血栓形成及能预测狭窄的患者，本技术可以得到欢迎并迅速普及。国外许多资料表明，PTA 是安全、操作简易、有效的方法，且与溶栓治疗可同时进行。PTA 技术的基本设备是需要一个直径大于静脉 20%~30% 的气囊导管，常规压力用 10atm（1atm = 101.325kPa）。无效时可逐步把压力增加到 15~20atm，维持 1~2min，对于持续性病变可多次扩张。PTA 并发症较低，罕有术后再凝血和静脉破裂。据 Gerald 报告，PTA 手术成功率达 80%~94%，长期成功率 6 个月为 41%~76%，12 个月为 31%~45%。血栓形成常是复发性的，可做多次治疗，据报道，有的患者在 4~5 年内进行了多达 10 次的治疗，并继续使用同一血管移植内瘘进行透析。

（3）血管内支撑架：由于静脉狭窄而形成血栓是复发性病变，因此有人研制了一种金属血管内袖套式支撑架以保持血管长期开放。但这种装置非常昂贵，目前应用于患者的数量有限，尚缺乏可靠性结论，有待继续观察评价。

（4）溶栓治疗：有 3 种方法，即药物性、药物机械性、机械性。

药物性溶栓有链激酶、纤溶酶原激活药和尿激酶，因前两者作用小、不良反应大已逐渐被废弃。尿激酶现仍被使用，可用大剂量注射法、连续滴注法及间断注射法，治疗时间介于 2~72h，长期应用需加强监护。"溶栓成功"即至少能允许完成一次透析，成功率在 14.3%~100%，并发症发生率为 0~85.7%。其中，严重的并发症有外周动脉栓塞（6.3%）、因全身纤维蛋白消耗需输血（12%），

药物机械性溶栓分两步：其一为药物性酶性溶解，其二为机械性浸润将血凝块清除。后者是用 2 根钩形导管交叉插入移植物进行操作。还有学者介绍了一种 PMT 脉冲治疗方法（pulse - spray thrombolysis），即导管侧面有裂隙可产生穿透性喷射，这些方法可与血管造影及血管成形术合并进行（图9-1）。Robert 报道了209例成功率达94.3%。机械性溶栓是PMT治疗的一个部分，常合并应用。

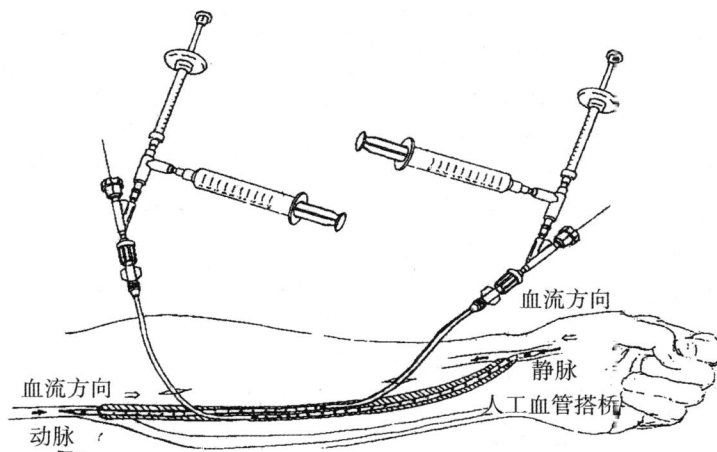

图9-1 脉冲式溶栓治疗

3. 永久性中心静脉导管血栓形成 如下所述。

（1）原因：主要有导管内凝血、导管顶端纤维蛋白外鞘形成、导管顶端位置不正及个别情况下的插管技术不当等。

（2）处理方法：处理永久性中心静脉导管功能不良的第一步是在透析单位用尿激酶在导管内灌注，这种方法可恢复70%～90%的导管功能。其具体的步骤如下。①尽量抽出管腔内容物、清除肝素。②缓缓注入尿激酶（5 000U/ml），容积足以充满导管双腔。③保留30min后，再全部抽出。④如果无效，再重复①至③的步骤。⑤若仍然无效，不带涤纶绒毡套的导管应考虑经J形导引钢丝换管。带涤纶绒毡套的导管，应注射造影剂进行血管造影，进行纤维蛋白外鞘脱膜治疗，延长尿激酶灌注。必要时，考虑经导引钢丝换管。

如导管功能不能恢复，可注入造影剂进行血管造影，了解是否存在导管顶端纤维蛋白外鞘形成或导管顶端位置不正。纤维蛋白外鞘形成可以进行脱膜或经导引钢丝换管治疗。对纤维蛋白外鞘和难溶性导管内凝血块，经双腔管灌注尿激酶按每管20 000U/h的速率进行6h也是一种有效的治疗方法。位置不当可用导引钢丝诱导重新植位或换管。

（二）血管通路狭窄

最常见的是吻合口静脉侧狭窄，国外文献常把血管通路狭窄直接称为静脉狭窄。无论自体血管内瘘或外瘘，还是移植血管内瘘都能发生。内瘘建立数月至数年后，在静脉侧或动静脉吻合处常发生狭窄。组织病理学改变为肌上皮增生和血管硬化或管壁纤维化，血管狭窄的主要表现是血流量减少，因而降低透析效率，最后引起动静脉瘘血栓形成和闭塞，往往需要手术处理。

1. 病变部位 血管通路狭窄主要见于距离吻合口1.0～5.0cm的静脉段，其次是吻合部位。Rodriguez 等报道了74例慢性肾功能衰竭透析患者，经血管造影证实，有30例存在血管狭窄（每例可有一处以上狭窄），其中，吻合部位静脉狭窄6例（20%），距吻合口1.0～5.0cm的静脉狭窄24例（80%），距吻合口5cm以上的静脉狭窄3例（10%），桡动脉狭窄2例（6.6%）。

2. 原因 ①穿刺损伤是最常见的原因，经常在同一部位或一小段血管上反复穿刺，可造成静脉壁损伤，引起纤维化，导致狭窄和静脉侧部分梗阻，进而诱发血栓形成。②手术中损伤静脉壁，缝合材料的增殖性反应，手术后瘢痕形成。③吻合部位的湍流促进纤维蛋白和血小板的沉积，引起血管通路血栓形成和狭窄。④感染侵及血管壁。⑤血肿本身和血肿机化都能引起血管狭窄。

3. 临床表现　如下所述:

(1) 体外循环血流量不足:有效透析所必需的血流量为大于等于200ml/min。血流量不足的定义是小于200ml/min。在发生完全性闭塞之前,血管通路狭窄常出现一些迹象,首先是护士会发现,动脉侧血流量不足,开始连接透析血路时,有盐水进入体外循环;靠近吻合口侧静脉狭窄,引起血流量不足,使动脉压负值增大,出现动脉压下限报警、引起血管壁被吸附到穿刺针上、血泵停转或有空气进入动脉血路,产生泡沫;透析中静脉压逐渐升高;遵守饮食限制的患者,尽管透析时间充分,但也可能会出现不能解释的高钾血症和尿素氮、肌酐进行性升高(原因是再循环降低了透析效率)。

(2) 静脉压升高:静脉近心端狭窄,引起静脉压升高。每次透析时,静脉回流压逐渐上升,"强迫超滤"增加,透析器静脉端血球容积增加,血色变暗。

(3) 脱水量过多:使用压力控制超滤的机器,由于静脉压升高,导致跨膜压(TMP)升高,即使透析液侧负压为零,仍能大量超滤。

透析结束拔出穿刺针后,压迫止血时间较长。

4. 诊断　90%血管通路血栓形成与静脉狭窄有关。早期判别静脉狭窄的首选方法是连续测量血管通路的血流量,若血流量减少则提示有静脉狭窄存在的可能性,需做血管造影检查确诊。但连续血流量测定并非广泛采用,医师可酌情采用以下方法进行静脉狭窄的早期预测。

(1) 物理检查:上肢水肿常提示锁骨下静脉狭窄;穿刺困难提示移植血管狭窄;透析后止血时间延长提示静脉狭窄;内瘘震颤及血管杂音减弱时提示静脉狭窄的可能性;动脉、移植血管中部和静脉段颤动表明血管通路血流量大于500ml/min,不伴颤动的搏动提示血流量较低。

(2) 穿刺针间按压试验:透析时轻轻阻压血管两个穿刺针间区域,结果导致静脉壶压力明显升高,说明在静脉段输入口出现狭窄,并可出现明显再循环。阻断后出现泵前动脉负压升高时,常是动脉针前动脉段出现狭窄,往往同时有动脉的流入量不足。

(3) 透析时动态与静态静脉压变化:透析时动态静脉压受多种因素影响,限定条件是用15号针穿刺,初始体外循环血流量为200ml/min,在最初2~5min测透析静脉压,每次透析重复观察,若连续3次静脉压超过125~150mmHg(16.63~19.95kPa),即有存在静脉狭窄的可能性,可考虑行内瘘造影确认。据报道,透析时动态静脉压升高存在静脉狭窄的敏感性达86%。静态静脉透析压(体外循环血流停止时的静脉壶压力)升高也是静脉狭窄的强烈指征,Besarab等在静脉穿刺针与静脉血路管之间安插一个活塞(压力传感器),每3~4个月测量一次静态静脉压,如果静态静脉压/收缩压大于0.4,就应考虑内瘘狭窄存在的可能。

(4) 尿素再循环:被透析的静脉管路血直接回入透析器称为血管通路再循环,再循环指动静脉瘘针之间的逆流。静脉狭窄是引起再循环的常见原因,因此,可通过计算再循环的量来评估静脉狭窄存在与否及程度。再循环可按以下公式计算

$$再循环百分率 = \frac{全身 BUN 浓度 - 动脉血路 BUN 浓度}{全身 BUN 浓度 - 静脉血路 BUN 浓度} \times 100\%$$

为达到再循环百分率计算结果的准确性和可靠性,可采用 NKF - DOQI 检测程序方案实施:透析治疗30min后停止超滤开始检测;分别从动脉和静脉线路抽取血样;即刻减低血流量至200ml/min;准确停泵10s;即刻在动脉取样孔上段夹住动脉血路管;从动脉取样孔抽取全身动脉血样;松开管路夹,恢复透析;分别检测以上三个血样:动脉血样、静脉血样和全身动脉血样 BUN 浓度(分别用"A""V""S"表示);按以下公式计算尿素再循环百分率(R)

$$R = \frac{S - A}{S - V}$$

理想状态下,全身 BUN 浓度与进入内瘘血的 BUN 浓度相等。存在再循环时,动脉血路 BUN 低于全身 BUN 浓度,表明已透析的血重新进入了动脉血路内。有对比研究证明,在体外循环血流量400ml/min 时,尿素再循环大于15%~20%,高度预示内瘘狭窄。

(5) 内瘘血流量测定:采用多普勒、磁共振、超声稀释法等技术测量或评估内瘘血流量与狭窄,

已有广泛的研究，临床医师可根据需要及所在单位条件，灵活选择。

5. 处理　如下所述。

（1）根治手术：狭窄部分切除后再吻合；狭窄近心端动脉与静脉吻合；狭窄部分纵切开、横吻合；狭窄部分纵切开，加移植物补片吻合；狭窄部分切除后，用移植血管吻合；狭窄部分不切除，用血管旁路移植。

血管瘘闭塞的原因之一是吻合口周围瘢痕粘连，压迫血管，多见于反复手术的患者。手术中必须仔细剥离，解除粘连，才能恢复血管瘘的功能。

（2）介入治疗法：上述治疗血管狭窄的手术，要求熟练的技术，常常需要移植血管。如血管造影证实有可逆性病变，则首先通过介入治疗法加以纠正。

（3）血管切开扩张术：显露狭窄的血管，做横切口，插入血管扩张器，由细至粗，每次直径增加0.5mm，对狭窄部分进行机械性扩张。或者用 Fogarty 气囊导管扩张，并除去血栓，最后缝合血管切口。

近年来，常采用血管扩张术治疗血管狭窄，可以延长血液通路的使用时间。有报道 295 例血管狭窄应用扩张术治疗的研究，血管通畅率大于 3 个月（总有效率）为 52%，大于 24 个月为 10.9%，24～36个月为 6.4%，大于 36 个月为 4.4%。气囊导管血管成形术与扩张器比较，有两个特点，一是只有一时效果，通畅期较短。另一是对内膜明显增厚的病例，成功率不高。如扩张法失败，不得不采取移植血管手术。

（4）PTA 法：小于 4cm 长的静脉或动脉狭窄，可行 PTA 法。术前常规做血管造影，证实有狭窄时再做 PTA 法。有报道显示，内瘘狭窄 3cm 以下时成功率为 85%，狭窄部较长时，成功率下降。人工血管–静脉吻合部狭窄的成功率为 72%。存在的问题有静脉周围和内膜纤维化病变使静脉扩张发生困难，有时需将气囊膨胀数次，每次持续 30～45s。PTA 后可能出现再狭窄和闭塞，有报道治疗后 6 个月的再狭窄发生率占全体的 52%，人工血管通路的再狭窄发生率更高，成为 PTA 的最大障碍，有的患者需进行第二次，甚至第三次 PTA。

（三）血管通路感染

血管通路感染是一种严重的、有时甚至是致命的并发症。

1. 自身动–静脉内瘘　感染发生率较低，据报道为 5%～10%，通常较局限，应用抗生素容易治愈。临床表现有局部感染和全身感染。局部感染表现为蜂窝织炎或脓肿形成，范围从浅表的皮肤感染到血管瘘周围间隙感染，以及血管壁和吻合口感染。炎症可侵蚀血管壁，破溃后引起大出血。局部炎症可引起血栓形成，导致血管瘘闭塞。全身感染轻者为少量细菌或细菌毒素入血，透析后出现一过性发热，几小时内消失，血培养阴性。重者可通过内瘘血行感染引起败血症，通常表现为透析结束前发热，透析后持续高热，伴有寒战和出汗，全身状态恶化，白细胞内可能出现中毒颗粒，血培养阳性。不少病例出现败血症时，可不伴有血管瘘局部炎症。有些患者用抗生素治疗 2～3d 后退热，医师和患者均可能误认为"感冒"，应引起注意。

有蜂窝织炎时，停止使用内瘘，改用临时性血液通路；有脓肿形成时，行切开引流；局部感染严重，有破溃大出血的危险时，在感染灶两端的正常血管部位结扎动静脉，感染控制后在近心端重新制作血管瘘，如无适当血管，可利用人造血管旁路移植或在对侧肢体建立血管通路；适当使用抗生素，给药前应按常规做血培养和药敏试验。

2. 人工血管内瘘感染　发生率高，为 10%～15%，有的报道高达 25%，是导致内瘘失功的第二常见原因。有人工血管内瘘的透析患者，若发生原因不明的发热，应警惕与移植血管相关的菌血症存在的可能性，需及时做血培养检查。

具体治疗方法如下。①初步给予广谱抗生素，待血培养和药敏结果再做调整。受革兰阳性菌感染的移植血管，若没有脓肿形成、使用抗生素后体温很快下降的患者，经静脉给以足量的抗生素可以成功治愈。②葡萄球菌性菌血症有发生迁徙性感染的倾向。发生感染性心内膜炎、骨髓炎、脓毒性肺栓塞、脓肿、化脓性关节炎和脑膜炎者均有报道。当发热和菌血症持续存在时，应积极追查迁徙性感染病灶。如果发热和菌血症缓解、没有迁徙性感染证据存在，给予 3 周的抗生素即可，否则需要 6 周或更长疗程的抗感染治疗，并通过血培养监测，确保感染完全治愈。③革兰阴性菌很少引起迁徙性感染，一般 2~3 周的抗感染治疗即可。④移植血管外周的局限性感染可以切开引流或部分切除并行旁路移植，广泛性感染则必须全部切除。

3. 永久性中心静脉导管感染　应特别注意，每次透析都要仔细检查导管的皮肤出口部分，严格消毒并用干燥无菌敷料包扎。如皮肤出口和皮下隧道感染无全身症状、血培养无细菌生长，可以不拔管进行局部和全身抗生素治疗。皮肤出口感染可以经局部使用抗生素治疗。隧道有分泌物排出时应经静脉途径给药，治疗无效时，应果断拔管。有学者认为，凡皮下隧道有脓液形成者，如不拔管就无法根治。有研究表明，与导管相关的菌血症很常见，最常见的病原体是葡萄球菌，在 102 例使用带涤纶套的血液透析导管的患者中，有 42 例发生了 62 次菌血症。其中 64% 为革兰阳性球菌感染，29% 为革兰阴性杆菌感染，5% 为革兰阳性球菌与革兰阴性杆菌混合感染。38 例保留导管进行抗感染治疗，其中 26 例治疗失败，最后因感染持续存在而拔管。9/41 例菌血症患者发生了其他一些并发症，包括骨髓炎 6 例、化脓性关节炎 1 例、感染性心内膜炎 4 例、死亡 2 例。有并发症的患者均为革兰阳性菌感染。此外，也有发生与导管相关菌血症并发硬膜外脓肿的病例报道，临床表现为很痛苦的背痛。由此提示，当时或以前有菌血症的患者若发生严重背痛时，应考虑做脊柱磁共振成像检查。基于上述原因，有作者不主张在治疗导管相关性菌血症时继续留置导管，提倡给以抗生素、拔管，并在菌血症根治后重新插管。经静脉给予抗生素治疗的疗程一般为 3 周。如发热持续存在或反复发热，需追踪迁徙性感染病灶的存在，做超声心动图等相关检查。Shaffer 证明，导管拔除、导管相关性菌血症可用抗生素治愈，导管皮下出口处无感染情况下，可在相同静脉穿刺点经导引钢丝重新植管。

（四）出血

手术后渗血发生于术后 24h 内，可行压迫止血。如果与肝素有关，可用鱼精蛋白中和。对出血较多的病例，应立即打开切口，检查出血部位，如吻合口出血，需缝合止血。手术后早期切口感染，可引起吻合口破裂，导致大出血，应尽早积极处理。

穿刺出血是临床经常遇到的问题，主要原因有如下几类。①静脉壁薄弱。前几次透析，即使穿刺方法和针的位置正确，也容易发生皮下血肿。为避免出血，对新使用的内瘘静脉应极小心穿刺，调慢泵速，不要过早、过快提高血流量，透析中严密观察。②穿刺方法不当。穿刺针直接通过皮肤刺入动脉化静脉或皮下脂肪较少且反复穿刺同一针眼的患者，容易出现沿穿刺针小量渗血，需改进穿刺技术，更换穿刺点，首先在静脉旁刺入皮肤，与静脉平行向前推进 0.5cm 左右，再成角度斜刺静脉，在静脉内至少推进 0.5cm。③穿刺失败。由于穿刺技术不良，多次穿刺失败，造成静脉壁穿孔、撕裂，引起皮下出血和血肿。对穿刺出血的处理方法主要是立即压迫止血，出血停止后，在其他部位重新穿刺。

透析中穿刺针脱出，如不立即压迫止血，很容易出现血肿，静脉压迅速升高。如静脉针脱出体外，将会发生不同程度的失血。应采取的措施是：对神志不清或不合作的患者，需加强监护，要固定好穿刺针及透析血路。一旦发生穿刺针脱出，立即停止血泵，压迫止血。如需继续透析，必须在出血停止后，在另一部位重新穿刺。对失血的患者，酌情补充血容量。

全身出血常与尿毒症血小板功能紊乱及肝功受损有关，术前应加以纠正，如改善贫血及充分透析等。合成的血管升压素 DDAVP 可释放贮存的第Ⅷ因子，可酌情在术前及术后应用。Willebrand 因子可通过促使血小板在内皮下黏附、促进凝血因子Ⅷ的合成与分泌等作用诱导血小板聚集，常在术前 1h 静脉应用 0.3μg/kg，未见严重不良反应，8h 后出血时间恢复至治疗前的水平。迟发性出血见于动脉瘤伴发感染破溃，急诊处理时应对出血点进行压迫并适时手术。

此外，肝素量过多、透析后压迫止血不充分、动脉瘤破裂、感染侵蚀血管壁等也有发生局部或全身出血的可能性，工作中需酌情采取相应的防治措施。

（五）动脉瘤和假性动脉瘤

发生于吻合口静脉侧和动脉化静脉反复穿刺部位的局限动脉瘤样扩张，与真性动脉瘤类似，有的学者也称之为真性动脉瘤，因为静脉已动脉化，而且可以与血肿形成的假性动脉瘤鉴别，但确切的解剖学定义，应该是静脉瘤。它的壁是静脉壁，数目、大小和长度不等，大部分病例扩张到某种程度即停止进展，有些病例可能继续扩大，常常是由于静脉壁薄弱、局部反复穿刺或内瘘提前使用造成的，也与持续性静脉高压有关。自体或人造血管内瘘由于穿刺出血，形成血肿，血肿壁机化后，血肿与内瘘相通，伴有搏动，称为假性动脉瘤，它的壁是血肿壁。如血管缺损较小，假性动脉瘤可停止进展；反之，如缺损较大，则动脉瘤进行性增大，以致皮肤受压萎缩，血管壁越来越薄，有破裂的危险。血管造影和超声检查可以鉴别动脉瘤的性质，有助于动脉瘤的诊断和处理。在 PTFE 血管口发生血管瘤的概率为 10%，自身血管为 2%。

1. 原因　①内瘘未"成熟"前过早使用。②成熟内瘘在同一部位或小范围内反复穿刺；持续性高血压和静脉高压或近心侧静脉狭窄。③吻合部位（静脉瓣附近）缺陷，形成吻合口动脉瘤，或吻合技术缺陷，如吻合口过大；或缝合不充分，伴有包裹性出血，可形成动脉瘤。④高分流量（肱动脉、股动脉血管瘘）吻合部易形成动脉瘤。⑤穿刺后针眼按压止血不当。

2. 临床表现　动脉瘤过大，引起胀痛，有破裂和大出血的危险；瘘管血流量减少或闭塞；血管瘘的使用范围减少；动脉表面的皮肤受压变薄，出现溃疡和老化改变，易受损伤；可能继发感染；有碍美容。

3. 预防　内瘘使用时间不宜太早；有计划地轮换穿刺部位。

（1）非手术疗法：单纯的动脉瘤本身不是停止内瘘使用或结扎的理由，多数不需要外科治疗，内瘘可以继续使用，但必须避免在动脉瘤部位穿刺。有人用特制的（与动脉瘤部位、形状、大小适合的）皮带、弹性绷带或运动用护腕保护，可防止动脉瘤继续增大和意外创伤。但应注意压力适当，防止阻塞静脉流出道反使动脉瘤扩大、血管瘤破裂或内瘘闭塞。

（2）外科疗法：动脉瘤显著或迅速扩大，有高度破裂危险时，必须手术修补或切除。

（六）肿胀手综合征

内瘘手术后，可出现一过性手背轻度水肿，一般 1 周左右自行消退，抬高肢体可促使水肿吸收。有些病例（尤其是动，静脉侧侧吻合），动脉的压力通过吻合口转移到静脉，引起远端明显的静脉高压，妨碍静脉回流，导致毛细血管内压升高，产生持续性重度水肿，称为肿胀手综合征。手的静脉高压可累及拇指，引起拇指肿胀、发绀和疼痛，称为拇指痛综合征（sore‐thumb syndrome）。

1. 原因　动‐静脉吻合后，尤其是侧侧吻合时，静脉侧受动脉血流冲击，血流量增加，静脉压升高，或者近心端静脉狭窄、静脉血栓形成、静脉炎、血肿压迫。

2. 临床表现　内瘘侧手腕部进行性肿胀、疼痛、手背静脉曲张、手指淤血增粗，出现冻疮样改变。

3. 处理　结扎紧靠吻合口的远端静脉，将内瘘做成端（静脉）‐侧（动脉）吻合。

如果存在静脉近端狭窄，将狭窄远端的一个静脉分支与另一个通畅的静脉吻合，使远端静脉的血液顺利回流到心脏。如果静脉近端狭窄广泛，则必须制作新的动静脉瘘。

有些患者术后手背静脉怒张，但血管瘘血流量不足，压迫手背静脉时，静脉近心端搏动和杂音增强，血流量增加。这种情况说明，手背肿胀和静脉近端血流量不足的原因是远端分流太多，而不是近端狭窄。结扎手背静脉后，可使血管瘘功能改善。

（七）高输出量充血性心力衰竭

原有心脏功能不良的透析患者，如血管通路分流量超过心输出量的 20%，就有可能发生高输出量性充血性心力衰竭。如果心脏代偿良好，一般透析患者对动静脉瘘分流都能很好地耐受。透析患者中由一个内瘘引起心力衰竭是很少见的。桡动脉/头静脉内瘘很少发生高输出量心力衰竭。用 2.0~2.5mm 口径钛轮钉建立的动静脉瘘也很少发生高输出量心力衰竭。

动静脉内瘘诱发心力衰竭主要见于上臂内瘘或上臂人造血管搭桥，有时也可以见于前臂内瘘条件好头静脉粗大的患者。如果有严重的心肌病或原有其他器质性心脏病，加上一些附加因素，甚至轻微增加心输出量，对心脏都可能是不可耐受的负担，使心脏功能代偿失调。

1. 原因　下列情况可能诱发或加重心力衰竭：吻合口过大，分流量过多；上臂或股部血管瘘；同时存在两个血管瘘，分流量明显增加，可能超过心输出量的20%，使心脏容量负荷过重；并发其他高心输出量因素；老年人、高血压、冠心病、心律失常或原有其他器质性心脏病患者。

2. 处理　如下所述：

（1）缩小吻合口：可以纠正上述改变，但这种手术难度较大，扩张的吻合部位剥离时容易出血。比较安全的方法是手术结扎内瘘，并在吻合口上方重新作一个吻合口径适当的血管瘘。

（2）降低瘘的血流量：用绷带缠紧血管瘘，或用结扎线绑扎血管瘘来缩小口径。

（3）其他：置入永久性中心静脉导管或改为腹膜透析。

（八）血清肿

血清肿是组织内由血清性积液形成的局限性肿物，只发生于人造血管旁路移植的内瘘，见于人造血管走行的皮下隧道，内容物可呈胶冻状，组织学上发现有纤维蛋白成分。遇到人造血管周围有原因不明的肿物时，应想到血清肿存在的可能性。术后前两天比较严重，局部适当加压包扎可以减轻症状，一般2周内可消退。

（刘延卫）

第十章

血液透析中抗凝技术

第一节　血液透析中凝血的监测

一、体外循环凝血的征象

可有下列一项或数项表现：①血液颜色变深。②透析器分层。③动静脉壶中出现泡沫，继之血凝块形成。④血液迅速充满传感监测器。⑤透析器动脉端口出现血凝块。

在不能确定是否出现凝血的状况下，可用生理盐水冲洗管路后观察体外循环部分。如已有血凝块形成，此法可导致小血凝块阻塞中空纤维。在间歇性血液透析时，这种方法对透析器阻塞的作用不大。但在连续肾脏替代治疗时，反复冲洗会导致小血块阻塞透析器并使超滤下降。

二、体外循环压力

如有凝血发生可导致动静脉压力变化。应用泵后动脉压监测的优点在于根据泵后压和静脉压差别可以判断凝血部位。两者的压力差上升见于动脉壶凝血和透析器阻塞。如凝血发生在静脉壶或其远端，则泵后压和静脉压先后均增高。如凝血广泛，则压力增加更显著。

三、透析后透析器观察

透析器中空纤维阻塞并不少见，透析器端口常收集到小血凝块或白色沉积物，尤其是高脂血症的患者。可根据肉眼观察估计凝血纤维的百分比进行凝血程度的分类：纤维凝血小于10%为1级，小于50%为2级，大于50%为3级。

四、透析器的残余容积测量

在复用透析器的单位，在每次治疗后应用自动或人工的方法测量透析器中因凝血所致的血室容积下降。通过比较透析前后的纤维束容积测量的结果，选择透析后血室容积下降小于10%的透析器用于复用。

五、凝血时间的试验

用于测定凝血时间的血液采样点，在动脉管路上肝素注入处前，以反映患者的凝血状态。

1. 全血部分凝血活酶时间（WBPTT）　使用常规剂量肝素，在透析中其值应为180%，透析结束时为140%。小剂量肝素透析中和透析结束均应达140%。

2. 活化凝血时间（ACT）　使用常规剂量肝素，在透析中其值应为180%，透析结束时为140%。小剂量肝素透析中应达140%。

3. Lee – White 试管法凝血时间（IWCT）　使用常规剂量肝素，在透析中其值应为20～30min，透析结束9～16min。小剂量肝素透析中和透析结束均应达9～16min。

（张安新）

第二节 抗凝方法

一、普通肝素

现代认为，凝血反应是组织因子（TF）启动的。微量的 TF 与凝血因子Ⅶ结合，可使凝血因子Ⅶ活化，生成 TF－凝血因子Ⅶa 复合物，随后沿着 TF－凝血因子Ⅶa－凝血因子Ⅸa－凝血因子Ⅹa 途径引发凝血瀑布反应，是内源性凝血途径和外源性凝血途径的结合。同时，也已确定凝血因子Ⅶa 是内源性凝血途径的启动酶，可使凝血因子Ⅺ活化成因子Ⅺa，启动内源性的凝血反应。

肝素是从猪肠黏膜或牛肺中提取，常用其钠盐和钙盐，也有钾盐和镁盐。但临床上常用的是肝素钠制剂和肝素钙制剂。两者的药理作用、用法、用量和不良反应基本相同，可根据情况选用。但肝素钙也有不同于肝素钠的特点。

1962 年，Detrie 等曾提出肝素以钙盐形式在体内发挥作用。1985 年，Goto 等给犬股动脉灌注肝素，发现血浆钙离子水平下降，且呈剂量依赖性，间接地证实了 Detrie 的观点。1992 年，Schoen 等报道，在人血浆中加入 1.5mmol 钙离子，肝素抗凝血因子Ⅹa 活性可提高 2.1～2.4 倍。1993 年，Hemker 等也在实验中发现类似的结果，他们指出肝素是在患者体内发挥抗凝作用的，应该考虑钙离子的影响。这些研究成果表明，临床选用肝素钙更有利维持血浆钙离子的生理浓度，提高肝素的抗凝血因子Ⅹa 活性，亦即加强肝素的抗血栓作用。

1994 年，Baker 等认为，与肝素钠相比，肝素钙有较高抗凝血因子Ⅹa 活性和较小的出血不良反应，而抗凝血因子Ⅱa 活性是一样的。他们认为，理想的肝素制剂应该为猪肠黏膜肝素、低分子肝素（LM-WH）和肝素钙。

对肾功能衰竭患者进行血液透析，认为使用肝素钙更合乎人体生理。一方面，肝素钙对血液透析患者的血浆肾素活性和醛固酮浓度的抑制作用比肝素钠更显著；另一方面，这类患者在治疗中都需要限制钠盐，因而近来认为应用肝素钙更为有利。

1. 目标值　对无异常出血的患者，可以根据常规给予肝素应用。在透析过程中，WBPTT 或 ACT 延长至基础值的 180%。透析结束时，WBPTT 或 ACT 延长至基础值的 140%，以减少透析后出血的概率。对 WBPTT 或 ACT 比基础值延长的患者，延长 WBPTT 或 ACT 至 180% 是没有必要，并且会增加出血概率。透析中，WBPTT、ACT 一般不能超过基础值的 180%。

2. 常规肝素处方　一般包括两种使用方法，即持续肝素注入和间歇肝素注入。

（1）持续肝素注入：①给予首剂肝素剂量 2 000U。②3～5min 后持续动脉端注入肝素 1 200U/h。③每小时监测凝血时间（WBPTT、ACT 或 LWCT），调节肝素用量使得 WBPTT 或 ACT 延长至基础值的 180%，或 LWCT 在 20～30min 中内。④透析结束前 1h 停止肝素应用。

（2）间歇肝素注入：①给予首剂肝素剂量 4 000U。②每小时监测凝血时间（WBPTT、ACT 或 LWCT），如 WBPTT 或 ACT 小于基础值的 150%，或 ACT 小于 20min，则再注入肝素 1 000～1 200U，30min 后重复监测上述指标一次。

在肝素持续注入法中的首剂肝素量少于间歇肝素注入法。

3. 调整肝素用量的指征　如下所述：

（1）增加首剂量：因为每个患者对肝素的敏感性不一，并且不同肝素制剂的效能不同，这使患者 WBPTT 或 ACT 延长至 180% 的首剂肝素用量波动于 500～4 000U。常规肝素注入法首剂给予肝素 2 000U后，患者的 WBPTT 或 ACT 不能延长至 180%，在给予首剂肝素 2 000U 3min 后，测定 WBPTT 或 ACT 一次。如果延长时间不足，可立即追加一次肝素。一般而言，WBPTT 或 ACT 的延长与所用的肝素量成正比。

（2）减少首剂用量：①基础凝血时间延长。所有的严重的尿毒症均可导致血小板、血管内皮功能紊乱，还可能引起凝血时间延长，故应减少肝素用量。②短时透析。在短时透析中（如 2h），若选择间歇肝素注入，且首剂注入肝素剂量 4 000U，在透析结束时，可能出现穿刺点渗血，因此应该减少首剂肝素用量。

4. 肝素使用中的注意事项　对于成年人，体重 50～90kg 者，肝素的敏感性与体重无关，对于这部分患者不必根据体重调节肝素用量。

（1）调节输入速度：为延长 WBPTT、ACT 在基础值的 180%，每小时平均给予肝素 1 200U，但不同患者对肝素的敏感性不同，并且肝素半衰期不同，不同患者的肝素用量波动于 500～3 000U/h，一旦达到稳定状态，WBPTT 或 ACT 的延长与所用的肝素量呈正比。如肝素用量 1 200U/h，WBPTT 延长 60s；肝素用量 1 800U/h，WBPTT 延长 90s，肝素用量 600U/h，WBPTT 延长 30s。

（2）何时终止应用肝素：不同患者的肝素半衰期波动在 30～60min，平均为 50min。由于 WBPTT 延长与肝素的血浆水平成正比，如已经知道目前的 WBPTT 延长时间，可以在任何时候根据患者的肝素半衰期推测 WBPTT 时间。如患者的肝素半衰期是 1h，此时 WBPTT 延长 60s；1h 后，肝素减少 50%，则 WBPTT 延长 30s；2h 后，WBPTT 延长 15s。如患者的肝素半衰期是 1h，透析时，WBPTT 延长至基础值的 180%，在透析结束前 1h 停止应用肝素，则透析结束时 WBPTT 延长为基础值的 140%。

5. 常规肝素抗凝的效果　血浆中肝素水平维持在 0.2U/ml 时，尽管体外循环出现凝血是完全可能的，但发生率低，透析器严重凝血的危险性小于 5%，常规肝素化使透析器复用成为可能。透析时体外循环中有少许血凝块，但通常不需要调节肝素的用量。

对于高危患者，全身肝素化可增加出血 25%～50%。这些患者包括胃肠道病变（出血）、新近手术的患者、心包炎、糖尿病肾病。这与尿毒症导致血小板功能异常、血管内皮功能紊乱有关。

二、小剂量肝素

1. 概念　推荐用于有轻度出血倾向的患者。监测 WBPTT、ACT，目标值延长至基础值的 140%。首剂肝素从静脉端输入，同时用生理盐水冲管。

2. 小剂量肝素抗凝处方　持续肝素输入为最佳的给药方式。持续给药法如下：①测定基础凝血时间 WBPTT、ACT。②给予首剂肝素 750U。③3min 后，复查 WBPTT、ACT，如 WBPTT、ACT 尚未延长至基础值 140%，应补充剂量。④开始透析，输入肝素 600U/h。⑤每 30min 监测 WBPTT、ACT 一次。⑥调整肝素输入的速度使 WBPTT、ACT 延长至基础值的 140%。⑦至透析结束，停止肝素输入。如果为间歇给药，首剂肝素 1 000U，必要时可追加肝素使 WBPTT 延长为基础值的 125%。

3. 获得最佳首剂量　WBPTT、ACT 延长至 140% 的首剂用量波动于 300～2 000U，平均为 600U，这取决于患者对肝素的敏感性和应用肝素的实际效能。所以，在首剂给予肝素 750U 3min 后，应复查 WBPTT、ACT。采血时，应避免标本中含残留肝素或盐水。如果 WBPTT 延长不足 140% 给予补充剂量。如给予首剂肝素 750U 后 WBPTT 延长 20s，补充 375U 肝素，WBPTT 可再延长 10s。

4. 调节肝素输入速度　小剂量肝素应用中，需要维持 WBPTT、ACT 延长至基础值的 140%，肝素输入速度波动在 200～2 000U/h。给予首剂肝素 750U，如果 WBPTT、ACT 延长小于基础值的 140% 或大于 140%，需调整输入速度。如首剂肝素 750U，WBPTT 延长 60s，先不给维持量肝素，定期测定 WBPTT、ACT，至 WBPTT 为基础值的 140% 时，开始给予肝素 300U/h。如首剂肝素 750U，WBPTT 延长 20s，可再给予肝素 375U/h，WBPTT 延长至 30s，维持量是 1 200U/h，而不是肝素 300U/h。

三、肝素的不良反应

从 1953 年，临床应用肝素至今，其不良反应包括如下几类：①出血。②血小板减少。③血小板减少并血栓形成。④骨质疏松。⑤变态反应。⑥局部荨麻疹。⑦低醛固酮症。

1. 出血　出血是肝素临床应用中最主要的不良反应。Levine 把肝素引起的出血分为重度出血和轻度出血。前者包括颅内出血、腹腔出血、出血引起死亡或需要输血者，后者包括胃肠出血、鼻出血、血尿、咯血、紫癜。根据 1975—1987 年的 10 组 890 例研究的结果分析，24h 肝素用量 24 480～43 570U，重度出血者为 1.0%～33.0%。1983 年，Sliver 报道美国每年应用肝素约为 10 000 亿 U，出血发生率为

7.0%～10.0%。小剂量肝素所致的出血不良反应各家报道不一。

2. 血小板减少　临床上，肝素相关的血小板减少症分为两型。Ⅰ型，包括轻度和中度病例，血小板减少较轻，一般大于等于 $100 \times 10^9/L$，是肝素进入体内后直接与血小板相互作用引起的凝集反应，也可能是与肝素制剂不纯有关，为一过性的，即使不停药，血小板也不会显著减少，甚至可以回升。这种凝聚反应可以在体外的试管中观察到。血小板减少的发生为时间和剂量依赖性，多数病例发生在应用肝素后 2～6d，但无临床症状，发生率为小于 5%。含微量的肝素的人造血管或肝素冲洗过的血管内插管均可诱发血小板减少，但发生率较低（小于 1%）。Ⅱ型，即重症病例，多数发生在给药后的 7d，常并发血栓性疾病，如血栓形成、出血、弥散性血管内凝血（DIC）。因血凝块中包含血小板和纤维蛋白，故也称为白色血凝块综合征。其预后很差，但发生率很低。目前认为其发生机制是由肝素相关的抗体介导的，抗体为 IgG、IgM 或 IgA/IgG 共有型。在肝素引起的血小板减少症患者中，常常发现有危险因素存在，如剂量偏大、静脉注射给药、血栓性疾病、外伤、感染、肿瘤、制剂中的杂质、对肝素的耐药性、不同来源的肝素（牛肝素的诱发率为 15.6%，猪肝素为 5.8%）等情况，在应用肝素时应考虑。

3. 瘙痒　肝素局部皮下注射时可导致瘙痒，据推测肝素可能是透析中瘙痒和其他变态反应的原因，而小分子肝素可用来治疗扁平苔藓相关的瘙痒，其机制是抑制 T 淋巴细胞肝素酶的活性。但并没有证据表明无肝素血液透析可以有效改善尿毒症性瘙痒。

4. 高血钾　肝素相关的高钾血症是由肝素引起的醛固酮合成抑制引起的。对于少尿的透析患者，据推测醛固酮可能是通过胃肠道机制继续促进排钾。

四、无肝素血液透析

1. 概念　无肝素血液透析适用于高危出血倾向的患者、活动性出血的患者及肝素应用禁忌证的患者。

2. 具体实施方案　如下所述：

（1）肝素冲管：若存在肝素相关性血小板减少则不用肝素预冲管。用含 3 000U/L 的肝素盐水冲洗体外循环管路，使体外循环管路及透析膜的表面覆盖肝素。避免肝素进入患者体内可用无肝素盐水或患者的血液将肝素盐水冲出体外循环。

（2）高血流量：尽可能到提高血流量至 400～500ml/min，如果高血流量为禁忌时可考虑使用小面积的透析器或降低透析液流量。

（3）定期盐水冲管：每 30min 用生理盐水 100～250ml 快速冲洗体外循环管路。冲洗的频率可以根据需要调节。必需精确计算冲入的盐水的量，以增加超滤去除。冲管的目的是定期检查透析器以便及时终止透析治疗或更换透析器。当然，冲管过程本身也可能降低透析器的凝血性能、干扰凝血过程，减少透析器凝血的发生。

（4）不同类型或材料的透析器：没有证据表明，哪一种透析膜在无肝素血液透析方面优于其他透析膜。如果出现透析器凝血，平板透析器因血室容积更大损失的血液比中空纤维透析器更多。

（5）凝血的风险：应用上述方法行无肝素血液透析，透析器完全凝血的发生率约为 5%。频繁的冲管、缩短透析器的使用时间、尽可能大血流量、透析中避免输血、血制品及脂肪制剂有助于减少透析器凝血的发生。

五、局部枸橼酸抗凝

另一种不应用肝素的透析方法是降低体外循环中的钙离子浓度（钙是凝血过程中必需的），从动脉管路输入枸橼酸钠使其与钙结合，并使用无钙透析液，从而降低体外循环中离子钙浓度。低钙离子浓度的血液回输入体内是十分危险的。所以必须从静脉管路中输入氯化钙以补充钙离子。大约 1/3 的枸橼酸钠被透析器清除，另外 2/3 也很快在患者的体内代谢清除。

局部枸橼酸抗凝的优点是不需要高血流量，且几乎不发生凝血；其缺点是必需两路输入，一路输入枸橼酸钠，一路输入钙离子，并且需要监测血中钙离子浓度。由于枸橼酸钠代谢可产生碳酸盐，所以利用这一方法抗凝会导致血中的碳酸盐浓度升高，因此在碱中毒的患者中应用该方法应特别谨慎。如果长期应用该方法抗凝，透析液中的碳酸盐浓度必需下调至25mmol/L，以避免发生碱中毒。

下述方法仅适用于两针血液透析，对于单针透析，该方法尚未试验。

（1）枸橼酸钠溶液配制：含枸橼酸钠46.7%（1.6mmol/L），90ml的上述枸橼酸钠溶液加入到1 000ml的5%葡萄糖溶液中配成原液。10%的氯化钙50ml用100ml生理盐水稀释，稀释后浓度为3.33%（233.5mmol/L）。应用容量输液泵分别从动脉端输入枸橼酸钠，从静脉端输入氯化钙。

（2）透析器和透析液：任何透析器均可应用。但由于输入枸橼酸钠和氯化钙每小时需300ml的液体，所以必须选用对水通透性好的透析器，有充分通透性清除输入的枸橼酸钠和氯化钙。用无钙透析液，通常使用碳酸盐透析。

（3）处方：血流量200ml/min时按以下速度输入两种液体。如果血流量改变，输入速度需要相应调整。①首先测定血中钙离子浓度和基础凝血时间（WBPTT或ACT）。②接通透析液。③枸橼酸溶液从动脉管路输入，速度为270ml/h，同时接通血路血流量迅速增加至200ml/min，在此血流量下，输入透析器的枸橼酸浓度达3.0mmol/L。④立即向静脉管路内输入氯化钙，速度为30ml/h，在此速度下流出透析器的血液中钙离子浓度为0.6mmol/L。⑤透析开始30min后，从动脉端采血测定钙离子浓度，必要时可重复检查。调整钙输入速度使血钙浓度在正常范围内。输入速度为24～42ml/h，平均为30～36ml/h。⑥定时从动脉端采血测定WBPTT或ACT（采血点在输入枸橼酸钠的下游），WBPTT或ACT应比基础值延长100%，若低于100%，则可增加枸橼酸输入，速度调至420ml/h。若超过100%，可考虑减少枸橼酸输入速度。⑦若透析液从透析器的旁路分流直接排出，因该处无钙透析液，故其作用将停止发挥。此时，应停止氯化钙输入并将枸橼酸钠的输入速度减少50%，直至透析液恢复工作。这种方法是否适用于旁路操作或不需透析液的单纯超滤治疗方式，尚有待观察。⑧透析结束时，应同时停止枸橼酸和氯化钙输入，将血液输回患者体内。

（张安新）

第三节　新的抗凝技术

一、低分子肝素

肝素仍是最常用、最有效的抗凝药，但临床实践表明中肝素也暴露出了一些缺点。研究工作者致力于开发新的抗凝药，其中最令人瞩目的就是低分子肝素（LMWH）。

LMWH制剂是通过肝素解聚而获得的。解聚后分子量为1～10kDa，平均分子量4～5kDa，同样也是不同组分的混合物，原本肝素组分占1/3。肝素的抗凝血因子Ⅱa和抗凝血因子Ⅹa的活性是相等的，而LMWH只有25%～50%的抗凝血因子Ⅱa活性，因此，LMWH的抗凝血因子Ⅹa活性/抗凝血因子Ⅱa活性比值为（4∶1）～（2∶1）或更大，但作用机制与肝素一样都是依赖AT-Ⅲ的。

由于厂家生产方法不同，商品的生化特性和药理活性有所不同（表10-1，表10-2）。多数LMWH制剂为钠盐，尚有钙盐，如那曲肝素钙（Nadroparin Calcium）。

表10-1　LMWH与普通肝素比较

	普通肝素	LMWH
平均分子量	12～15kDa	4～6.5kDa
分子链上的糖单位数（平均）	40～50	13～22
抗FⅩa/抗FⅡa	1∶1	2∶1～4∶1
灭活血小板上FⅩa	弱	强
被PF_4中和作用	有	无

	普通肝素	LMWH
在 PRP 中抑制 FⅡa 生成作用	＋＋	＋＋＋＋
通过抑制 FⅡa 发挥主要作用	是	是
结合蛋白	HRGP, Fn, Vn, PF₄, vWF	Vn
与内皮结合作用	有	无（弱）
消除率与剂量有关	有	无
低剂量时的生物利用度	差	好
对血小板功能的抑制作用	＋＋＋＋	＋＋
血管渗透性增高	有	无
加重微血管出血	＋＋＋＋	＋＋

注：FⅡa：因子Ⅱa；FXa：因子Xa；PF4：血小板因子 - 4；PRP：富血小板血浆；HRGP：富组氨酸糖蛋白；Fn：纤维连接蛋白；Vn：玻璃连接蛋白；vWF：von Willebrand 因子。

表 10 - 2　LMWH 与普通肝素对凝血因子的作用强度

	LMWH	普通肝素
抗凝血因子Ⅱa	±	＋
抗凝血因子Ⅸa	±	＋
抗凝血因子Xa	＋	＋
抗激肽释放酶	＋	＋
活化部分凝血活酶时间	正常	延长

LMWH 抑制凝血因子 Xa、Ⅻa、激肽释放酶，对凝血因子Ⅸ、凝血因子Ⅺ、凝血酶几乎没影响，对凝血酶时间、凝血激酶时间影响小，使出血危险下降。通过某些长期研究证实，应用 LWMH 在血液透析中抗凝是安全有效的，虽然分次给药可能更优越，但 LWMH 较长的半衰期，可以在血液透析前一次给药即可完成透析。

LMWH 的不良反应与肝素相同，但发生率低，程度也轻。出血仍是其最主要的不良反应，常见的还有血小板减少、骨质疏松，少见的有低醛固酮症、血清转氨酶增高、游离脂肪酸增高、变态反应和皮肤坏死。LMWH 临床应用中的实验室监测除了肝素应用的监测方法外，主要是监测血浆中的抗 Xa 因子活性。

在美国可以得到商业用 LMWH，但并未广泛应用，因为价格比较贵，FDA 并未批准用于血液透析。LMWH 的活性和剂量通常用抗凝血因子 Xa 的活性表述（aXaICU）。4h 的血液透析治疗，用 10 000 ～ 15 000aXaICU，或 125 ～250aXaICU/kg，可以充分抗凝，而活化部分凝血活酶时间（APTT）几乎不延长，LWMH 的优点在于即使在低水平抗凝作用时，它也能产生良好而持久的抗血栓作用。严重的不良反应少，并且可以提高血脂廓清能力，缓解高血钾。目前认为，应用 LMWH 的优点是抗凝操作简化，只需透析前给药一次，就可透析 4h 而不必进行实验室监测。但每种 LMWH 制剂的特性不同，应分别对待。

二、前列环素

天然和合成的血管扩张性前列环素（前列腺素 I₂、前列腺素 E₂、依前列醇、伊洛前列素）是血小板聚集的抑制药，已经成功地应用于短期和长期血液透析。但在推荐量下，此类药物的抗凝效果比常规肝素差。

三、其他血小板抑制药

阿司匹林、磺吡酮、噻氯匹定、非甾体抗炎药等单独应用并不能维持体外循环抗凝作用，但其抗血小板效应可对抗肝素引起的 PF$_4$ 释放。由于 PF$_4$ 有中和肝素的作用，因此这些药物可与肝素有协同作用。

四、蛋白酶抑制药

甲磺酸萘莫司他、加贝酯这些合成的丝氨酸蛋白酶抑制药可抑制凝血、纤维蛋白形成的瀑布反应及血小板聚集。有前瞻性研究表明，蛋白酶抑制药可以用于血液透析的充分抗凝，并可以减少出血并发症。但此类药物应用于临床，还需要进一步的研究。

五、水蛭素

水蛭素是一种多肽类的凝血酶抑制药。由医用的水蛭咽周腺体产生，水蛭素阻断凝血酶引起的纤维蛋白凝聚和血小板聚集。与肝素不同，水蛭素无需内源性因子的协同，也不激活血小板。某些短期的人体试验研究已经证明，它可以用于血液透析的充分抗凝。

六、体外循环装置的改进

肝素盐制剂覆盖的体外循环装置已取得进展，并开发出无纤维蛋白形成的透析膜。

（刘合国）

第四节　其他血液净化方法的抗凝

一、连续血液净化治疗

连续血液净化治疗（continuous blood purification，CBP）的抗凝治疗基本与维持性血液透析相同，但由于 CBP 的患者常并发有多脏器功能衰竭、凝血功能差或有新近手术史，在 CBP 的早期实践中，出血并发症相当常见，虽然目前有多种抗凝药选择，但仍无一种较理想的抗凝方法。所有的 CBP 抗凝方法都比较相似。

1. 肝素　在预冲透析器或滤器后，如果基础的凝血时间没有延长，则可从动脉注入首剂肝素2 000 U。打开夹子，行体外循环，之后立即给予维持量的肝素 500U/h，从动脉端输入。

采用肝素抗凝，应该定时监测患者凝血功能，以便及时合理调整肝素用量。一般是在动脉端和静脉端每 6h 监测一次 PTT，使动脉端的 PTT 维持在 40～45s，静脉端的 PTT＞60s。如果动脉端 PTT＞45s，则每小时减少肝素用量 100U/h；如果静脉端 PTT 小于 60s 且动脉端PTT 小于40s，则增加肝素用量100U/h；如果动脉端 PTT 小于 40s，则增加肝素用量 200U/h。

2. 无肝素抗凝　对于肝脏疾病的患者、手术后患者、活动性及有新近出血史、肝素诱发的血小板减少症的患者，在 CBP 时可以用无肝素技术。但这样透析器或滤器可能会因凝血而需定期更换。如用无肝素技术，可将透析液流量增高 20%～40%。早期透析器阻塞的表现是，透析废液的尿素氮浓度与血清中尿素氮浓度的比值小于 0.8。如果透析废液的尿素氮浓度与血清中尿素氮浓度的比值小于 0.6，则透析器阻塞将立刻发生。

3. 局部肝素抗凝　1987 年，局部肝素抗凝首次应用于CBP。这种方法在动脉端注入肝素，静脉端注入鱼精蛋白中和肝素。一般，肝素：鱼精蛋白为 0.8mg：1.0mg～1.0mg：1.0mg。

4. 局部枸橼酸抗凝　在CBP 体外循环中，应用枸橼酸钠抗凝是一种新方法。它适用肝素介导的血小板减少症的患者。应用该方法的出血并发症发生率可能比应用肝素低。与肝素相比，应用该方法抗凝可使滤器的使用时间延长。

用枸橼酸钠（4%的枸橼酸钠，其中每升含有枸橼酸根 140mmol，含钠离子 420mmol）从透析器血液入口注入 180ml/h，维持静脉血路标本的 ACT 在 180~220s。除了 ACT，监测透析后的钙离子浓度目标值为 0.25~0.30mmol/L。对有肝功能障碍或身高矮小的患者，枸橼酸钠抗凝应十分谨慎。透析液应特别准备，其含钠量低并不含钙离子。钙离子从另外的血管途径注入，应用 10% 的氯化钙 20ml 加入生理盐水 250ml 中，配成溶液，每小时注入 40ml。调节钙的输入速度使得外周血清钙离子浓度为 1.13~1.20mmol/L。

超滤量持续下降（小于 150~200ml/h）并且已排除是因血压下降所致，则提示滤器或管路阻塞。检查滤过废液尿素氮浓度与血清尿素氮浓度的比值，如果比值小于 0.6 则凝血不可避免。此外，明显超滤下降的症状还包括体外循环血液颜色变暗，静脉路血液变冷，体外循环中出现血细胞和血浆分离。

二、血浆置换抗凝

无论是膜式血浆分离还是离心式血浆分离均需抗凝。肝素和枸橼酸钠均可用于上述两种血浆置换抗凝。通常，膜式血浆分离器用肝素抗凝，离心式血浆分离大多应用枸橼酸钠抗凝。

1. 肝素　在不同的患者肝素的敏感性和肝素半衰期变化很大，给药过程需个体化。对大多数患者肝素首剂应用 50U/kg，维持剂量 1 000U/h。每 0.5h 监测 ACT 一次，使 ACT 维持在 180~220s（正常值的 1.5~2.0 倍）。对于血细胞比容高和血浆超率量高的患者，需增加肝素用量。

2. 枸橼酸　葡萄糖枸橼酸（ACD）被用于大多数治疗性血浆置换的抗凝。枸橼酸的应用有两种标准方法。ACD－A 含枸橼酸钠 22g/L 和枸橼酸 7.3g/L。ACD－B 含枸橼酸钠 13.2g/L 和枸橼酸 4.4g/L。ACD－B 通常用于 Haemoetics 离心系列。ACD－A 用于 COBE 离心系列和膜式血浆分离。ACD－A 从血管血路注入，枸橼酸与原液的比例 1∶15~1∶25。高的枸橼酸输入速度（1∶15）~（1∶10）用于缓慢离心系统，但如果置换液为 FFP 时，应避免该方法，因为 FFP 含枸橼酸。低的枸橼酸输入（1∶25）~（1∶15）用于膜式血浆分离。

虽然应用枸橼酸抗凝出血并发并不常见，但低钙血症十分普遍，在治疗性血浆置换中有 60%~70% 发生率。应仔细观察低钙反应的症状与体征，如口周或四肢感觉异常，有患者可能出现寒战、轻度头痛、颤搐、震颤，极少数可出现持续的肌肉痉挛。如果出现严重的低钙，可出现持续的手足搐搦，伴其他肌肉群痉挛，包括危及生命的喉痉挛。上述这些症状和体征也可因为过度通气而导致的碱中毒加重。低钙血症会延长心肌动作电位的不应期，心电图可出现 Q－T 间期延长。特别高的枸橼酸水平伴低钙血症可抑制心肌收缩性，极少的情况下，在某种成分输血的患者中，会导致致死性心律失常。

枸橼酸抗凝中预防低钙血症可以采用下述方法：限制枸橼酸输入速度，其输入速度不能超过患者代谢的枸橼酸能力，由于枸橼酸的输入速度与血流量成正比，因此身高矮小的患者不宜用特别高的血流量。当 ACD－A 输入与血比值为 1∶10、1∶15、1∶25 时，血流速度不能超过 60ml/min、100ml/min、150ml/min。根据体重和 ACD－A 与血液的比值，可推算最大的血流量（表 10－3）。

表 10－3　枸橼酸输入速度与血流量的关系

ACD－A 与血液稀释比例	最大血流量（ml/min）
1∶10	1.2×体重（kg）
1∶15	2.0×体重（kg）
1∶25	3.0×体重（kg）

当应用 ACD－A 与血液稀释比例为 1∶15 时，若患者体重为 30kg，推荐最大血流量为 2×30＝60ml/min。目前采用的 Cobe Spectra 系统可以估测患者血容量。它可以自动设定患者的血流量以限制枸橼酸的输入量。

有肝脏疾病的患者，其枸橼酸的代谢能力可能受损，对于这些患者应用枸橼酸抗凝应十分谨慎。新鲜的冷冻血浆中含枸橼酸，如果用新鲜的冷冻血浆作为置换液，应进一步减少枸橼酸的用量。

在血浆置换中如需要补充钙剂，可以采取口服或静脉补钙，如每 30min 口服碳酸钙 500mg。另一种方法是持续静脉输入 10% 的葡萄糖酸钙，剂量为回输入体内的液体每升给予葡萄糖酸钙 10ml。

出现明显的低钙血症症状时，可以每 15~30min 给予 10% 的氯化钙 10ml。注入枸橼酸时，由于枸橼酸代谢后形成碳酸根，故有可能出现碱中毒。

三、血液灌流

预冲"炭肾"后，给予肝素是 2 000~3 000U，从动脉端输入。然后，可以引血液进入"炭肾"。通常，在血液灌流中，需要的肝素量比血液透析大些。一般活性炭材料制的炭肾，血液灌流过程中大约需肝素 6 000U，树脂材料制造的炭肾血液灌流中需肝素 10 000U。治疗过程中必须充分肝素化，使得 ACT 或 WPTT 维持在正常的 2 倍。

（刘合国）

参考文献

［1］袁发焕．实用肾脏病临床诊疗学［M］．郑州：郑州大学出版社，2016.

［2］孙世澜，关天俊，袁海．肾脏病新理论新技术［M］．北京：人民军医出版社，2014.

［3］陈香美．肾脏病学高级教程［M］．北京：中华医学电子音像出版社，2017.

［4］徐钢．肾脏病诊疗指南［M］.3 版．北京：科学出版社，2018.

［5］王质刚．血液净化设备工程与临床［M］．北京：人民军医出版社，2012.

［6］林果为，王吉耀，葛均波．实用内科学［M］.15 版．北京：人民卫生出版社，2017.

［7］孙世澜．血液净化新理论新技术［M］．郑州：河南科学技术出版社，2017.

［8］杨毅，于凯江．重症肾脏病学［M］．上海：上海科学技术出版社，2014.

［9］谌贻璞．肾内科学［M］.2 版．北京：人民卫生出版社，2015.

［10］陈楠．肾小管间质疾病诊疗新技术［M］．北京：人民军医出版社，2012.

［11］张春燕，谢二辰，苏从肖．肾脏疾病临床诊疗技术［M］．北京：中国医药科技出版社，2016.

［12］杨黄．肾脏与高血压［M］．北京：人民军医出版社，2013.

［13］陈香美．肾脏病与高血压最新诊断和治疗［M］．北京：人民军医出版社，2012.

［14］彭文．肾内科疾病［M］．上海：第二军医大学出版社，2015.

［15］巢志复．泌尿生殖疾病诊治实用手册［M］．北京：人民军医出版社，2011.

［16］葛建国．肾内科疾病用药指导［M］．北京：人民军医出版社，2012.

［17］张建荣．多器官疾病与肾脏损伤［M］．北京：人民军医出版社，2015.

［18］李州利．泌尿系统疾病防治知识问答［M］．北京：人民军医出版社，2012.

［19］于为民．肾内科疾病诊疗路径［M］．北京：军事医学科学出版社，2014.

［20］余学清．肾内科临床工作手册：思路、原则及临床方案［M］．北京：人民军医出版社，2013.

［21］王质刚．血液净化学［M］.4 版．北京：科学技术出版社，2016.

［22］左力．血液净化手册［M］．北京：人民卫生出版社，2016.

［23］梅长林，高翔，叶朝阳．实用透析手册［M］.3 版．北京：人民卫生出版社，2017.

［24］梅长林．肾脏病临床实践指南［M］．上海：上海科学技术出版社，2016.